中国临床案例

泌尿生殖肿瘤病例精解

主编 姜昊文 郭剑明 薛 蔚 林天歆 刘 明

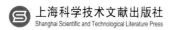

上海科学技术文献出版社
Shanghai Scientific and Technological Literature Press

图书在版编目（CIP）数据

泌尿生殖肿瘤病例精解 / 姜昊文等主编 . -- 上海：
上海科学技术文献出版社，2023
（中国临床案例）
ISBN 978-7-5439-8725-8

Ⅰ . ①泌… Ⅱ . ①姜… Ⅲ . ①泌尿生殖系统－肿瘤－
病案－分析 Ⅳ . ① R737

中国版本图书馆 CIP 数据核字（2022）第 256749 号

策划编辑：张　树
责任编辑：应丽春
封面设计：李　楠

泌尿生殖肿瘤病例精解
MINIAO SHENGZHI ZHONGLIU BINGLI JINGJIE
主　　编：姜昊文　郭剑明　薛　蔚　林天歆　刘　明
出版发行：上海科学技术文献出版社
地　　址：上海市长乐路 746 号
邮政编码：200040
经　　销：全国新华书店
印　　刷：朗翔印刷（天津）有限公司
开　　本：787mm×1092mm　1/16
印　　张：22.5
版　　次：2023 年 1 月第 1 版　2023 年 1 月第 1 次印刷
书　　号：ISBN 978-7-5439-8725-8
定　　价：258.00 元
http://www.sstlp.com

《泌尿生殖肿瘤病例精解》

主　编

姜昊文　复旦大学附属华山医院

郭剑明　复旦大学附属中山医院

薛　蔚　上海交通大学医学院附属仁济医院

林天歆　中山大学孙逸仙纪念医院

刘　明　北京医院

编　者

（按姓氏拼音排序）

陈　翔　复旦大学附属中山医院

陈勇辉　上海交通大学医学院附属仁济医院

陈志文　陆军军医大学西南医院

谌　诚　北京大学第一医院

董柏君　上海交通大学医学院附属仁济医院

范晋海　西安交通大学第一附属医院

范新祥　中山大学孙逸仙纪念医院

高献书　北京大学第一医院

侯惠民　北京医院

胡吉梦　复旦大学附属华山医院

胡　云　复旦大学附属华山医院

黄吉炜　上海交通大学医学院附属仁济医院

姜　帅　复旦大学附属中山医院

孔　文　上海交通大学医学院附属仁济医院

李学松　北京大学第一医院

李耀辉　复旦大学附属中山医院

林志远　复旦大学附属中山医院

刘　立　复旦大学附属中山医院

刘圣杰　北京医院

卢慕峻　上海交通大学医学院附属仁济医院

吕　强　南京医科大学第一附属医院

潘春武　上海交通大学医学院附属仁济医院

潘家骅　上海交通大学医学院附属仁济医院

亓　昕　北京大学第一医院

曲　扬　复旦大学附属中山医院

饶晓星　上海交通大学医学院附属仁济医院

沙建军　上海交通大学医学院附属仁济医院

孙福康　上海交通大学医学院附属瑞金医院

王　杭　复旦大学附属中山医院

温　晖　复旦大学附属华山医院

吴亦硕　复旦大学附属华山医院

奚　伟　复旦大学附属中山医院

熊　鹰　复旦大学附属中山医院

徐晨阳　复旦大学附属华山医院

徐纯如　北京大学第一医院

徐　磊　复旦大学附属中山医院

杨　宸　复旦大学附属华山医院

虞　巍　北京大学第一医院

袁昌巍　北京大学第一医院

翟　炜　上海交通大学医学院附属仁济医院

张崔建　北京大学第一医院

张　进　上海交通大学医学院附属仁济医院

张立旻　复旦大学附属华山医院

周晓洲　陆军军医大学西南医院
朱延军　复旦大学附属中山医院
朱寅杰　上海交通大学医学院附属仁济医院
邹鲁佳　复旦大学附属华山医院

秘　书

邹鲁佳　复旦大学附属华山医院

第一主编简介

姜昊文，主任医师，教授，博士生导师。现任复旦大学附属华山医院泌尿外科主任、复旦大学泌尿外科研究所常务副所长，华山医院教育处处长。兼任中华医学会泌尿外科分会常务委员、泌尿男科工程学组副组长，上海医学会泌尿外科副主任委员，中国性学会泌尿外科分会候任主任委员等学术职务。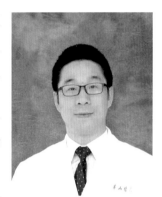

主持完成3项国家自然科学基金项目和8项省部级项目，已获得20项国家发明专利和实用新型授权，以第一作者和通讯作者身份发表SCI论文52篇，获得上海市医学科技二等奖2项，入选教育部"新世纪优秀人才"计划、上海市卫生系统优秀学科带头人"新百人计划"和上海市人才发展基金。获得"上海市医务青年管理十杰""上海市新长征突击手"和"复旦大学十大医务青年"等荣誉称号。

擅长泌尿系统肿瘤微创与综合治疗，如腹腔镜和达芬奇机器人治疗膀胱癌、前列腺癌和肾癌等，致力于尿路上皮癌保器官策略的临床新技术研发与应用。

第二主编简介

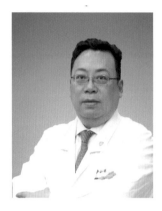

郭剑明，主任医师，教授，博士生导师。现任复旦大学附属中山医院泌尿外科主任，复旦大学泌尿外科研究所副所长。兼任中国医师协会泌尿外科分会常务委员，中国性学会泌尿外科学分会副主任委员，中华医学会泌尿外科分会肿瘤学组委员，上海市医学会泌尿外科分会副主任委员，上海市抗癌协会泌尿肿瘤专业委员会副主任委员，上海市中西医结合泌尿男科分会副主任委员，上海市激光学会激光医学泌尿外科分会副主任委员。

主持多项国家自然科学基金项目、教育部课题、上海市科委项目，以第一作者或通讯作者身份发表 SCI 论文 100 余篇，获第三届上海市杰出专科医师奖和上海市科技进步二等奖。

擅长前列腺癌、肾癌、膀胱癌等泌尿系肿瘤及泌尿系结石疾病的诊治、机器人腹腔镜手术和微创肾镜取石术等。

薛蔚，主任医师，教授，博士生导师。现任上海交通大学医学院附属仁济医院副院长、泌尿外科主任。兼任中华医学会泌尿外科分会常务委员，上海市医学会泌尿外科分会主任委员，上海市泌尿外科临床质控中心主任，中华医学会泌尿外科分会微创学组副组长，中国医疗保健国际交流促进会泌尿生殖分会副主任委员，中国初级卫生保健基金会泌尿外科专业委员会副主任委员，上海市抗癌协会泌尿肿瘤专业委员会副主任委员，美国 MD Anderson 癌症中心访问副教授。获上海市领军人才、上海市优秀学术带头人、"上海工匠""上海医务工匠"等称号。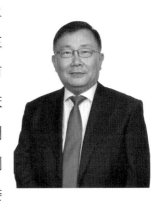

擅长泌尿系肿瘤的临床诊治、手术治疗和转化医学研究，带领仁济医院泌尿外科建立了肾脏肿瘤、膀胱肿瘤和前列腺肿瘤多学科协作个体化综合诊治的全程管理模式，系统开展肾癌和前列腺癌进展、转移、耐药的分子机制和靶向干预研究，目前主持国家自然科学基金 4 项，省部级等其他课题 6 项，以第一作者或通讯作者身份发表论文 200 余篇，其中 SCI 收录论文 112 篇，其中 IF ＞ 5 论文 50 余篇。以第一完成人获 2021 年度上海医学科技一等奖。

第四主编简介

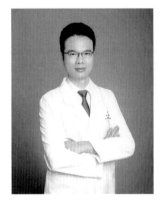

林天歆，主任医师，教授，博士生导师。现任中山大学孙逸仙纪念医院副院长、中山大学医院管理处处长。兼任广东省泌尿外科学分会主任委员、中华医学会泌尿外科学分会秘书长及常务委员、中国医师协会泌尿外科医师分会副会长。

曾获国家卫生健康突出贡献中青年专家、吴阶平泌尿外科医学奖、国家杰出青年基金、科技部中青年科技创新领军人才、广东省医学领军人才等荣誉和称号。

擅长泌尿系肿瘤微创诊治，尤其在膀胱癌、前列腺癌的腹腔镜、机器人辅助腹腔镜治疗领域有较高造诣。在表观遗传调控膀胱癌、前列腺癌进展、转移机制等研究领域成果突出。自 2005 年起承担各类科研基金 28 项，其中国家杰青基金、国家自然科学基金重点项目、面上项目等 8 项，先后在 *Cell* 等高水平杂志发表论文近百篇。开发新冠肺炎 AI 辅助诊断系统，作为联合国适宜推广技术在全球 10 多个国家应用。援疆期间，大幅降低当地转诊率，医院排名居新疆地州第一，并入选第二批国家区域医疗中心建设项目。

第五主编简介

刘明，主任医师，教授，博士生导师。现任北京医院泌尿外科主任。兼任中华医学会泌尿外科学分会常务委会，泌尿男科工程学组组长，北京医学会泌尿外科学分会常务委员兼秘书长，国家老年医学中心尿控盆底疾病诊治中心副主任，北京医院青年学术联盟主席，北京医院医学英语教研室主任等学术职务。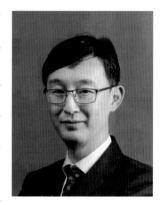

近5年，获得并主持包含来自"国家重点研发计划""北京市科委""中国医学科学院"等国家级、省部级课题10余项。在 *Europen Urology* 等杂志以第一作者或通讯作者身份发表SCI论文50余篇，主编、参编泌尿外科专著和教材10余部。荣获"北京市优秀中青年医师""中国抗癌协会泌尿男生殖系肿瘤专业委员会杰出青年奖"等荣誉和称号。

擅长泌尿系统肿瘤微创与消融治疗，如腹腔镜和达芬奇机器人治疗膀胱癌、前列腺癌和肾癌等。

前 言

近年来，随着我国全面踏入小康社会的步伐，人民经济水平的提高和生活方式的改变带来的健康问题逐渐显现，泌尿生殖肿瘤的发病率也明显升高。泌尿生殖肿瘤在机体中举足轻重，诊疗过程中亦有不确定性因素，尤其是常规的诊疗模式已不适用于疑难病例及少见病例，需结合临床经验及最新国内外诊疗指南制订最佳的诊疗方案。鉴于此，我们汇集了国内泌尿生殖肿瘤领域优秀中青年专家的临床诊治的经典案例与成功经验39例，汇编成《中国临床案例·泌尿生殖肿瘤病例精解》，以病例分析结合疾病介绍和专家点评的方式呈现给读者，希冀能对大家今后的临床工作有所裨益。

在本书的汇编过程中，在征询泌尿外科前辈和专家意见的基础上，我们根据泌尿生殖肿瘤疾病的特点，将本书分为肾脏肿瘤、膀胱肿瘤、前列腺肿瘤、肾盂输尿管肿瘤、肾上腺肿瘤、阴茎肿瘤及其他泌尿生殖肿瘤七个章节，并按照常规病例、疑难病例和少见病例系统性介绍了包括病例摘要、病例分析、疾病介绍、专家点评等内容。本书收集的病例具有一定的代表性，同时也体现编者自身对疾病的认识和诊疗思维的总结，以实际经验为主，结合疾病诊疗技术研究最新进展，内容丰富，图文并茂，旨在较为全面、深入地介绍和分析病例及疾病特点。

在此，对编写本书作出贡献的各位编者和提出宝贵意见和建议的前辈、专家表示衷心的感谢。由于水平有限，内容可能存在不足、遗漏、甚至错误之处，恳请读者批评指正！

编者

2022 年 9 月

目　录

第一节

常规病例

病例1 早期（T_1期）肾癌的保肾手术治疗

一、病例摘要

1. 基本信息

患者为53岁男性，因"体检发现左肾占位2个月"就诊。患者于2个月前在外院行常规体检超声检查提示左肾实质占位。进一步至我院就诊，查CT（平扫＋增强）示左肾中下极实质占位，最大直径2.3cm，动脉期见不均匀强化，考虑肾恶性肿瘤（病例1图1）。否认腰痛、血尿、消瘦等情况。门诊拟以"左肾肿瘤"收治入院。

回顾系统病史，患者患高血压8年余，血压最高180/110mmHg，目前服用左旋氨氯地平、缬沙坦降压，自述血压控制可。否认手术史。否认烟酒嗜好。

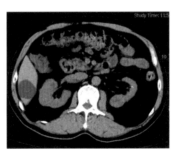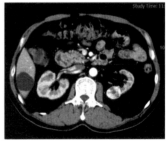

病例1图1 肾CT（平扫＋增强）

2. 临床诊断

（1）左肾恶性肿瘤。

（2）高血压（3级，极高危）。

3. 诊疗经过

患者于 2019 年 3 月 12 日收入我院泌尿外科病房。完善术前检查，胸部平扫 CT 见左肺下叶小结节，建议随访。血肌酐 74μmol/L。读片提示肿瘤位于左肾中下极，类圆形，动脉增强期可见不均匀强化，动脉期肿瘤周围可见假包膜。患者有较强保肾意愿。RENAL 评分 $1 + 1 + 2 + a + 1 = 5a$。

2019 年 3 月 14 日患者在全麻下行机器人辅助左肾部分切除术。手术经腹膜后途径打开肾周筋膜、分离肾周脂肪，见肿瘤位于左肾中下极，凸起，表面与肾周脂肪无明显粘连。阻断肾动脉主干后，距离肿瘤 3～5mm 切除肿瘤后闭合集合系统，倒刺线分层缝合肾脏创面。手术顺利，术中出血约 30ml，热缺血时间共计 17 分钟。剖开肿瘤，见切面为金黄色，肿瘤与肾实质交界面清晰，假包膜完整。术后引流少，恢复可。术后第 3 日下床活动，第 4 日拔除引流管，第 5 日出院。

术后 3 周第一次复查见伤口恢复可，Ⅱ/甲。血肌酐 88μmol/L。术后病理提示透明细胞癌，ISUP 分级 2 级。病理分期 $pT_{1a}N_0M_0$。术后无辅助治疗，嘱定期复查、随访。

4. 随访

随访方案：第一次为 3 个月后，后每半年一次，持续 3 年，后每年一次。

患者分别于 2019 年 8 月、2019 年 12 月、2020 年 7 月、2021 年 1 月、2021 年 7 月至我院复查，未见肿瘤复发或转移，最后一次复查血肌酐为 82μmol/L。

二、病例分析

该患者为中年男性，一般情况良好，因体检发现肿瘤就诊。患者无相关症状，属于较典型的偶发性肾肿瘤。结合典型的影像学表现，初步诊断相对明确，手术指征明确。

患者为农村男性，平时以体力劳动为主，担忧"切除一侧肾脏后可能影响劳动能力"，因而保肾意愿强烈。患者术前临床分期考虑 cT_{1a} 肿瘤，根据指南推荐，亦推荐行保留肾单位手术。分析影像学表现，肿块位于肾中下极，有一定深度，RENAL 评分 5a，常规手术难度，应力求完整切除肿瘤、成功保留肾单位。与患者沟通后选择机器人辅助保留肾单位手术。术前影像未见明确副肾动脉，且肾动脉分支较晚。术中阻断肾动脉主干后，肿瘤切除时视野较清晰，提示血流阻断较完全。切除肿瘤后，仔细检查创面，闭合破裂肾盂，并以倒刺线分层闭合创面，间断使用 Hem-O-lock 分段加固，避免打结的同时降低缝线松动风险。最终，该患者热缺血时间仅为 17 分钟。

术后病理提示分期 $pT_{1a}N_0M_0$，ISUP 分级 2 级。属于局限性肾癌，预后较好。术后予定期复查、随访。患者术后肾功能良好，围术期肌酐较术前轻度上升，术后 1 年余肌酐正常范围，与术前类似。患者对手术及术后恢复满意。

综上，该病例为体检偶然发现的肾癌，术前分期 $cT_{1a}N_0M_0$，保肾指征明确。通过术前充分评估、制订合适的手术方案、术中多个细节的把握等最终成功切除肿瘤、保留肾脏，并且将热缺血时间控制在较低水平，达到预期要求。

三、疾病介绍

肾癌约占成人恶性肿瘤的 2% ~ 3%，是肾脏最常见的恶性肿瘤。随着影像学检查技术的普及，大多数（≥ 75%）肿瘤因体检或其他原因行影像学检查偶然发现[1]，因而肿瘤分期相对较早。根据 TNM 分期，局限于肾实质内的肿瘤为局限性肾癌，并可根据肿瘤大小进一步分为 T_{1a}（≤ 4cm）、T_{1b}（4 ~ 7cm）、T_{2a}（7 ~ 10cm）、T_{2b}（> 10cm）。

手术是治疗早期肾癌的首选方法，可分为根治性肾切除术（radical nephrectomy，RN）和保留肾单位手术（nephron sparing surgery，NSS）。经典的根治性肾切除术范围较大，经过半个世纪的变迁，根治术切除范围已大大缩小。同时，对合适的病例行保留肾单位手术也已达成共识。NSS 的适应证包括绝对适应证（解剖或功能性孤立肾）、相对适应证（存在可能导致对侧肾功能恶化的疾病）和可选适应证（局限性、肿瘤体积较小的肾癌）。目前 EAU 指南推荐对 T_{1a} 期肿瘤行 NSS；若技术上可行，对 T_{1b} 期肿瘤也可行 NSS。

保留肾单位手术可有效治疗 T_1 期肾癌，并保护肾功能。在一项纳入 29 个研究的 Meta 分析中，作者发现局限性肾癌（$T_{1~2}N_0M_0$）患者在接受 NSS 或 RN 后肿瘤特异性生存无明显差异[2]。一项 3 期 RCT 研究纳入 541 例直径 ≤ 5cm 的肾癌患者，其中 273 例行根治术，268 例行保留肾单位手术。两组患者在肿瘤特异性生存上无明显差异[3]。在上述 RCT 研究中，随访 6.7 年后，NSS 组患者术后进展至 CKD3 期比例较根治组明显降低（64.7% VS 85.7%，$P < 0.001$），提示保留肾单位手术可有效保护患者肾功能[3]。另一项荟萃分析回顾了 34 个对比根治术和保留肾单位手术术后肾功能变化的回顾性研究，分析显示根治组患者术后 eGFR 降低较 NSS 组高出 10.5ml/（min·1.73m^2），进展至 CKD3 期风险是后者的 2.56 倍[4]。因此，NSS 手术在有效治疗 T_1 期肾癌的同时可有效保护肾功能。

T_2 期肿瘤是否行保留肾单位手术尚有争议。在一项 Meta 分析中，T_2 期（> 7cm）肿瘤 NSS 后复发风险（RR 0.61；$P = 0.004$）和肿瘤特异性死亡风险（RR 0.65，$P = 0.03$）较根治组更低[5]，可能与两组患者在年龄、并发症、肿瘤大小、分期等方面的差异有关。考虑到 NSS 可能与更高的手术并发症及切缘阳性率有关，且保留的肾实质体积可能有限[6]，在 T_2 期肿瘤中行 NSS 应更加慎重。

由于 NSS 对手术技术要求更高、潜在严重并发症风险也更高，如何选择合适的患者甚为关键。Kutikov 等在 2009 年首次提出了 RENAL 评分系统，该系统通过影像学从肿瘤大小、外生性、与集合系统的关系、肿瘤位置及与肾上下级的关系五个方面系统评估肿瘤。该评分与并发症、术式等具有较强的相关性，可用来协助评估手术难度，选择合适的术式[7]。国际上类似的系统还有 PADUA 等[8]。中山医院基于本院较大的肾癌数据库，开发了首个基于国人数据的中山评分。通过筛选，该系统最终仅纳入肿瘤肾内直径（Ri）、肿瘤位置（Loation）和肿瘤深度（Depth）3 个指标，具有简洁有效的特点，可多维度规范地描述一个肾肿瘤的解剖结构。根据该评分系统，可将肾肿瘤所保留肾单位的手术分为低危、中危和高危三个级别，针对各级别选择相应的手术方案，为肾癌的个体化手术治疗提供依据[9]。需要指出的是，这些评分系统为术者提供了更多信息，协助制订手术方案。但术者的经验、技术水平等因素在手术方案的最终确定上仍不可或缺。通过充分的术前评估和分析并成功为高评分患者行保留肾单位手术在临床实践中仍非常普遍。

NSS 可通过不同手术方式和入路进行，且各有特点。开放手术直观、缝合方便，但空间有限、创伤较大；普通腹腔镜手术视野清晰、解剖清楚，体现了微创的理念，但学习曲线较长，对缝合技术要求高；机器人手术视野清楚，缝合灵活，在处理特殊位置或复杂肿瘤上具有极大的优势，但价格昂贵。一项前瞻性队列研究显示，与普通腹腔镜相比，机器人手术整体上总并发症可能更少，住院时间也更短[10]。但也有综述性文献认为上述两种手术方式在并发症等方面无明显差异[11]。需要注意的是，机器人技术在复杂肾肿瘤如肾门肿瘤、完全内生型肿瘤等方面的优势是可以直观感受到的。目前尚无证据表明不同手术方式在肿瘤学预后方面存在差异。目前常用的手术入路为腹腔或腹膜后途径，其选择往往与肿瘤位置和大小、腹部手术史、术者经验有关。

肾癌假包膜为 NSS 提供了良好的解剖标记。假包膜由若干层质地较韧的胶原纤维构成，与肿瘤本身及肾实质质地明显不同。虽然假包膜被肿瘤突破的比例可达 20% 左右，但既往的研究表明早期肾癌几乎均在较短的距离内（3mm 或 5mm）[12, 13]，而很少出现远距离肾内播散。为避免切缘阳性，有学者提出应距离假包膜一定距离切除肿瘤（如 3mm 或 5mm）。在实践中，切缘距离假包膜常常呈现"外大里小"的特点，即在靠近肾脏表面距离较远，而在深部及底部距离较近，甚至紧贴假包膜。事实上，紧贴假包膜切除并不导致切缘阳性率升高[14]，这些紧贴假包膜剜除后的肿瘤术后显微镜检查也可在包膜外发现一层平均厚度为 1.05mm 的肾组织层[15]。NSS 中约有 2% ~ 8% 的患者手术切缘阳性[11]。高分期、高分级与更高的切缘阳性率有关[16, 17]。切缘阳性对预后的影响仍有争议，多数文献报告提示切缘阳性并没有导致转移风险或肿瘤特异性死亡风险明显增加[17, 18]。

四、专家点评

该患者的影像学检查提示为临床分期较早的肾癌，手术指征及保留肾单位指征均比较明确。肿瘤大小、位置等是判定是否可行保留肾单位的重要依据。该患者肿瘤大小约2.3cm，位于肾中下极背侧，整体呈外生型，动脉期仅未见明确副肾动脉。因此，术前RENAL和Zhongshan评分都提示为低度复杂肿瘤，可以判断该患者的肿瘤切除难度不大。另一个影响手术进程的因素是肾周脂肪的清除。在部分粘连严重的患者中，清理脂肪的难度甚至超过切除肿瘤的难度。该患者无相关手术史，CT显示肾周脂肪厚度及密度正常、无纤维条索等改变（MAP评分），因而有利于肿瘤暴露。

就大多数肾肿瘤而言，术者的经验和习惯可能是入路选择的首要影响因素。但熟悉两种入路的解剖在某些情况下可获得一定优势。就本病例，不管是经腹膜或经腹膜后途径均可顺利实施肾部分切除术，腹膜后途径在肿瘤和血管暴露方面可能存在一定优势。

总之，该案例是一例常规的保留肾单位手术。术前充分的评估和分析为手术安全提供了重要保障。

（点评专家：郭剑明 复旦大学附属中山医院）

（病例提供：王 杭 奚 伟 复旦大学附属中山医院）

参考文献

[1]Hancock SB，Georgiades CS.Kidney Cancer[J].Cancer J，2016，22（6）：387-392.

[2]MacLennan S，Imamura M，Lapitan MC，et al.Systematic review of perioperative and quality-of-life outcomes following surgical management of localised renal cancer[J].European urology，2012，62（6）：1097-1117.

[3]Scosyrev E，Messing EM，Sylvester R，et al.Renal function after nephron-

sparing surgery versus radical nephrectomy : results from EORTC randomized trial 30904[J].European urology, 2014, 65（2）: 372-377.

[4]Patel HD, Pierorazio PM, Johnson MH, et al.Renal functional outcomes after surgery, ablation, and active surveillance of localized renal tumors : a systematic review and meta-analysis[J].Clin J Am Soc Nephrol, 2017, 12（7）: 1057-1069.

[5]Mir MC, Derweesh I, Porpiglia F, et al.Partial nephrectomy versus radical nephrectomy for clinical t1b and T_2 renal tumors : a systematic review and meta-analysis of comparative studies[J].European urology, 2017, 71（4）: 606-617.

[6]Nahar B, Gonzalgo ML.What is the current role of partial nephrectomy for T_2 tumors？ [J]The Canadian journal of urology, 2017, 24（2）: 8698-8704.

[7]Kutikov A, Uzzo RG.The R.E.N.A.L.nephrometry score : a comprehensive standardized system for quantitating renal tumor size, location and depth[J].The Journal of urology, 2009, 182（3）: 844-853.

[8]Ficarra V, Novara G, Secco S, et al.Preoperative aspects and dimensions used for an anatomical（PADUA）classification of renal tumours in patients who are candidates for nephron-sparing surgery[J].European urology, 2009, 56（5）: 786-793.

[9]Zhou L, Guo J, Wang H, et al.The zhongshan score : a novel and simple anatomic classification system to predict perioperative outcomes of nephron-sparing surgery[J].Medicine, 2015, 94（5）: e506.

[10]Peyronnet B, Seisen T, Oger E, et al.Comparison of 1800 robotic and open partial nephrectomies for renal tumors[J].Annals of surgical oncology, 2016, 23（13）: 4277-4283.

[11]Choi JE, You JH, Kim DK, et al.Comparison of perioperative outcomes between robotic and laparoscopic partial nephrectomy : a systematic review and meta-analysis[J].European urology, 2015, 67（5）: 891-901.

[12]Chen XS, Zhang ZT, Du J, et al.Optimal surgical margin in nephron-sparing surgery for T1b renal cell carcinoma[J].Urology, 2012, 79（4）: 836-839.

[13]Li QL, Guan HW, Zhang QP, et al.Optimal margin in nephron-sparing surgery for renal cell carcinoma 4 cm or less[J].European urology, 2003, 44（4）: 448-451.

[14]Snarskis C, Calaway AC, Wang L, et al.Standardized reporting of

microscopic renal tumor margins : introduction of the renal tumor capsule invasion（i-Cap）scoring system[J].The Journal of urology，2017，197（1）：23-30.

[15]Minervini A，di Cristofano C，Lapini A，et al.Histopathologic analysis of peritumoral pseudocapsule and surgical margin status after tumor enucleation for renal cell carcinoma[J].European urology，2009，55（6）：1410-1418.

[16]Wood EL，Adibi M，Qiao W，et al.Local tumor bed recurrence following partial nephrectomy in patients with small renal masses[J].The Journal of urology，2018，199（2）：393-400.

[17]Bensalah K，Pantuck AJ，Rioux-Leclercq N，et al.Positive surgical margin appears to have negligible impact on survival of renal cell carcinomas treated by nephron-sparing surgery[J].European urology，2010，57（3）：466-471.

[18]Lopez-Costea MA，Bonet X，Perez-Reggeti J，et al.Oncological outcomes and prognostic factors after nephron-sparing surgery in renal cell carcinoma[J].Int Urol Nephrol，2016，48（5）：681-686.

病例 2 局部进展性肾癌伴肾静脉癌栓的根治手术与全程管理

一、病例摘要

1. 基本信息

患者为 67 岁男性，因"无痛性肉眼血尿 1 天"就诊。患者于 2020 年 9 月无明显诱因下出现肉眼血尿 1 天，呈全程性，洗肉水样，无组织块、血块，无腰痛腹痛，无尿频尿急尿痛。2020 年 9 月 19 日外院超声示"左肾实质性肿瘤，CA 可能"。2020 年 9 月 29 日我院肾 MRI 示（病例 2 图 1）"左肾多灶性病变，较大者向内侵犯肾窦并与肾盂分界欠清，向外突破肾包膜并侵犯肾周筋膜及左侧腰方肌，左肾静脉癌栓形成（Mayo clinic 0 级），余右肾多发囊样灶考虑 Bosniak Ⅰ~Ⅱ。"2020 年 9 月 27 日 PET-CT 示"左肾囊实性肿块伴实性部分 FDG 代谢增高，考虑恶性病变。伴左肾周转移，左肾静脉癌栓形成；左侧肾上腺增粗伴 FDG 代谢结节样增高。"患者为求进一步治疗于我院就诊。

回顾系统病史，患者既往高血压病史 10 年余，目前服用"贝那普利＋比索洛尔"

降压，血压控制一般（150/80mmHg）；糖尿病病史 12 年，口服"吡格列酮＋二甲双胍"，血糖控制理想（7mmol/L）。否认冠心病、脑血管病病史。

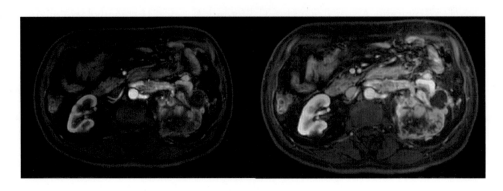

病例 2 图 1　术前肾 MRI（2020-09-29）

2. 临床诊断

（1）左肾占位伴左肾静脉癌栓（Mayo clinic 0 级）（$T_4N_0M_0$）（RENAL 评分：2 ＋ 3 ＋ 3 ＋ X ＋ 3 ＝ 11X）。

（2）高血压。

（3）糖尿病。

3. 诊疗经过

患者于 2020 年 10 月 13 日收入我院泌尿外科病房，完善术前评估。与患者充分沟通后，拟行手术治疗。2020 年 10 月 14 日在全麻下行开放左肾根治性切除术＋左肾静脉癌栓取出术＋左肾门旁淋巴结清扫术。取左侧肋缘下腹直肌旁切口，松解脾结肠韧带，沿左结肠旁沟打开侧腹膜，将左半结肠翻向对侧，暴露肾周筋膜前层和腹主动脉，游离肾下极后在主动脉旁找到左侧输尿管和生殖静脉，结扎后切断，沿输尿管在腹主动脉旁由下至上游离至左肾静脉，在其后方暴露左肾动脉，Hem-O-lock 夹闭后切断左肾动脉，结扎左肾上腺中央静脉，切开肾静脉取出癌栓，Hem-O-lock 夹闭后切断左肾静脉。于左肾门附近清扫可疑淋巴结。游离肾上腺、自下往上游离肾背外侧后标本离体，严密止血后留置负压引流。术中腹腔内主要器官和大网膜未见转移性病灶。手术过程顺利。术后第五日出院。术后病理提示透明细胞癌Ⅱ～Ⅲ级（多灶，最大径 1.5 ～ 8cm），侵犯肾周脂肪，左肾静脉内组织符合癌栓，左肾门旁淋巴结（0/7）均阴性。

4. 随访

出院后 1 个月患者来我院门诊复诊，复查 CT 增强提示下腔静脉内癌栓可能，残余肿瘤病灶无法排除。患者 IMDC 和 MSKCC 评分为中危（1 个危险因素：从诊断到开始接受全身系统性治疗的时间小于 1 年），经充分告知同意，患者接受辅助靶向治疗（培唑帕尼 800mg，1 次 / 日，口服），共 2 个周期。辅助药物治疗期间有轻度肝功能受损情况（2020-12-15 ALT 304U/L，AST 146U/L），ALT 升高达 CTCAE 3 级，AST 升高达 CTCAE 2 级，无厌食、黄疸等其他症状出现，停用培唑帕尼并予多烯磷脂酰胆碱胶囊（易善复）保肝治疗。2021 年 4 月患者于我院门诊复诊，经复查肝功能恢复良好（2021-04-02 ALT 51U/L，AST 42U/L）。考虑一线培唑帕尼靶向治疗不良反应大，患者无法耐受，经充分告知同意，患者接受免疫联合靶向治疗方案（特瑞普利单抗 200mg 静脉滴注 1 次 /3 周＋阿昔替尼 5mg，2 次 / 日，口服），共 8 个周期。2021 年 1 月、2021 年 4 月、2021 年 6 月分别于门诊就诊，复查 MRI 提示下腔静脉内癌栓逐步缩小，2021 年 8 月复查 MRI 提示下腔静脉内癌栓消失，达完全缓解(complete response，CR)(病例 2 图 2 至病例 2 图 5)。期间多次复查肝功能，肝酶指标均正常。

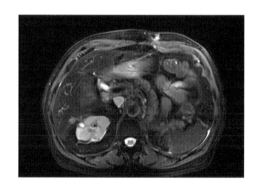

病例 2 图 2 术后复查 MRI 见腔静脉癌栓
（2021-01-31）

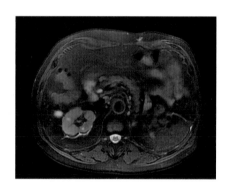

病例 2 图 3 经治疗后复查 MRI 见腔静脉
癌栓缩小（2021-04-03）

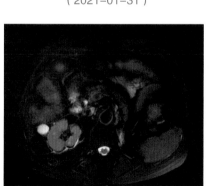

病例 2 图 4 经治疗后复查 MRI 见腔静脉
癌栓缩小（2021-06-03）

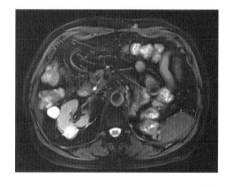

病例 2 图 5 经治疗后复查 MRI 未见腔
静脉癌栓（2021-08-14）

二、病例分析

本例患者为老年男性,诊断为左肾占位伴左肾静脉癌栓(Mayo clinic 0 级)($T_4N_0M_0$)(RENAL 评分：$2 + 3 + 3 + X + 3 = 11X$)。肾癌早期一般无明显症状,待出现腹部包块、血尿及腰痛的"肾癌三联征"时往往提示肾癌已进展为晚期。本例患者因血尿病史就诊,外院超声发现左肾占位,恶性肿瘤可能,结合我院 MRI 考虑为左肾占位伴左肾静脉癌栓。肾癌是常见的泌尿系肿瘤之一,我院 MRI 示该患者为左肾多灶性病变,较大者向内侵犯肾窦并与肾盂分界欠清,向外突破肾包膜并侵犯肾周肾周筋膜及左侧腰方肌,左肾静脉癌栓形成(Mayo clinic 0 级)。PET-CT 提示左肾囊实性肿块伴实性部分 FDG 代谢增高,考虑恶性病变。伴左肾周转移,左肾静脉癌栓形成；左侧肾上腺增粗伴 FDG 代谢结节样增高。由于未见远处器官转移,故该患者临床诊断为局部进展性肾癌($T_4N_0M_0$)。行根治性手术切除是对于局部进展性肾癌的最佳治疗方式,但也同样面临着术后复发的可能性,本例患者在术后出现了下腔静脉内癌栓,选择合适的术后辅助治疗是该患者诊疗方案的关键之一。

对伴有肾静脉内癌栓的肾癌患者,本中心建议行开放左肾根治性切除术＋左肾静脉癌栓取出术＋左肾门旁淋巴结清扫术,开放手术有助于将肿瘤、癌栓及可疑淋巴结彻底清除,最大限度地做到完整切除病灶,从而减少术后复发转移的情况。术后经病理检查证实,该患者病理结果为透明细胞癌Ⅱ～Ⅲ级(多灶,最大径 1.5～8cm),侵犯肾周脂肪,左肾静脉内组织符合癌栓,左肾门旁淋巴结(0/7)均阴性,与术前诊断相符合。

经手术治疗后,患者生命体征平稳,术后恢复良好,术后血常规及肝肾功能均正常。但在术后第一次复查中,发现患者下腔静脉内有癌栓。IMDC 和 MSKCC 评分为中危(1 个危险因素),经过充分的告知并获得患者理解后,给予培唑帕尼(800mg)靶向治疗,以期最大限度地治疗下腔静脉内癌栓、缓解疾病进展。在接受培唑帕尼靶向治疗的过程中,出现了肝功能损害的不良反应,ALT 升高达 CTCAE 3 级,AST 升高达 CTCAE 2 级,因此停止了培唑帕尼治疗并使用易善复保肝治疗恢复肝功能。在停药3 个月,经复查肝功能恢复后,主诊医生考虑一线靶向治疗因不良反应无法耐受失败后,序贯给予 NCCN 和 EAU 指南推荐的免疫联合靶向治疗(特瑞普利单抗 200mg 静脉滴注 1 次 /3 周＋阿昔替尼 5mg, 2 次 / 日,口服)。该疗法强调患者应具有较高的依从性,在短期内需接受较密集的随访复查(每 3 个月左右),包括肾功能和泌尿系影像学检查,监测肿瘤控制效果和用药并发症。一旦发现因免疫治疗引起的相关并发症,根据症状轻重不同，需要进行从药物干预到停止治疗的不同措施。该患者目前随访至初次手术后 9 个月，多次影像学检查提示下腔静脉内癌栓逐步缩小，最近一次的复查提示癌栓消失，疾病完全缓解，肝肾功能稳定，患者无免疫相关并发症，有较好的生活质量。

综上所述，该例患者具有明确的外科手术治疗指证，术后复发给予一线靶向序贯免疫联合靶向的系统性治疗方案。本例患者在行根治性手术切除的外科治疗基础上，后针对术后复发病灶给予系统性治疗，在传统一线靶向治疗因不良反应而无法继续进行的情况下，免疫靶向联合治疗展现出其良好的治疗效果和较低的不良反应发生率。

三、疾病介绍

肾癌是一种临床常见的泌尿系肿瘤，占所有癌症的 3% 左右，近年来中国的肾癌发病率逐步提高。局部进展性肾癌（locally advanced renal cell carcinoma）是指肿瘤突破肾脏被膜、累及肾周脂肪或肾窦脂肪但仍局限于肾周筋膜内，可伴有区域淋巴结转移和（或）静脉瘤栓，可累及同侧肾上腺，无远处转移的肾癌，包括 TNM 分期为 $cT_3 \sim T_4N_xM_0$ 期的肾癌[1]。

局部进展性肾癌手术治疗首选根治性肾切除术，肾部分切除术仅在技术上可行且有临床需求的特定患者施行。近来的一些回顾性或前瞻性 II 期研究显示 $T_2 \sim T_3$ 期肾癌行术前新辅助靶向治疗，具有一定的缩瘤效果，可试用于局部切除困难的 cT_3 期肿瘤，但尚缺乏高水平的研究证实[2~3]。

根据病变程度和患者的身体状况，选择是否切除区域淋巴结或血管瘤栓[3]。①淋巴结清扫术：局部进展性肾癌患者行区域或扩大淋巴结清扫术，对影像淋巴结阴性者（cN_0）只对判定肿瘤的分期有意义，并不提高患者的生存率。而对淋巴结阳性（cN+）的患者，可行淋巴结清扫术，但淋巴结清扫术只对少部分患者有益，且清扫的范围仍有争议。②肾静脉和（或）腔静脉瘤栓的外科治疗：对于没有远处转移的肾癌合并静脉瘤栓患者，如技术上可行，应争取手术切除患肾及瘤栓。肾癌静脉瘤栓的长度及瘤栓是否浸润腔静脉壁与患者的预后关系密切。肾静脉或腔静脉瘤栓取出术死亡率约为 9%。③对于肾上极的大肿瘤、术前影像学或术中探查发现肾上腺肿瘤的患者应一并切除患侧肾上腺。

局部进展性肾癌术后辅助治疗：在局限高危的透明细胞肾癌患者，一项随机、双盲、安慰剂对照的 3 期临床研究（S-TRAC trial），入组 615 例高危透明细胞肾癌［III~IV 期和（或）区域淋巴结转移］，服用舒尼替尼（50mg/d，4/2）或安慰剂（4/2）持续 1 年[4]。与安慰剂相比，辅助舒尼替尼可以延长局限高危肾透明细胞癌术后患者的无病生存期（DFS 6.8 年 VS 5.6 年，HR 0.76，$P = 0.03$）。同为 TKI 类药物的培唑帕尼也有 3 期临床实验佐证作为术后辅助治疗的选择[5]。2019 年提出的免疫联合靶向治疗则在单用靶向药物的基础上进一步提升了治疗效果，3 期临床研究 Keynote-426 显示，帕博利珠单抗联合阿昔替尼的免疫联合靶向治疗在中位无进展生存期，预期存活率及药物反应率等均明显优于传统的舒尼替尼单药靶向治疗[6]。3 期临床研究 Keynote-564 则提出对于具有高复发转移风险的肾癌患者而言，术后接受免疫治疗则同样可延长其无进展生存期，提高预期存活率[7]。

四、专家点评

这是一例局部进展性肾癌（$T_4N_0M_0$）的根治手术结合靶向治疗的成功案例。笔者术前对患者的肿瘤状态做了充分的评估，发现左肾肿瘤同时合并左肾静脉癌栓（Mayo clinic 0 级），采用开放径路的肾根治性切除术＋肾静脉癌栓取出术＋肾门旁淋巴结清扫术。手术方式也可以选择机器人辅助腹腔镜或常规腹腔镜的方式。疾病全程管理有益于较晚期的患者，在密切随访期，发现患者出现了下腔静脉癌栓，IMDC 和 MSKCC 评分为中危。即刻给予靶向药物及后续联合免疫治疗。对于局部进展期肾癌，根治切除的彻底性，包括肾门区的淋巴清扫及切除癌栓附着处的静脉壁，加以术后的辅助治疗，对提高患者的生存预后有帮助。

（点评专家：姜昊文　复旦大学附属华山医院）

局部进展期肾癌相比早期肾癌，因其已发生淋巴结转移或有肾静脉/下腔静脉癌栓，导致术后复发率高且预后较差。相比晚期肾癌则因尚无远处转移出现，积极治疗仍有希望获得治愈。本例患者因血尿症状就诊，因其肾静脉内癌栓尚为 mayo clinic 0 级，未见远处转移，有手术指征，故行开放左肾根治性切除术＋左肾静脉癌栓取出术＋左肾门旁淋巴结清扫术，完整切除肿瘤，取出肾静脉癌栓，清扫肾门旁淋巴结。术后患者随访发现了下腔静脉内癌栓复发的情况，在传统的培唑帕尼单靶向药治疗效果不佳且出现了肝损的不良反应的情况下，我科根据最新的指南推荐，采用免疫联合靶向治疗的新方案，患者在治疗期间耐受性良好，未出现免疫相关性并发症，经过 10 个疗程治疗后下腔静脉内癌栓完全消失，达到完全缓解。该病例展示了免疫联合靶向良好的治疗效果，但在治疗期间，医生需要注意免疫相关性的并发症，一旦患者出现肝损伤、心功能损伤、口炎等表现时，医生应当及时重视，判断是否与免疫药物的使用相关，并根据实际情况及早使用药物干预或是停药。

（点评专家：郑军华　上海交通大学医学院附属仁济医院）

（病例提供：翟　炜　上海交通大学医学院附属仁济医院）

参考文献

[1]Hsieh JJ，Purdue MP，Signoretti S ，et al.Renal cell carcinoma[J].Nat Rev Dis Primers，2017，9（3）：17009.

[2]Berquist SW，Yim K，Ryan ST，et al.Systemic therapy in the management of localized and locally advanced renal cell carcinoma：current state and future perspectives[J].Int J Urol，2019，26（5）：532-542.

[3]Soares A，Maia MC，Vidigal F，et al.Cytoreductive nephrectomy for metastatic renal cell carcinoma：how to apply new evidence in clinical practice[J].Oncology，2020，98（1）：1-9.

[4]Ravaud A，Motzer RJ，Pandha HS，et al.Adjuvant sunitinib in High-Risk renal-cell carcinoma after nephrectomy[J].N Engl J Med，2016，375（23）：2246-2254.

[5]Motzer RJ，Haas NB，Donskov F，et al.Randomized rhase Ⅲ trial of adjuvant pazopanib versus placebo after nephrectomy in patients with localized or locally advanced renal cell carcinoma[J].J Clin Oncol，2017，35（35）：3916-3923.

[6]Rini BI，Plimack ER，Stus V，et al.Pembrolizumab plus axitinib versus sunitinib for advanced renal-cell carcinoma[J].N Engl J Med，2019，380（12）：1116-1127.

[7]Choueiri TK，Tomczak P，Park SH，et al.Adjuvant pembrolizumab after nephrectomy in renal-cell carcinoma[J].N Engl J Med，2021，385（8）：683-694.

病例 3　大体积肾门部位肾错构瘤的保肾治疗

一、病例摘要

1. 基本信息

患者为 31 岁男性，因"体检发现双肾肿物 3 个月"就诊。患者于 3 个月前行身体健康检查，超声提示左肾"高回声团块"，无肉眼血尿、腰痛、发热等不适症状。患者至我院就诊后，CTU 增强提示双肾多发含脂结节和肿块影，最大病灶位于左肾上极，最大径约 11cm，考虑双肾血管平滑肌脂肪瘤。

回顾系统病史，患者既往体健，否认吸烟、饮酒等个人史。

2. 临床诊断

双肾血管平滑肌脂肪瘤（左侧大）。

3. 诊疗经过

患者 2021 年 3 月 8 日在我院就诊，双肾增强 CT 提示双肾错构瘤，其中左肾病灶最大径约 11cm，位于左肾上极和中下极肾门部位，呈"双球形"分据肾蒂的上下方，肿瘤血供极为丰富（病例 3 图 1，病例 3 图 2）。其他检查未见明显异常。患者年轻，影像学诊断肾错构瘤明确，患者强烈要求保肾治疗。但患者病灶范围大，与肾门血管关系密切，RENAL 评分达 11A，行肾部分切除术风险大。虽然患者病史和临床表现上并不符合结节性硬化症的诊断，但通过充分沟通，患者同意接受依维莫司术前新辅助治疗的方案。

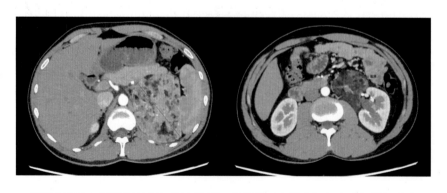

病例 3 图 1　左肾错构瘤呈"双球形"，分别位于左肾上极和中下极肾门部位

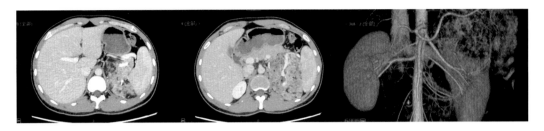

病例 3 图 2　上极错构瘤血供丰富，内部有较多迂曲血管和假性动脉瘤

患者于 2021 年 3 月开始口服依维莫司 10mg、1 次 / 日，连续 3 个月，用药期间除轻度口腔溃疡之外无其他严重不良反应，3 个月后复查 CT，显示左肾错构瘤明显缩小，上极病灶的最大径由 11cm 缩小至 8cm（病例 3 图 3），中下极病灶的最大径由 5.5cm 缩小至 3.5cm（病例 3 图 4）。

依维莫司治疗前　　　　　　　依维莫司治疗后

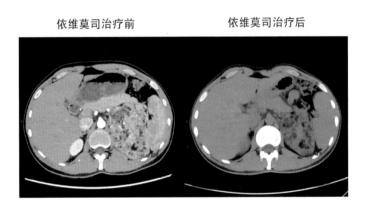

病例 3 图 3　依维莫司治疗 3 个月后，上极错构瘤最大径由 11cm 缩小至 8cm

依维莫司治疗前　　　　　　　依维莫司治疗后

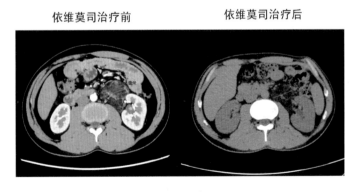

病例 3 图 4　依维莫司治疗 3 个月后，中下极错构瘤最大径由 5.5cm 缩小至 3.5cm

患者于 2021 年 7 月 12 日术前一天在局麻下行左肾动脉造影，术中可见左肾上极错构瘤的供血动脉分支及瘤体中的假性动脉瘤，予明胶海绵行超选择性栓塞成功（病

例3图5)。次日在全麻下行经腹腔入路腹腔镜下左肾部分切除术。术中发现左肾两处错构瘤瘤体质地较硬，呈固缩表现，触之不易出血，先后阻断上下两支肾动脉，将两处错构瘤组织完整切除（深入肾窦的瘤体部分采取刮、吸为主的清除方式），动脉阻断时间共计 25 分钟。手术顺利，出血少量。肾功能变化，术前肌酐 61 μ mol/L，尿素氮 2.6mmol/L；术后第一天肌酐 74 μ mol/L，尿素氮 2.1mmol/L。恢复顺利，于术后第五日出院。术后病理符合血管平滑肌脂肪瘤。

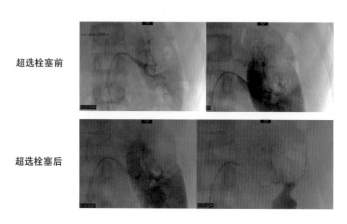

病例 3 图 5　术前 DSA 超选择性栓塞，上极错构瘤血供明显减少

4. 随访

患者术后 3 个月来院复诊，肾功能示肌酐 63 μ mol/L，与术前基本持平；复查双肾增强 CT 示左肾形态和血供恢复良好，两处错构瘤切除干净，治疗效果满意（病例 3 图 6）。

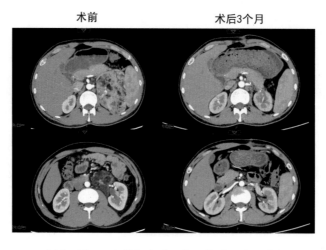

病例 3 图 6　术前与术后 3 个月的增强 CT 对比

二、病例分析

该例为青年男性，体检发现双肾错构瘤，最大的病灶位于左肾，有两处。该例错构瘤的临床特点一是瘤体大，最大一处病灶位于左肾上极，直径达到 11cm；二是瘤体血供丰富，特别是左肾上极的病灶，增强 CT 可见肿瘤内部有较多迂曲血管和假性动脉瘤；三是肿瘤位置特殊，与肾门血管和输尿管都紧密毗邻，RENAL 评分达 11A，属于保肾手术的高危类型。对于这样一例年轻的良性肾肿瘤患者，治疗的总体原则和目标一定是综合运用各种手段为患者安全的切除肿瘤、保留肾单位，同时尽可能减小治疗创伤，使患者快速康复。

通过与患者的充分沟通后，我们为患者制订了两阶段的治疗方案：第一阶段为依维莫司新辅助治疗；第二阶段为介入和腔镜结合的保肾手术。依维莫司用于治疗结节性硬化症（tuberous sclerosis complex，TSC）相关肾血管平滑肌脂肪瘤，已经得到相关专家共识的推荐，对于 ≥ 3cm 未发生急性出血的肾错构瘤，可采取依维莫司治疗；依维莫司与手术联合的治疗方案（依维莫司用于术前或术后）也被推荐用于治疗 TSC 相关上皮样血管平滑肌脂肪瘤。临床研究结果显示，依维莫司治疗 3 个月后，肾错构瘤都会有不同程度的缩小，特别是以血管平滑肌成分为主的肾错构瘤，体积平均缩小一半左右；而且既往经验也显示，依维莫司治疗后，错构瘤瘤体内血管萎缩，血供减少，瘤体趋向变硬，在一定程度上提高了保肾手术操作的安全性。依维莫司治疗的效果通常在用药 3 个月后最为明显，延长用药时间病灶趋于稳定。虽然该例在临床特征上并不能诊断为 TSC，但我们认为可以借鉴 TSC 肾错构瘤治疗上的经验，将依维莫司用于此类高难度、高危肾错构瘤的新辅助治疗，降低后期保肾手术的难度和风险。从治疗中的影像学检查结果可以看出，3 个月后左肾上极错构瘤最大径由 11cm 缩小至 8cm，中下极错构瘤最大径由 5.5cm 缩小至 3.5cm，血供减少，在一定程度上提高了保肾手术的成功率。

第二阶段的手术是整个治疗方案的核心。由于患者年轻，我们希望通过微创方式完成保肾手术。肾错构瘤的特点是血供丰富，往往在游离肿瘤的过程中由于反复推挤和搬动导致瘤体周围渗血严重，直接影响手术视野。因此我们采取了介入栓塞与腹腔镜肾部分切除联合的治疗方式。术前一天在 DSA 下进行左肾错构瘤供血动脉分支的超选择性栓塞，造影图像显示明胶海绵粒栓塞后，左肾上极错构瘤周围和内部血供明显减少，后续手术过程中的所见也证实了前期依维莫司新辅助治疗加上术前超选栓塞确实使错构瘤血供减少，瘤体固缩，手术游离时出血很少。错构瘤的手术技术相较于常规肾细胞癌的保肾手术有独特之处。经典的肾错构瘤起源于间叶组织，在深入肾实质的部分往往缺少包膜，加上其良性的病理性质，在肿瘤基底部可以采取吸引器"刮""吸"为主的技法，而不宜过多的采取锐性"剪""切"为主的操作方法，以免损伤过多的基底部血管和集合系统。

从患者围术期和术后 3 个月的随访结果来看，这样一套"药物＋介入＋手术"的综合性治疗方案获得了满意的结果。我们顺利完成了腹腔镜肾部分切除术，围术期未发生严重并发症，患者于术后第五天出院。术后 CT 显示患肾错构瘤清除彻底，肾脏形态和血供恢复十分满意，血清肌酐也几乎与术前水平持平，总体而言到达了保肾手术控瘤＋安全＋肾功能保护的"三连胜"标准。

三、疾病介绍

肾血管平滑肌脂肪瘤（renal angiomyolipoma，RAML），传统称为肾错构瘤，是最常见的一类肾脏非上皮来源良性肿瘤，由比例不一的异常厚壁血管组织、平滑肌组织和脂肪组织三部分构成。目前认为 RAML 来源于血管周上皮样细胞，可归为血管周上皮样细胞瘤家族（PEComa）。人群中 RAML 发病率约为 0.13%，男女患病率比例约为 1 : 2。RAML 多为散发性发病，也可作为结节性硬化症（tuberous sclerosis complex，TSC）的一种临床表现[1]。

根据病理学特点，RAML 可进一步分为经典 RAML，乏脂肪 RAML 和上皮样血管平滑肌脂肪瘤（epithelioid angiomyolipoma，EAML）。经典 RAML 由血管成分、平滑肌成分和脂肪细胞构成，每种成分的比例可有明显差异；位于包膜下和皮质的 RAML 多以平滑肌成分为主，位于髓质或皮髓交界处的 RAML 多以脂肪成分为主。乏脂肪 RAML 脂肪含量少，甚至不含脂肪，以血管和平滑肌成分为主，有研究者将脂肪成分少于 25% 定义为乏脂肪 RAML，肿瘤大体多为实性、质韧。EAML 约占全部 RAML 的 4.6% ~ 7.7%，是一类具有恶性潜能的肾间质肿瘤，病理学上表现扩散生长模式、上皮样细胞增生和核异型等特点。RAML 在镜下可见厚壁血管、偏心性分布，平滑肌细胞围绕血管分布，并具有平滑肌细胞和黑色素细胞的特征，可表现为成熟或不成熟的梭形细胞，甚至表现为上皮样细胞，成熟脂肪细胞与平滑肌细胞混杂。免疫组织化学研究发现，RAML 中 HMB-45 和 Melan-A 等黑色素细胞标志物通常呈阳性表达，平滑肌细胞标志物（如 SMA 等）也呈阳性表达，角蛋白和其他上皮标记物为阴性。EAML 除上述特点之外，肿瘤细胞呈实性巢状排列或呈弥漫性肉瘤样结构，坏死常见，有不同程度的异型性，可见核仁、核分裂象，多存在多核巨细胞，具有边缘分布的细胞核和"带状"的细胞外观或"阿米巴样"表现。EAML 由于存在核分裂象，或伴黑色素沉着、浆样或横纹肌样分化，易误诊为肾细胞癌或转移性黑色素瘤。免疫组化 HMB-45，SMA，Melan-A 等标志物阳性可帮助鉴别[2, 3]。

随着体检的普及，大多数散发性 RAML 都是偶然发现。RAML 多为小体积单发病灶，并没有特殊症状。当肿瘤逐渐增大至一定程度后，可能出现破裂出血，此时会出现肿瘤出血相关的疼痛和失血相关的临床表现。RAML 出血的发生率约少于 15%，出血失血性休克等严重并发症的概率少于 10%。由于 RAML 中发现有雌激素受体、雄激素受体和孕激素受体不同程度的表达，妊娠期间 RAML 容易迅速增大，破裂出血的风险也会增加。20% ~ 30% 左右的 RAML 病例与 TSC 相关，这些患者有特殊的临床表现，如发病年龄轻，多为双侧多发病灶，还包括诸多肾外表现[4]。TSC 的临床诊特征见病例 3 表 1[5]，符合 2 个主要特征或 1 个主要特征加 ≥ 2 个次要特征为临床确定性诊断，符合 1 个主要特征或 2 个次要特征为临床可能性诊断（仅有 RAML 和 LAM 两个主要特征，无其他特征不能确诊 TSC）。检测到 TSC1 或 TSC2 基因致病性胚系突变可确诊 TSC，但是基因检测阴性并不能排除 TSC。

病例 3 表 1　结节性硬化症临床主要与次要特征[5]

主要特征	次要特征
1. 色素脱失斑（≥ 3，最小直径 5mm）	1. "斑斓"皮损
2. 血管纤维瘤（≥ 3）或头部纤维斑块	2. 牙釉质点状凹陷（> 3）
3. 指（趾）甲纤维瘤（≥ 2）	3. 口腔纤维瘤（≥ 2）
4. 鲨革斑	4. 视网膜色素斑
5. 多发性视网膜错构瘤	5. 非肾脏错构瘤
6. 皮质发育不良	6. 多发性肾囊肿
7. 室管膜下结节	
8. 室管膜下巨细胞星形细胞瘤	
9. 心脏横纹肌瘤	
10. 淋巴管肌瘤病（LAM）	
11. 肾血管平滑肌脂肪瘤（≥ 2）	

RAML 没有特异性血清标志物，诊断主要依靠影像学检查。由于脂肪是 RAML 的特征性成分，因此分析肿瘤中是否含有脂肪是鉴别 RAML 与肾细胞癌的关键。一方面，含脂肪的肾细胞癌极其少见，如果肾癌中含有肉眼可见的脂肪成分，则与 RAML 难以

区分；另一方面乏脂肪 RAML 在影像学上与肾癌也很难鉴别。B 超是泌尿系疾病最常用的筛查性手段，典型的 RAML 在 B 超上表现出高回声、局部不均匀、后方回声衰减明显呈"声影"、肿瘤与肾实质回声对比强烈形成相对清晰边界等特点，但需要注意的是，约 1/3 的肾癌也可表现为中等偏高回声，所以不能依靠 B 超来确诊 RAML。CT 诊断 RAML 的敏感性和特异性都较高，临床上最为常用。CT 中出现 CT 值在 –15HU 以下的区域通常即可认为是脂肪成分，可诊断为 RAML。乏脂肪 RAML 中常以平滑肌成分为主，CT 平扫通常表现为高密度，这一点与绝大多数肾癌不同，但是乏脂肪 RAML 可有中等强度的强化，这一点容易与肾癌混淆。值得注意的是，RAML 中极少有钙化，一旦肿瘤内出现钙化成分，需要考虑肾癌的诊断。MRI 在肾肿瘤的定性上有一定优势，特别是发现瘤体中极少量的脂肪成分。化学位移成像能识别 RAML 中的微量脂肪成分，脂肪和水的分界面表现为锐利的黑色边界，RAML 表现为肿瘤与正常肾实质的分界面或肿瘤内部出现黑色边界，同时反相位图像相对于同相位图像信号强度减低，这个特点能够帮助鉴别乏脂肪 RAML 和小体积 RAML[6]。

RAML 中脂肪成分是 B 超、CT 或 MRI 诊断的线索和特征，但是 EAML 多为乏脂肪肿瘤，临床上术前诊断的难度很大。EAML 在 CT 平扫上表现为高密度（＞45HU），出血、坏死常见，部分患者可有少量的脂肪成分，增强扫描时，EAML 常表现为"快进快出"，皮质期明显强化，髓质期和排泄期减低，亦有少部分呈"快进慢出"表现。EAML 中钙化罕见，若伴有钙化，应考虑肾癌的可能。EAML 在 MRI 上表现呈多样性，可在 T_2WI 呈等、低信号，部分在 T_1WI 上出现特征性脂肪信号。需要注意 EAML 可能伴有肾静脉甚至下腔静脉的瘤栓[7]。

RAML 的治疗包括主动监测、手术、介入栓塞、能量消融和药物治疗。

第一，主动监测。以往认为＞4cm 的 RAML 出现破裂出血及其他并发症的风险增高，因此临床实践中常以 4cm 作为外科干预的标准。不过迄今为止规模最大的一项RAML 动态监测研究表明，将肿瘤直径 4cm 作为治疗的标准可能会导致过度治疗[8~11]。因此，结合文献报道，一般建议综合考虑下列因素来决定 RAML 是否需要积极干预：①出现肿瘤相关症状；②肿瘤体积较大（最大径＞4cm）；③肿瘤生长部位不佳；④怀疑恶性，例如肾静脉内有瘤栓；⑤肿瘤生长速度较快；⑥肿瘤内形成直径＞5mm 的动脉瘤；⑦无法进行规范随访或遇到紧急情况无法在短时间内获取急救处理；⑧计划备孕的妇女[1]。

第二，手术治疗。对于具备外科干预指征的 RAML 患者，手术切除是唯一可以完全去除肿瘤病灶的治疗方式，手术方式包括肾切除和保留肾单位手术，手术可以采取开放形式，也可采取腹腔镜或机器人辅助的微创手术形式。原则上只要病情允许，应尽可能采取保留肾单位手术，特别是对于解剖性或功能性孤立肾、肾功能受损、双肾多发肿瘤或 TSC 相关 RAML 的患者，是保肾手术的绝对指征。对于是否能够进行微创保肾手术，要根据肿瘤的具体解剖特征、医院的设备保证和医生个人的技术经验综合决定。RAML 保肾手术的技术以及相关并发症，与肾癌基本上类似，其特殊之处在于经典的 RAML 含有相当比例的脂肪成分，且这一类肿瘤在肾窦部位往往没有包膜，所以不能完全照搬肾癌肾部分切除的操作技术，通常可以在阻断肾动脉之后先切除大部分瘤体，然后基底部位用吸引器"吸""刮"去除脂肪组织，这样可以减少盲目剪切导致的血管和集合系统损伤，减少肾单位损失，降低手术难度，这种手术方式甚至可以尝试在零缺血条件进行[12]。肾切除治疗 RAML 仅适用于特殊情况，如肿瘤体积过大、位置不佳，出血粘连等原因导致保肾手术失败，大量出血需要立即切除肾脏以紧急控制出血，患肾功能严重受损或失功已无保肾价值。

第三，介入治疗。选择性肾动脉栓塞术（percutaneous selective renal arterial embolism，SAE）在 RAML 的治疗中占有非常重要的地位。对于外伤导致的 RAML 破裂出血或者 RAML 自发性破裂出血的情况，SAE 是首选治疗方案，其优势在于创伤小、时间短，能迅速控制出血，且最大可能保留肾单位。较大 RAML 保肾手术前一天也可采取 SAE 治疗，以控制瘤体的血供，减少在游离过程中瘤体表面的出血，也减少切除过程中基底的出血，甚至 SAE 后可以进行"零缺血"肿瘤切除术。SAE 使用的栓塞材料包括聚乙烯醇（PVA）颗粒、明胶海绵和弹簧圈等，如果是保肾手术前 SAE 一般采用明胶海绵即可达到良好的效果[13]。SAE 术后常见并发症包括发热、腹痛、血管损伤、肾梗死、感染或脓肿形成等，有些患者在 SAE 术后出现炎症因子大量释放导致的腰痛、发热、恶心呕吐等症状，称为 SAE 后综合征，处理措施主要是应用 NSAID 药物，考虑合并感染的应使用抗生素治疗。

第四，能量消融。射频、微波和冷冻消融已成功应用于小肾癌（≤ 3cm）的微创治疗，用于 RAML 的研究并不多。射频和微波消融是通过热能促使肿瘤细胞死亡，而冷冻消融则通过快速的降温和复温循环促使细胞的直接死亡，或缺血再灌注损伤导致肿瘤凝固性坏死。能量消融治疗虽然不能完整去除肿瘤，但是可以在局麻下通过经皮方式操作，创伤更小，虽然不够彻底，但可以重复多次治疗，适用于多发肿瘤、术后复发肿瘤，或不接受全麻手术的患者。另外，射频或微波消融可以辅助进行不阻断肾门血管的"零缺血"肿瘤切除术。

第五，药物治疗。2012 年国际 TSC 委员会推荐 mTOR 抑制剂用于治疗 TSC 相关

RAML，依维莫司也是目前国内、国际唯一获批用于 TSC-RAML 的药物，其主要依据来源于 EXIST-2 研究。这是一项随机、双盲、安慰剂对照的国际多中心Ⅲ期临床试验，纳入 118 例 TSC-RAML 或 LAM-RAML 患者，随机分为依维莫司治疗组和安慰剂组，以 RAML 靶病灶缩小 50% 以上为主要研究终点，依维莫司组有效率为 42%，安慰剂组为 0[14, 15]。之后的研究还发现依维莫司治疗在血管比例较高的 RAML 中更为敏感，而对脂肪成分的缩瘤效果并不明显；大多数患者的效果在前三个月中非常显著，之后趋于平稳；停药后 RAML 会重新长大，而再次开始药物治疗仍然有效[16]。根据国内外专家共识主要推荐依维莫司用于 TSC-RAML 或 LAM-RAML 的治疗，对于个别散发型 RAML 的术前新辅助治疗，或者不适合手术的散发型 RAML 的治疗，目前有不少个案报道取得了满意的效果，但应用前还是应该做到充分的沟通和知情同意。

关于 RAML 的随访，符合主动监测适应证的患者需每 6 ~ 12 个月进行影像学检查，如有病情变化，需要及时终止监测而采取相应干预。对于手术治疗或 SAE 后的患者，随访内容包括肾功能、术后短期及长期并发症以及肿瘤有否复发等方面。

四、专家点评

临床上多数大体积肾脏血管平滑肌脂肪瘤（AML）可以行 PN 术切除肿瘤保留肾脏。从 AML 病理角度来设计 PN 主要考虑肿瘤体积、肿瘤血供、肿瘤部位等因素。笔者采取新辅助治疗减少肿瘤内血供，使肿瘤体积缩小；通过术前选择性 DSA 控制肿瘤的供血动脉使 PN 手术中游离肿瘤时出血减少，视野清晰手术难度大幅度下降。肿瘤部位与手术者手术技能和经验相关，再大 AML 都是从肾脏长出来，控制血供后，找到肿瘤根部，切除肿瘤相对就容易了。

（点评专家：黄翼然 上海交通大学医学院附属仁济医院）

（病例提供：孔 文 上海交通大学医学院附属仁济医院）

参考文献

[1]Flum AS，Hamoui N，Said MA，et al.Update on the diagnosis and management of renal angiomyolipoma[J].J Urol，2016，195（4 Pt 1）：834-846.

[2]Calio A，Brunelli M，Segala D，et al.Angiomyolipoma of the kidney：from

simple hamartoma to complex tumour[J].Pathology，2021，53（1）：129-140.

[3]Lee KH，Tsai HY，Kao YT，et al.Clinical behavior and management of three types of renal angiomyolipomas[J].J Formos Med Assoc，2019，118（1 Pt 1）：162-169.

[4]Hatano T，Egawa S.Renal angiomyolipoma with tuberous sclerosis complex：how it differs from sporadic angiomyolipoma in both management and care[J].Asian J Surg，2020，43（10）：967-972.

[5]Northrup H，Krueger DA.International tuberous sclerosis complex consensus[G].Pediatr Neurol，2013，49（4）：243-254.

[6]Park BK.Renal angiomyolipoma：radiologic classification and imaging features according to the amount of Fat[J].AJR Am J Roentgenol，2017，209（4）：826-835.

[7]Kaneko K，Yoshida S，Yamamoto K，et al.Renal epithelioid angiomyolipoma：incidence in a japanese cohort and diagnostic utility of diffusionweighted magnetic resonance imaging[J].Int J Urol，2020，27（7）：599-604.

[8]Bhatt JR，Richard PO，Kim NS，et al.Natural history of renal angiomyolipoma（AML）：most patients with large AMLs＞4cm can be offered active surveillance as an initial management strategy[J].Eur Urol，2016，70（1）：85-90.

[9]Nason GJ，Morris J，Bhatt JR，et al.Natural history of renal angiomyolipoma favors surveillance as an initial approach[J].Eur Urol Focus，2021，7（3）：582-588.

[10]Courtney M，Mulholland D，O'Neill D，et al.Natural growth pattern of sporadic renal angiomyolipoma[J].Acta Radiol，2021，62（2）：276-280.

[11]Chan KE，Chedgy E，Bent CL，et al.Surveillance imaging for sporadic renal angiomyolipoma less than 40 mm：lessons learnt and recommendations from the experience of a large district general hospital[J].Ann R Coll Surg Engl，2018，100（6）：480-484.

[12]Dong K，Shen M，Ju G，et al.Off-clamp retroperitoneoscopic tumour evacuation for sporadic renal angiomyolipomas with high RENAL nephrometry scores：a novel surgical technique and its outcomes[J].Eur Urol 2021，79（2）：283-289.

[13]Prigent FV，Guillen K，Comby PO，et al.Selective arterial embolization of renal angiomyolipomas with a N-Butyl cyanoacrylate-Lipiodol mixture：efficacy，safety，short-and Mid-Term outcomes[J].J Clin Med，2021，10（18）：4062.

[14]Bissler JJ, Kingswood JC, Radzikowska E, et al.Everolimus long-term use in patients with tuberous sclerosis complex : Four-year update of the EXIST-2 study[J]. PLoS One, 2017, 12（8）: e0180939.

[15]Bissler JJ, Kingswood JC, Radzikowska E, et al.Everolimus for angiomyolipoma associated with tuberous sclerosis complex or sporadic lymphangioleiomyomatosis（EXIST-2）: a multicentre, randomised, double-blind, placebo-controlled trial[J].Lancet, 2013, 381（9869）: 817-824.

[16]Geynisman DM, Kadow BT, Shuch BM, et al.Sporadic angiomyolipomas growth kinetics while on everolimus: results of a phase Ⅱ Trial[J].J Urol, 2020, 204（3）: 531-537.

第二节
疑难病例

病例 4 内生型肾癌的肾部分切除术

一、病例摘要

1. 基本信息

患者为 27 岁男性，因"体检发现左肾占位性病变 1 周"就诊。患者于 1 周前在当地医院体检，B 超检查示"左肾实质性团块，考虑错构瘤"。腹盆腔增强 CT 示"左肾中部占位性病变"。追问病史，患者平素无腰痛、血尿、发热等症状。后患者就诊于我院，复查超声示"左肾实质性占位，考虑 MT（32mm×35mm），脂肪肝；胆囊息肉"。次日我院肾脏增强 MRI 示"左肾占位，MT。脂肪肝。胆囊小息肉"。主诊医师阅片后见左肾中下部皮髓质交界区见异常信号结节，完全内生型（病例 4 图 1，病例 4 图 2）。血尿常规、肝肾功能等实验室检查未见明显异常。门诊拟诊"左肾占位性病变，恶性肿瘤可能"，收入我科进一步治疗。

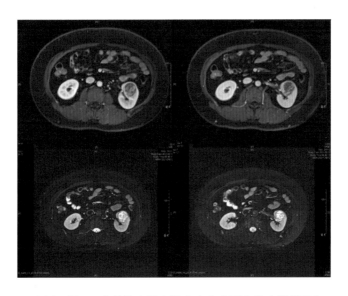

病例 4 图 1 术前检查示左肾完全内生型占位（横截面）

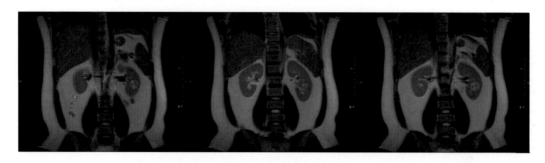

病例 4 图 2　术前检查示左肾完全内生型占位（冠状位）

回顾系统病史，患者否认高血压、糖尿病、冠心病等慢性病病史。青霉素过敏，否认其余药物过敏史。否认吸烟、饮酒个人史。

2．临床诊断

（1）左肾占位：恶性肿瘤。

（2）脂肪肝。

（3）胆囊息肉。

3．诊疗经过

患者于 2020 年 5 月 27 日收入我院泌尿外科。术前心电图、胸片、实验室检查等均未见明显异常。RENAL 评分及中山评分均为 10 分，手术难度较大。2020 年 5 月 30 日在全麻下行机器人辅助腹腔镜下肾部分切除术。术中肾脏表面未见明显肿瘤。术中超声探查发现肿瘤位于左肾中部，完全肾内型，直径约 4cm。游离左肾动静脉，动脉夹阻断肾动脉，根据超声定位切开肾脏，距离肿瘤 0.5cm 完整切除肿瘤（病例 4 图 3），肿瘤已累及部分集合系统及肾窦。检查标本肿瘤切缘完整（病例 4 图 4）。缝合创面出血点和集合系统后缝合肾实质。手术过程顺利，术中热缺血时间 20 分钟。术后首日尿量 1750ml，伤口负压球引流 40ml，体温平。复查肾功能：肌酐 72μmol/L，尿素氮 6.8mmol/L。术后第五日出院。术后病理示"（左肾肿瘤）肾细胞癌，透明细胞型，WHO/ISUP 分级Ⅲ级，伴免疫组化 CK7 表达。癌组织侵达肾被膜，但未突破。肾切缘未见癌累及。"

4．随访

患者分别于 2020 年 8 月 27 日、2020 年 11 月 30 日、2021 年 3 月 5 日复查腹盆腔及胸部 CT，未见肿瘤复发。肝肾功能、电解质等实验室检查均未见异常。

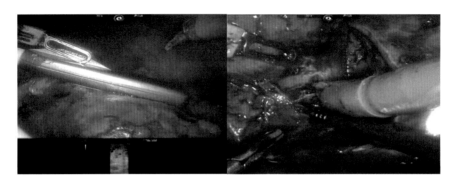

病例 4 图 3　术中通过超声定位肿块位置深度等，完全切除内生型肿块

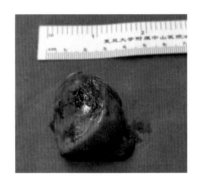

病例 4 图 4　术后标本

二、病例分析

该患者为青年男性，完全内生型左肾恶性肿瘤。因体检发现左肾占位就诊。进一步 CT、MRI 检查提示左肾恶性肿瘤可能性大，且为完全内生型肿瘤。患者较为年轻，尚未结婚，除了完整切除肿瘤且最大限度保留肾单位的功能两个目标之外，还希望能够避免开放手术，采取腔镜手术缩小手术瘢痕。

本中心具有丰富的机器人辅助腹腔镜肾部分切除术的手术经验。相较于普通腹腔镜手术，机器人腹腔镜手术热缺血时间更短，对近期 eGFR 的影响更小，尤其是对于复杂的肾肿瘤，比如本例患者完全内生型的肿瘤，机器人辅助腹腔镜更有优势。综合各方面因素的考虑，主诊医师决定采用机器人辅助腹腔镜肾部分切除术的方法对患者进行治疗。

术中在肾表面准确定位肿瘤也是内生型肾癌腹腔镜下肾部分切除术的一个难点。在 1991 年已有报道术中超声定位肾部分切除术治疗内生型肾癌的手术。早期并没有合适的腹腔镜术中超声探头，但是随着各种腹腔镜专用超声探头出现，腹腔镜术中超声实时监测的肾部分切除术成为内生型肿瘤的标准术式。此外，传统腹腔镜超声的超声图像和手术图像分屏显示，手术者在操作探头的同时往往难以兼顾，存在滞后。而 Si 达芬奇手术机器人系统可将超声图像及手术图像整合同屏显示，实时调整探头位置。本次主诊医师即采取术中超声定位，准备、完整的切除了患者的内生型肿瘤。

综上所述，该患者具备肾部分切除术的手术指征，我科通过术中超声辅助定位，采用机器人辅助腹腔镜下肾部分切除术完整的切除了肿瘤，在根治性切除肿瘤的同时保护了患者的肾功能。

三、疾病介绍

肾癌占所有成人恶性肿瘤中的 2% ~ 3%，发病率在我国及其他一些中高等收入国家逐年上升，每年全世界有超过十万人死于肾癌[1, 2]。肾透明细胞癌是肾脏肿瘤最为常见的病理亚型，占据 70% ~ 80% 的肾癌[3]。外科手术是局限性肾癌的首选治疗方法，包括根治性肾切除术和肾部分切除术。根治性切除术是不适合肾部分切除术的 T_{1a} 肾癌患者、T_{1b} 及 T_2 期肾癌患者的首选治疗方式。肾部分切除术适用于 T_{1a} 期、肾脏表面、便于手术操作的肾癌。完全内生型或肾门、肾窦的 T_{1a} 期肾癌，部分 T_{1b} 期肾癌可通过对术者技术经验、患者身体情况等方面综合评估，选择性进行肾部分切除术。随着体检的普及和影像技术的发展，无症状肾癌患者比重逐渐升高，T_1 期肾癌的发现率也逐年增加[4]。在技术可行的情况下，针对小肾癌的治疗更倾向于采用肾部分切除术，肾部分切除术相较于根治性肾切除术能够降低慢性肾病及心血管疾病的风险[5, 6]。

泌尿微创技术不断发展，肾部分切除术也经历了从开放性手术到腹腔镜或机器人辅助腹腔镜的演进。最初机器人辅助腹腔镜肾部分切除术仅用于外生型的小肾癌，但是随着使用该术式的经验逐渐丰富，该技术逐渐用于一些更复杂的肿瘤，包括完全内生型肿瘤、肾巨大肿瘤、肾门部肿瘤等[7, 8]。肾癌多外生型生长，凸出肾脏表面，手术中能够轻易显露。而对于内生型肾癌来说，肿瘤被正常肾实质包绕，术中难以判断肿瘤轮廓[9]。此外，完全内生型肿瘤位置较深，常深达集合系统。深洞型的创面也使得缝合困难，不当的缝合存在肾血管闭塞或集合系统漏尿的风险[10]。所以，完整、精确地切除肿瘤难度较大。盲目切开肾实质寻找肿瘤组织可能导致肿瘤破裂、损伤血管、肾组织等情况[11]。在传统腹腔镜下内生型肿瘤难以观察、操作复杂，而机器人辅助腹腔镜技术具有许多传统腹腔镜不具备的优势[12, 13]。越来越多的研究表明，机器人辅助腹腔镜下肾部分切除术对完全内生型肿瘤来说是安全有效的[14]。

在机器人辅助腹腔镜肾部分切除术中，肿瘤的定位尤其是完全内生型肿瘤的定位是至关重要的。在开放性肾部分切除术的时代，Assomos 等首次报道了术中超声用于内生型肿瘤的可行性 [15]。Martin 等报道了在腹腔镜肾部分切除术中通过术中超声确定手术位置，达到切缘阴性的目的 [16]。术中超声的出现使得肾部分切除术中能够较为准确的确定肿瘤的大小和范围，从而精准、完整地切除肿瘤。在机器人辅助腹腔镜肾部分切除术中，术者可以根据自己的喜好选择腹腔镜超声探头或者机器人超声探头，两者在围术期并发症和切缘阳性率方面没有明显差异 [17, 18]。Si 型达芬奇手术机器人通过"画中画"的效果使术者能够真正意义上实时超声动态监测，准确把握肿瘤的界限，发现潜在的卫星灶，减少切缘阳性率，避免不必要的损伤 [16, 19]。

吲哚菁绿荧光显影技术也是内生型肿瘤术中定位的一种方法 [20, 21]。吲哚菁绿常规应用几无毒副反应，既能与血浆蛋白结合也能与肾近曲小管分泌的胆红素异位酶结合，而胆红素异位酶在肾肿瘤组织中表达较低。术中使用近红外荧光摄像检测，肾肿瘤呈现弱荧光状态，可以借此区分肿瘤组织和正常组织。同时吲哚菁绿荧光也有助于辨识血管走形和肿瘤边界。此外，在肿瘤切除过程中也能实时、持续显示肿瘤与正常组织间的平面 [22, 23]。Diana 等通过一项大型多中心临床研究分析了 318 例接受吲哚菁绿荧光显像技术辅助的机器人辅助腹腔镜肾部分切除术患者，证实了吲哚菁绿荧光显影技术在机器人辅助腹腔镜肾部分切除术中是安全有效的 [24]。这一技术仍处于初期阶段，但是大量研究也已证明，这一项技术有助于区分肿瘤边界，辅助选择性动脉阻断，监测肾脏缝合后灌注不足等，尤其有助于肾门肿瘤或者内生型肿瘤的手术 [25, 26]。

综上所述，完全内生型肿瘤手术难度较高，对于经验丰富的术者来说，机器人辅助腹腔镜肾部分切除术能够安全有效的切除内生型肿瘤，达到手术切缘阴性、肾功能损伤最低和无泌尿系统并发症的理想疗效状态 [27]。

四、专家点评

目前随着影像学检查，如超声、CT 和 MRI 等检查手段应用的日益广泛，无症状、意外发现的肾肿物逐年增加。其中，超过一半新发肾肿瘤为直径小于 4cm 的小肾癌。本例患者即为无症状、体检发现的完全内生型小肾癌。现今对于肾肿瘤的治疗，肾功能的保护占据了愈加重要的地位。对于 T_{1a} 期的肾癌，肾部分切除术仍是治疗的"金标准"，相较于根治性肾切除术而言，肾部分切除能够在取得类似肿瘤学治疗效果的前提下明显降低术后远期肾功能不全及不良心血管事件的发生率。本例患者为较为特殊的内生型肾癌。内生型肾癌的定义尚无统一定论，应用较多的标准是 RENAL 肾测量评分中 E 单项评分为 3 分的肿瘤。内生型肿瘤的部分切除是泌尿外科手术治疗的一大挑战，其位置较深，术中肉眼难以辨别肿瘤边界，多邻近集合系统或肾窦，切除后缝合难度大，肾功能损伤风险较高。机器人的技术进步和可及性增加，使得机器人辅助腹腔镜肾部分切除术在肾癌手术治疗环节中扮演愈加重要的角色。达芬奇机器人具有达到七个自由度的机器手术臂、坐姿操作、高清视野等优势，使得分离切割更精准、彻底，缝合操作也更加简单精确，因而可以使肾部分切除术达到更好的效果。本病例中主诊医师通过术中超声定位，顺利地完成了机器人辅助腹腔镜下肾部分切除术，既完整地切除了肿瘤，也最大程度地保留了患者的肾功能，取得了满意的疗效。

（点评专家：郭剑明 复旦大学附属中山医院）

（病例提供：刘 立 熊 鹰 复旦大学附属中山医院）

参考文献

[1]Tahbaz R，Schmid M，Merseburger AS.Prevention of kidney cancer incidence and recurrence：lifestyle，medication and nutrition[J].Curr Opin Urol，2018，28（1）：62-79.

[2]Ferlay J，Shin HR，Bray F，et al.Estimates of worldwide burden of cancer in 2008：GLOBOCAN 2008[J].Int J Cancer，2010，127（12）：2893-2917.

[3]Ljungberg B，Bensalah K，Canfield S，et al.EAU guidelines on renal cell carcinoma：2014 update[J].Eur Urol，2015，67（5）：913-924.

[4]Siegel RL，Miller KD，Jemal A.Cancer statistics，2019[J].CA Cancer J Clin，2019，69（1）：7-34.

[5]Huang WC，Elkin EB，Levey AS，et al.Partial nephrectomy versus radical nephrectomy in patients with small renal tumors——is there a difference in mortality and cardiovascular outcomes？[J]J Urol，2009，181（1）：55-61.

[6]Campbell SC，Novick AC，Belldegrun A，et al.Guideline for management of the clinical T1 renal mass[J].J Urol，2009，182（4）：1271-1279.

[7]White MA，Haber GP，Autorino R，et al.Outcomes of robotic partial nephrectomy for renal masses with nephrometry score of ≥ 7[J].Urology，2011，77（4）：809-813.

[8]Long JA，Yakoubi R，Lee B，et al.Robotic versus laparoscopic partial nephrectomy for complex tumors：comparison of perioperative outcomes[J].Eur Urol，2012，61（6）：1257-1262.

[9]Kim DK，Komninos C，Kim L，et al.Robot-assisted partial nephrectomy for endophytic tumors[J].Curr Urol Rep，2015，16（11）：76.

[10]Di Pierro GB，Tartaglia N，Aresu L，et al.Laparoscopic partial nephrectomy for endophytic hilar tumors：feasibility and outcomes[J].Eur J Surg Oncol，2014，40（6）：769-774.

[11]Nadu A，Kleinmann N，Laufer M，et al.Laparoscopic partial nephrectomy for central tumors：analysis of perioperative outcomes and complications[J].J Urol，2009，181（1）：42-47.

[12]Jang HJ，Song W，Suh YS，et al.Comparison of perioperative outcomes of robotic versus laparoscopic partial nephrectomy for complex renal tumors（RENAL nephrometry score of 7 or higher）[J].Korean J Urol，2014，55（12）：808-813.

[13]Choi JD，Park JW，Lee HW，et al.A comparison of surgical and functional outcomes of robot-assisted versus pure laparoscopic partial nephrectomy[J].JSLS，2013，17（2）：292-299.

[14]Merseburger AS，Herrmann TR，Shariat SF，et al.EAU guidelines on robotic and single-site surgery in urology[J].Eur Urol，2013，64（2）：277-291.

[15]Assimos DG，Boyce H，Woodruff RD，et al.Intraoperative renal ultrasonography：a useful adjunct to partial nephrectomy[J].J Urol，1991，146（5）：1218-1220.

[16]Matin SF，Gill IS.Laparoscopic ultrasonography[J].J Endourol，2001，15（1）：87-92.

[17]Kaczmarek BF，Sukumar S，Kumar RK，et al.Comparison of robotic and laparoscopic ultrasound probes for robotic partial nephrectomy[J].J Endourol，2013，27（9）：1137-1140.

[18]Kaczmarek BF，Sukumar S，Petros F，et al.Robotic ultrasound probe for tumor identification in robotic partial nephrectomy：initial series and outcomes[J].Int J Urol，2013，20（2）：172-176.

[19]Fazio LM，Downey D，Nguan CY，et al.Intraoperative laparoscopic renal

ultrasonography:use in advanced laparoscopic renal surgery[J].Urology, 2006, 68（4）: 723-727.

[20]Cha EK, Lee DJ, Del Pizzo JJ.Current status of robotic partial nephrectomy （RPN）[J].BJU Int, 2011, 108（6 Pt 2）: 935-941.

[21]Kaczmarek BF, Tanagho YS, Hillyer SP, et al.Off-clamp robot-assisted partial nephrectomy preserves renal function : a multi-institutional propensity score analysis[J].Eur Urol, 2013, 64（6）: 988-993.

[22]Marano A, Priora F, Lenti LM, et al.Application of fluorescence in robotic general surgery : review of the literature and state of the art[J].World J Surg, 2013, 37 （12）: 2800-2811.

[23]Tobis S, Knopf J, Silvers C, et al.Near infrared fluorescence imaging with robotic assisted laparoscopic partial nephrectomy : initial clinical experience for renal cortical tumors[J].J Urol, 2011, 186（1）: 47-52.

[24]Diana P, Buffi NM, Lughezzani G, et al.The role of intraoperative indocyanine green in robot-assisted partial nephrectomy : results from a Large, multi-institutional Series[J].Eur Urol, 2020, 78（5）: 743-749.

[25]Tobis S, Knopf JK, Silvers C, et al.Robot-assisted and laparoscopic partial nephrectomy with near infrared fluorescence imaging[J].J Endourol, 2012, 26（7）: 797-802.

[26]Bjurlin MA, Gan M, McClintock TR, et al.Near-infrared fluorescence imaging : emerging applications in robotic upper urinary tract surgery[J].Eur Urol, 2014, 65（4）: 793-801.

[27]Hung AJ, Cai J, Simmons MN, et al. "Trifecta" in partial nephrectomy[J].J Urol, 2013, 189（1）: 36-42.

病例 5　左肾癌伴下腔静脉心房癌栓的综合治疗

一、病例摘要

1. 基本信息

患者为 74 岁男性，因"双下肢水肿伴腹水半年，B 超发现左肾占位"入院。患者于 2021 年 1 月无明显诱因出现双下肢对称性非凹陷性水肿，伴腹水半年，踝部明显，水肿约肿至小腿中段，伴乏力感。无肉眼血尿，无腰痛腹痛，无尿频尿急尿痛。至当地医院就诊，外院诊疗行 B 超、CT 等检查，排除血栓及心肺功能不全等原因，发现左肾占位，保守治疗后下肢水肿及乏力稍缓解。2020 年 4 月首次于我院就诊，行双肾 MRA 示：左肾浸润性恶性肿瘤（直径约 110mm×75mm）伴左肾静脉及下腔静脉内癌栓形成、向上达右心房（Mayo clinic Ⅳ），向下超过左肾静脉下缘水平约 2.8cm，腰大肌深面可见侧支循环开放。门诊拟诊为"左肾肿瘤伴腔静脉癌栓形成（Mayo Ⅳ级）"，转至我院进一步诊疗。

回顾系统病史，患者高血压病史 5 年余，口服氨氯地平等降压药物，血压控制可。否认吸烟、饮酒个人史，否认肿瘤家族史和手术史。能自由走动及生活自理，日间近一半时间可以起床活动。

2. 临床诊断

（1）左肾肿瘤伴腔静脉癌栓（Mayo Ⅳ级）（$T_{3c}N_0M_0$）。

（2）高血压 2 级（中危）。

（3）腹水。

（4）严重贫血。

3. 诊疗经过

2020 年 4 月双肾 MRA 示左肾浸润性恶性肿瘤伴左肾静脉及下腔静脉内癌栓形成、向上达右心房（Mayo clinic Ⅳ），向下超过左肾静脉下缘水平约 2.8cm，腰大肌深面可见侧支循环开放（病例 5 图 1）。

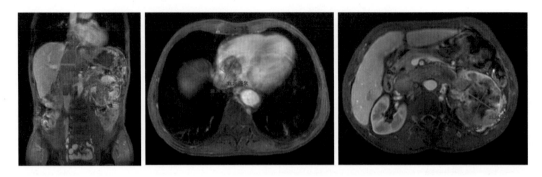

病例 5 图 1　术前 MRI（2020 年 4 月）示左肾浸润性恶性肿瘤伴左肾静脉及下腔静脉内癌栓形成

2020 年 4 月 17 日我院 PET-CT 示（病例 5 图 2）：左肾团块伴 FDG 代谢增高，其实质内见大小约 110mm×75mm 软组织团块影，边界不清，密度不均匀，FDG 代谢不均匀增高，SUV-max = 9.9，考虑恶性病变；伴左肾静脉、下腔静脉、右心房内见软组织影填充，FDG 代谢增高，SUV-max = 7.4，考虑癌栓可能大。腹主动脉旁见多发淋巴结影，FDG 代谢未见明显增高建议随访。

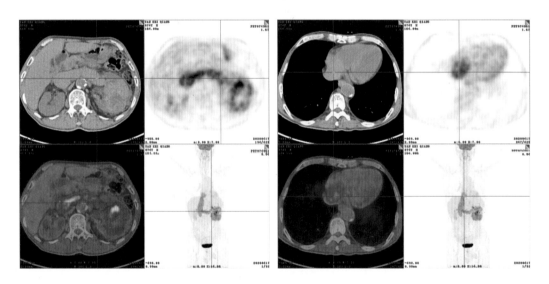

病例 5 图 2　术前 PET-CT 示左肾恶性病变伴左肾静脉、下腔静脉、右心房内癌栓可能大

考虑到患者全身状况较差，存有严重贫血（HB 69g/L）不能完全耐受较大创伤手术，逐于 2020 年 5 月 5 日完善相关检验检查，后于我院行"左肾肿瘤穿刺活检术"，术中穿刺 2 针，术后病理为："左肾穿刺活检 1、2"肾细胞癌。肿瘤细胞：CK7（-），CK8（+），Vim（+），ki-67（10%），CAIX（+），TFE3（-），SDHB（+），CD117（-）。可符合为透明细胞癌。

2020 年 5 月 10 日开始口服阿昔替尼靶向治疗，剂量为：5mg，2 次 / 日，口服。服用阿昔替尼治疗 2 个月，期间药物不良反应为轻度口腔溃疡经药物对症处理缓解，高血压定期常规服药比较平稳。双下肢水肿消退，腹水明显改善，胃纳和精神状态也有明显改善。能从事简单家务劳动。

2020 年 7 月 21 日我院复查，行双肾 MRA 示（病例 5 图 3）:左肾肿瘤伴癌栓形成，向上达右心房，较前（2020-04-21）左肾病灶稍有减小，左肾静脉及下腔静脉内癌栓宽径及右心房内癌栓范围有减小且较前血供减少。且患者腹水及下肢肿胀较用药前明显缓解。血红蛋白 97g/L，用药期间肌酐维持 90 ～ 100μmol/L，肝功能可，无明显变化。

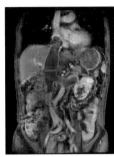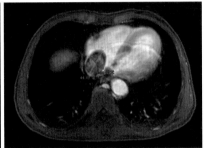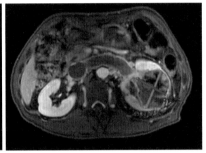

病例 5 图 3　术前 MRI（2022 年 7 月）

左肾病灶稍有减小，左肾静脉及下腔静脉内癌栓宽径及右心房内癌栓范围有减小

2021 年 8 月 7 日患者停阿昔替尼 2 周入院评估，预接受手术治疗。

术前辅助检查：

心彩超：①下腔静脉及右房占位；②室间隔基底段增厚。LVEF 74%；下腔静脉内可见癌栓形成，长度约 9cm，延伸至右房，大小约 4.5cm×4.5cm。

肺功能：VC、MVV 减少，其余项目基本正常；残总比显著增高；弥散功能明显减退。

胸部 CT、双下肢静脉 B 超、电脑多导联心电图等检查均未见明显异常。

术前：HB 100g/L，肌酐 104.0μmol/L，肝功能正常，BNP 23pg/ml。

在充分的术前准备（备血 3000ml、冷沉淀 10U、血小板 1U 等）（病例 5 图 4），并且与心外科、SICU、麻醉科等多学科会诊讨论具体手术环节后，于 2020 年 8 月 12 日我院开放经腹左肾 CA 根治＋深低温停循环辅助下腔静脉心房取栓。

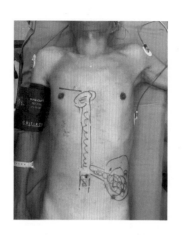

病例5图4　手术前体表标记

　　术中见肿瘤位于左肾下极，大小约9.5cm，伴下腔静脉至心房瘤栓，瘤栓大小13.5cm×9.5cm，部分瘤栓与腔静脉壁粘连，未见浸润；经腹切口，左侧做"人"字形切口。经腹后探查左肾的固定情况及肝脏、腹膜转移情况。决定进一步手术后，心外科医师建立体外循环，右侧第四肋间隙取7cm左右小切口，逐层进胸，牵开器牵开肋骨，显露心包，切开心包，全身肝素化后行右心房36号腔静脉引流管插管并过索带备用。腹股沟区游离股动脉，行股动脉20号插管，股动脉根部插停跳液灌注管。开始体外循环，经体外循环机将全身温度降温，当肛温降至28℃时出现室颤停跳。在继续降温同时游离患左肾静脉及肾门血管及周围组织，然后将右肾静脉及腔静脉肝下段充分游离。降温至肛温18℃时停止体外循环。

　　停循环后离断左肾静脉部切结扎左肾静脉，然后转至右侧打开肝下缘腔静脉表面取出腔静脉内瘤栓，术者示指长度均可顺利取出瘤栓。观察静脉壁及分支静脉没有瘤栓残留后用5-0血管缝线连续缝合腔静脉切口。由于瘤栓在心房内有粘连同时将右心房打开上下同时取尽瘤栓。最后关闭腔心房壁。（病例5图5）

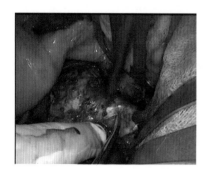

暴露左肾静脉及下腔静脉

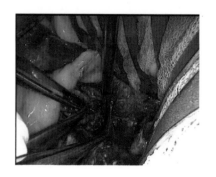

打开下腔静脉取栓

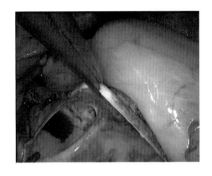

观察静脉壁及分支静脉无瘤栓残留

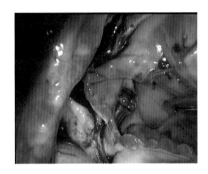

打开右心房取尽瘤栓

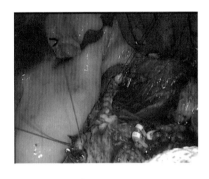

连续缝合下腔静脉切口

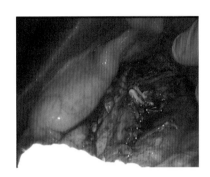

术后创面

病例 5 图 5　术中照片

恢复体外循环并复温，复温时间一般需要 1 ～ 2 小时，在此时间段处理肾肿瘤剩余部分的游离并移去标本。大多数复温至 32℃时能自行复跳，不能自行复跳者可电击除颤心脏复跳。复温至肛温 36℃，循环稳定后停止体外循环，鱼精蛋白中和肝素。（心外科处理两个插管）停循环时间 25 分钟，体外循环时间 210 分钟，手术总时间 260 分钟。术中出血 2000ml。输注红细胞 12U；血浆 400ml，血小板 1U，冷沉淀 10U。

术后转入 SICU，1 天后出 ICU，胸腔引流管术后第 5 天拔除，腹腔引流管术后第 8 天拔除。术后第三天流质饮食。术后未出现肺部感染、下肢静脉血栓等并发症。患者术后第 10 天拆线出院。

术后病理示（病例 5 图 6）："左肾" 肾细胞癌 Ⅱ ～ Ⅲ 级，肿瘤大小（10.5cm×9cm×9cm），"脉管内癌栓" 示癌组织，"腔静脉内血栓" 坏死组织内见癌组织浸润或转移。输尿管截端，肾周脂肪，"肾周脂肪内淋巴结"（0/6），肾上腺，"腔静脉表面淋巴结"（0/2）均阴性。"左肾" 透明细胞性肾细胞癌 Ⅱ ～ Ⅲ 级。肿瘤细胞：CK8（＋），AMACR（＋），CA9（＋），SDHB（＋），FH（＋），TFE-3（灶 +/−），VIM（＋），CD117（－），PD-1（－），PD-L1（－）。

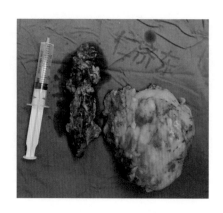

病例 5 图 6　术后标本

4．随访

2020 年 9 月 29 日（术后第 1 个月），复查血液指标、肾 CT 平扫未见异常。开始口服阿西替尼 1 粒、2 次 / 日，2 周后出现不良反应（血小板降低，肌酐 100μmol/L），使用升血小板胶囊治疗，继续阿西替尼当前剂量治疗。

2020 年 10 月 27 日（术后第 2 个月），因血小板降低（最低为 $64 \times 10^9/L$），肌酐 112μmol/L，口服阿西替尼由 1 粒、2 次 / 日改为 1 粒、1 次 / 日，继续使用升血小板胶囊治疗；复查甲状腺功能正常。

2021 年 3 月 2 日（术后第 7 个月），血小板 $123 \times 10^9/L$，肌酐 102μmol/L，复查肾 CT、甲状腺功能、血液指标未见明显异常，停用阿西替尼辅助治疗。

2021 年 6 月 8 日（术后第 10 个月），肌酐 101μmol/L、血常规、肝功能正常。复查肾 MRI、骨扫描、肺 CT 未见复发转移。

二、病例分析

该例患者为中老年男性，因"双下肢水肿伴腹水半年"发现左肾占位伴有腔静脉癌栓，大多肾癌伴腔静脉癌栓患者早期不一定有明显的症状，但是随着腔静脉癌栓的增大和增粗逐渐完全堵塞腔静脉的回流会产生双下肢水肿和腹水的症状。对于肾癌伴腔静脉癌栓患者能否有手术治疗的机会，首先要评估患者是否存有远处转移，然后要评估患者全身状况是否适合做创伤较大的取栓手术。一旦有手术的机会的患者就需要进一步评估腔静脉癌栓的高度，不同的癌栓高度需要有不同的手术处理策略。本例患者通过肾脏增强 CT 和全身 PET-CT 已经明确左肾癌的临床诊断并且排除存在有远处转移。MRI 检查也明确了腔静脉的癌栓高度已经进入心房，所以通过以上检查可以比较明确诊断为左肾癌伴腔静脉心房癌栓（Mayo clinic Ⅳ）。

对于Ⅳ级癌栓目前大多需要心肺旁路下才能完成手术，并且手术创伤极大，对患者有非常高的体力状况要求，目前就诊的患者体力状况评估为 ECOG 2 分，较难耐受手术。因此我们需要积极的术前准备来纠正目前的状况，包括营养状况、腹水、贫血、心肺功能，以达到手术的要求。另外还可以考虑是否通过术前治疗降低癌栓高度，将手术难度和创伤降低。新辅助靶向治疗是我们值得考虑的选择。通过术前肾肿瘤的穿刺活检证实为肾透明细胞癌，也适合进行靶向治疗的病理类型。由于患者全身状况差，所以我们选择不良反应较小的靶向药物，结合文献报告新辅助靶向药物的缩瘤情况，最终选择阿昔替尼为新辅助靶向治疗药物。通过 2 个月的靶向治疗，肿瘤和瘤栓均有缩小，评估反应为 SD，但是癌栓的高度没有明显改变，仍为Ⅳ级癌栓。在治疗过程中药物不良反应轻度，由于瘤栓缩小，腹水和全身营养状况明显改善，2 个月治疗后体力状况评估为 ECOG 1 分。

Ⅳ级癌栓手术方法常见是在体外循环（cardiopulmonary bypass，CPBP）或者结合深低温停循环（deep hypothermic circulatory arrest，DHCA）辅助下取瘤栓，常规的 DHCA 下取栓手术相对简单，但是手术时间较长，由于停循环对神经系统和其他脏器影响较大，所以较少中心选择此方法取栓。本中心根据以前的深低温停循环手术经验，采用改良深低温停循环方法。首先是手术操作流程的改良。以往的操作是在进腹后，解剖腔静脉与肾静脉，结扎切断肾动脉，游离肾脏，离断输尿管，仅保留肾静脉与腔静脉相连；然后建立 CPBP 及降温；在停循环期间完成取栓和肾脏切除，缝合腔静脉切口；最后恢复循环和复温。这样的操作流程有如下缺点：①此类患者肾静脉回流受阻、肾脏肿大、肾周脂肪组织内毛细血管怒张、肾周侧支循环丰富，游离结扎切断肾动脉和游离肾静脉、腔静脉及患肾耗时长，且渗血严重；②建立 CPBP 之前过多的游离搬动患肾，易造成瘤栓脱落；③完成游离肾脏后，在接下来建立 CPBP、降温和复温的过程中，泌尿外科医生等待时间较长。改良手术流程是在明确肿瘤可切除后，仅简单显露肾静脉和下腔静脉，先行建立 CPBP 并降温；然后在 DHCA 情况下切开腔静脉完整取出瘤栓，缝合下腔静脉切口，同时游离结扎切断肾动脉。完成该步骤后，恢复循环和复温，在恢复循环和复温的同时行充分的肾脏游离和切除。这样的操作流程在停循环前减少对患肾的搬动，降低了瘤栓脱落的风险；延后游离肾脏，创面暴露时间缩短，同时也缩短了肝素化期间游离创面的渗血；原先由于肾静脉内瘤栓使肾动脉的暴露困难，改良后先离断肾静脉，为肾动脉的暴露和处理创造较大的操作空间，使手术难度明显降低。其次是手术切口的改良。传统的 CPBP 需要劈胸以便行主动脉及右心房插管，腹部多采用 Chevron 切口或胸腹联合正中切口，手术创伤大，术后疼痛明显。本中心结合肾癌手术的特点，联合心胸外科，不打开胸骨，仅于第四肋间取小切口进胸，打开心包后行右心房插管，于右腹股沟取小切口行股动脉插管，由此建立 CPBP，同时由于不翻动肝脏，对于右肾癌手术腹部可取右侧肋缘下腹直肌旁切口，左肾癌仍取 Chevron 切口，此切口完全可以达到建立 CPBP 及降温的要求，亦不影响取栓手术的暴露和取栓的安全性，重要的是由于切口较小和不破坏骨骼完整性，极大减小了手术创伤，减轻了术后疼痛及切口对呼吸的影响，使术后恢复过程加快。本例患者选择改良的方法明显减少手术创伤，术后较快的康复出院。

对于进展期肾癌术后的辅助治疗是否影响预后仍存争议，但是对于此例患者运用新辅助治疗能有明显缩瘤作用，并且不良反应可控，因此我们选择术后进行与术前相同药物进行辅助治疗。由于术后病情稳定，并且术后的辅助治疗产生骨髓抑制血小板降低，故治疗半年后停药随访。

综上所述，该例患者在术前选择新辅助靶向治疗中达到改善患者全身状况和有效的缩瘤作用，为手术的进行创造了良好的条件。同时采用合适的手术方式深低温停循环辅助的开放肾肿瘤根治及取栓术技术，减少手术的创伤，增加手术的可控性和加速康复时间。结合术后靶向治疗，达到了令人满意的肿瘤控制效果。

三、疾病介绍

肾癌进一步发展容易向静脉内扩散，肿瘤侵犯至肾静脉的发生率为 30%，累及到下腔静脉的发生率为 4% ~ 10%，而累及到右心房的发生率为 0.4% ~ 1%[1]。肾癌患者形成瘤栓高于其他任何肿瘤。如果周围结构没有侵犯，并且无淋巴结转移，预后会显著改善。研究表明，根治性肾切除术伴癌栓切除术后的 5 年生存率在 40% ~ 68%[2,3]。因此非转移性肾癌伴腔静脉癌栓患者尽量克服手术困难，纠正患者全身情况，创造手术机会。

对于肾癌合并下腔静脉癌栓的患者，若术前评估明确肿瘤局限于肾周筋膜内，排除淋巴结转移或远处转移，同时患者全身体力状况良好，可以耐受手术，限期行根治性肾切除术及下腔静脉癌栓取出术可获得较好的中长期肿瘤学效果。因此，对于肾癌合并腔静脉癌栓的患者，术前的检查需围绕肿瘤的分期情况展开：首先，需排除转移灶存在，胸肺 CT 检查，排除肾癌肺转移，或同位素骨扫描排除骨转移。必要时可进行全身 PET-CT 检查，排除不常见部位的转移，有远处转移的肾癌瘤栓不宜做根治性手术。其次，要了解与腔静脉癌栓相关的信息，包括癌栓的高度，近心端和远心端是否存有血栓，癌栓与腔静脉壁是否存有浸润。术前了解腔静脉瘤栓的范围是必要的。对成功的手术切除也是非常重要的。常用影像学检查方法可用来评估瘤栓，包括多普勒超声、CT、MRI、腔静脉造影和术中超声（IOUS）。术前通过影像学方法如CT、MRI、腔静脉造影、多普勒超声等确定瘤栓最远的范围，确定手术方案。MRI是一项既能了解瘤栓是否存在，又能够准确评价瘤栓头端在腔静脉延伸范围的首选诊断方法。MRI对发现腔静脉瘤栓的存在和累及程度的灵敏度达非常高，并且可以进行冠状位重建比较直观显示癌栓的高度。多普勒超声特别是超声造影在腔静脉瘤栓的诊断中也有非常重要的作用，其不仅在瘤栓是否存在方面判断比较准确，更加重要在于其也能准确显示瘤栓高度与肝静脉的关系，为选择手术方式提供重要帮助。超声造影还可以提供瘤栓下方的腔静脉和下肢静脉内是否存有血栓及血栓的范围等重要信息，为手术的安全性提供帮助。术中超声对腔静脉取栓也有重要作用，其可以在腔静脉表面定位瘤栓的高度和测量腔静脉的直径进一步准确定位瘤栓，术中超声在取栓过程中也可以提供帮助，能定位取栓过程中置入腔静脉近心端的导尿管气囊位置，降低取栓过程中瘤栓的脱落和漂移。

目前腔静脉癌栓的分级主要采用Mayo分级，美国梅奥医学中心（Mayo Clinic）的五级分类法，即根据瘤栓近心端位置与不同静脉内的距离分类。

0级：瘤栓局限在肾静脉内。

1级：瘤栓侵入下腔静脉内，瘤栓顶端距肾静脉开口处2cm。

2级：瘤栓侵入肝静脉水平以下的下腔静脉，瘤栓顶端距肾静脉开口处＞2cm。

3级：瘤栓生长达肝内下腔静脉水平，膈肌以下。

4级：瘤栓侵入膈肌以上的下腔静脉内。

对于肾肿瘤伴腔静脉瘤栓的患者，根治性肾肿瘤切除及取栓术是金标准手术方式。具体手术方式及手术入路应根据原发灶情况、癌栓在肾静脉或腔静脉内位置高度、是否与静脉壁累及等癌栓相关信息制定相应的手术方案[4]。

对于瘤栓局限于肾静脉内（Mayo 0级）的肾癌，手术方式总体与根治性肾切除术类似，但值得注意的是，在离断肾静脉前，需通过术中超声等手段反复确认瘤栓近心端位置，以避免在瘤栓中段离断，导致近心端脱落引起肺栓塞等相关并发症。Mayo Ⅰ级与Ⅱ级瘤栓，多采用开放手术的方式，经腹行Cheveron切口或腹部正中切口，然而手术创面较大往往易导致术后伤口晚期愈合、感染、延长术后住院时间等[5、6]。近来腹腔镜手术已在肾肿瘤的外科治疗中广泛应用，相比国外学者报道较多的经腹腔腹腔镜手术，经后腹腔镜手术具有解剖结构简单、便于早期控制肾动脉、手术时间短、术中出血少等优势。

对于 Mayo Ⅰ～Ⅱ级瘤栓的处理，可通过开放或腹腔镜 / 机器人手术进行 [7]。传统开放手术，一般可采用上腹正中切口、肋缘下腹直肌旁切口等，沿结肠旁沟游离患侧结肠后，充分显露并游离肾门动静脉及下腔静脉表面，使用术中 B 超确认瘤栓近心端及远心端位置。阻断血管时，应使用血管阻断钳分别依次阻断下腔静脉远心端、对侧肾静脉起始段及下腔静脉近心端（对于部分位于肾静脉 – 下腔静脉开口处的瘤栓，可使用心耳钳或肾蒂钳直接阻断部分腔静脉）。阻断确切后使用剪刀或刀片沿下腔静脉长轴方向打开下腔静脉壁，向下完整拖出瘤栓，使用 5-0 Prolene 线连续缝合重建下腔静脉壁。按照下腔静脉近心端、左肾静脉、下腔静脉远心端的顺序依次松开阻断钳。对于部分原发灶体积较小且不伴有肾门淋巴结转移或瘤栓合并血栓的患者，可选择经后腹腔镜下完成手术，具有早期控制肾动脉、精细解剖腰静脉等优势 [8]。

肾癌肝后与肝上瘤栓处理的难度增加，在心胸外科医师的帮助下，采取深低温停循环方法，使手术简单安全。笔者单位采取改良的深低温停循环下取栓术，减少胸骨劈开带来的创伤和并发症。深低温停循环方法的方法将体温降至 18℃，可以有 30 分钟的时间切开腔静脉取瘤栓。此外，停循环后体内 95% 的血液流入循环泵中，手术是在无血状况进行，手术视野清晰，可以将瘤栓取净 [9, 10]。

经腹切口，左侧做"人"字形切口，右侧做右肋缘下腹直肌旁切口。经腹后探查患肾的固定情况及肝脏转移情况。向腹内侧推开结肠后显露肾静脉与腔静脉表面，探查淋巴结转移情况，有高度怀疑的可行活检明确，术中 B 超探及瘤栓最远端的位置。决定进一步手术后，请胸外科医师建立体外循环，第四肋间隙取 7cm 左右小切口，逐层进胸，牵开器牵开肋骨，显露心包，切开心包，全身肝素化后行右心房 36 号腔静脉引流管插管并过索带备用。腹股沟区游离股动脉，行股动脉 20 号插管，股动脉根部插停跳液灌注管。开始体外循环，经体外循环机将全身温度降温，当肛温降至 28℃ 时出现室颤停跳。在继续降温同时游离患肾下极，输尿管，尽可能游离肾门血管及周围组织。降温至肛温 18℃ 时停止体外循环。

肾静脉与腔静脉交接切开肾静脉的前壁，剪刀环形剪开肾静脉的后壁，向上延长，剪开部分下腔静脉壁。沿腔静脉管壁插入 16 号尿管至右心房，术中 B 超监控导尿管的气囊在瘤栓的上方，充盈气囊，防止瘤栓上漂，向下拖出瘤栓，大多瘤栓不能用导尿管顺利拖出，可以先固定导尿管气囊用术者示指将瘤栓挖除，切开腔静脉至肝下缘术者示指长度均可顺利取出瘤栓。观察静脉壁及分支静脉没有瘤栓残留后用 5-0 血管缝线连续缝合腔静脉切口。在停循环时间段离断肾动脉和尽可能多的大血管旁易出血、难游离组织。

恢复体外循环并复温，复温时间一般需要 1 ~ 2 小时，在此时间段处理肾肿瘤剩余部分的游离并移去标本。大多数复温至 32℃时能自行复跳，不能自行复跳者可电击除颤心脏复跳。复温至肛温 36℃，循环稳定后停止体外循环，鱼精蛋白中和肝素。（心胸外科处理两个插管）

该方法只适合瘤栓在心房以下的腔静脉内，如果瘤栓长入心房，只需延长胸第四肋间切口，待停循环后切开心房，上下一起取净瘤栓。

四、专家点评

本例患者诊断为肾癌合并下腔静脉及心房癌栓（Mayo Clinic Ⅳ级，$T_{3c}N_0M_0$），考虑到患者初诊时一般情况较差，而针对该类疾病的手术方式创伤较大，患者无法耐受手术，故给予患者行肾穿刺活检，病理提示：肾透明细胞癌。充分告知后行 4 个疗程免疫联合靶向新辅助治疗。新辅助治疗完成后再次评估患者，病灶较前稍有缩小（SD），并且患者一般情况较前有明显好转，全身评估可耐受手术。完善术前准备后，患者接受了开放根治性肾切除术联合深低温停循环辅助下腔静脉取栓术，手术顺利，目前患者规律随访，暂无复发或转移。

新辅助治疗是目前肾癌合并腔静脉癌栓综合治疗的新热点。如何使肾癌及癌栓降期降级，从而可以选择创伤更小的手术方式；如何延长患者的无疾病进展生存时间和总体生存时间，都是目前新辅助治疗需要解决的问题。纵观目前新辅助治疗相关研究，缺乏有力的循证医学证据支持肾癌合并腔静脉癌栓患者可以从新辅助治疗中获益，但是仍有部分研究让我们看到了这一治疗的未来可行性。ASCO GU2021 大会上，NAXIVA 研究的结果报道给肾癌合并下腔静脉癌栓降期和缩小手术范围的可行性提供了前瞻性的数据。NAXIVA 是一项在进展期 ccRCC 患者接受肾切除术和瘤栓取出术术前阿昔替尼新辅助治疗的单臂、单药、多中心、Ⅱ期可行性研究。研究结果提示，在新辅助靶向治疗后，有 35.29% 的患者改变为创伤更小的手术方式，下腔静脉癌栓中位缩小百分比为 21.49%。

2022 年 2 月，在 ASCO GU 上以壁报的形式汇报了新辅助 nibolumab 治疗高危非转移性 RCC 患者的初步结果，术前新辅助 nivolumab 未增加不良事件发生率且不造成手术延迟，证实了新辅助免疫治疗的安全性和可行性。同时，该研究中部分患者（5/21 例）接受 ipi+nivo 联合新辅助治疗，达到病理完全缓解，提示了新辅助免疫治疗的广阔前景。此外，也有相关个案报道，介绍了新辅助免疫治疗后疾病完全缓解的肾癌合并下腔静

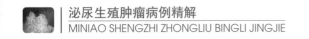
脉癌栓病例[11]。综上所述，新辅助治疗肾癌合并腔静脉癌栓未来可期。

（点评专家：薛　蔚　上海交通大学医学院附属仁济医院）

（病例提供：陈勇辉　上海交通大学医学院附属仁济医院）

参考文献

[1]Whitson JM，Reese AC，Meng MV.Population based analysis of survival in patients with renal cell carcinoma and venous tumor thrombus[J].Urol Oncol，2013，31（2）：259-263.

[2]Dominik J，Moravek P，Zacek P，et al.Long-term survival after radical surgery for renal cell carcinoma with tumour thrombus extension into the right atrium[J].BJU Int，2013，111（3 Pt B）：E59-64.

[3]Parekh DJ，Cookson MS，Chapman W，et al.Renal cell carcinoma with renal vein and inferior vena caval involvement：clinicopathological features，surgical techniques and outcomes[J].J Urol，2005，173（6）：1897-1902.

[4]Neves RJ，Zincke H.Surgical treatment of renal cancer with vena cava extension[J].Br J Urol，1987，59（5）：390-395.

[5]Xu B，Zhao Q，Jin J，et al.Laparoscopic versus open surgery for renal masses with infrahepatic tumor thrombus：the largest series of retroperitoneal experience from China[J].J Endourol，2014，28（2）：201-207.

[6]Ebbing J，Wiebach T，Kempkensteffen C，et al.Evaluation of perioperative complications in open and laparoscopic surgery for renal cell cancer with tumor thrombus involvement using the Clavien-Dindo classification[J].Eur J Surg Oncol，2015，41（7）：941-952.

[7]Rose KM，Navaratnam AK，Faraj KS，et al.Comparison of open and robot assisted radical nephrectomy with level Ⅰ and Ⅱ inferior vena cava tumor thrombus：the mayo clinic experience[J].Urology，2020，136：152-157.

[8]周嘉乐，吴小荣，陈伟，等.完全后腹腔镜手术治疗右侧肾癌合并 Mayo 分级Ⅰ～Ⅱ级下腔静脉瘤栓可行性探讨（附 11 例报告）[J].现代泌尿生殖肿瘤杂

志，2020，12（03）：133-138.

[9]Chen YH，Wu XR，Hu ZL，et al.Treatment of renal cell carcinoma with a level Ⅲ or level Ⅳ inferior vena cava thrombus using cardiopulmonary bypass and deep hypothermic circulatory arrest[J].World J Surg Oncol，2015，13：159.

[10]陈勇辉，薛蔚，孔文，等.改良深低温停循环下根治性肾切除术加下腔静脉瘤栓取出术的临床分析[J].中华泌尿外科杂志，2014，35（09）：650-654.

[11]Labbate C，Hatogai K，Werntz R，et al.Complete response of renal cell carcinoma vena cava tumor thrombus to neoadjuvant immunotherapy[J].J Immunother Cancer，2019，7（1）：66.

病例6 肾癌根治术后复发再次手术切除的临床经验

一、病例摘要

1. 基本信息

病例1：患者为31岁女性，因"左肾癌根治术后复发"就诊。患者12岁时，因左肾肿瘤外院行经腰左肾开放根治术，病理示肾透明细胞癌（具体不详）。2016年PET-CT显示左肾窝局部复发，无其余部位转移。行两个疗程外放疗，一共65Gy，病灶得到初步控制。2018年PET-CT显示复发病灶继续增大，予以行粒子置入复发病灶区域，内放疗治疗。2020年7月17日于外院行腹部增强CT示（病例6图1）：左肾癌根治术后改变，左肾区见团状软组织影，范围约25mm×22mm，与左侧腰大肌分界不清，内可见置入粒子影，左侧腰方肌内见软组织结节，强化明显，大小约27mm×35mm。后至我院进一步诊疗。

回顾系统病史，患者无高血压、糖尿病、冠心病等慢性病病史。否认吸烟、饮酒个人史。

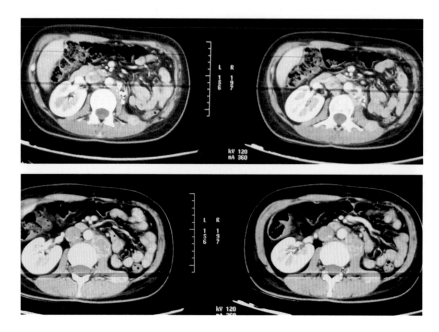

病例 6 图 1　腹部增强 CT 示左侧肾癌术后局部复发灶

　　病例 2：患者为 39 岁男性，因"左肾癌根治术后复发"就诊。患者于 2016 年外院行经腰腹腔镜左肾癌根治术，病理示肾透明细胞癌，Fuhrman 分级 Ⅲ 级。术后半年复查发现局部复发，予以舒尼替尼治疗 2 年余，治疗期间肿块进行性增大。后至我院进一步诊疗。2019 年 6 月行 CTA（病例 6 图 2）示：左肾术后缺如，左腰背部可见多发团块状，结节状软组织密度影，直径最大 10cm，增强后明显不均匀强化。PET-CT 示：腰大肌部位 4 枚复发灶，肺部小结节，FDG 代谢值不高，无其他部位转移病灶。

　　回顾系统病史，患者无高血压、糖尿病、冠心病等慢性病病史。否认吸烟、饮酒个人史。

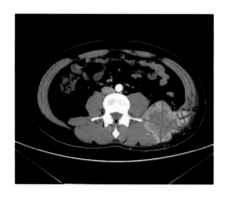

病例 6 图 2　病例 2 患者术前 CT 检查示左侧肾癌术后局部复发灶

2．临床诊断

肾癌根治术后局部复发。

3．诊疗经过

病例1：患者于我院行 PET-CT 检查排除其余部位转移后，于 2020 年 10 月行开放复发灶切除术＋腹主动脉旁淋巴结清扫术,术中完整切除腰大肌复发灶(病例6图3)，原有粒子植入处予以热消融局部消融处理。术后病理："右后腹腔肿瘤1"符合 Xp11.2 易位 /TFE3 基因融合相关性肾癌，包膜完整，"粒子植入区域组织"组织纤维改变化，符合放疗后改变。

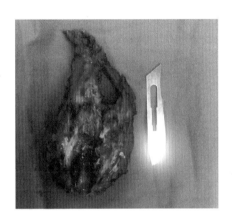

病例 6 图 3　复发肿瘤大体观

病例2：患者于 2019 年 7 月行经腰开放肿瘤复发灶切除术，术前考虑病灶切除后局部肌肉缺损，请普外科进行补片修补，病灶顺利切除。术中紧贴肿瘤包膜仔细分离发现可有假包膜手术完整切除 4 枚肿瘤（病例6图4），术后病理：肾透明细胞癌，Fuhrman 分级Ⅲ级，包膜完整。

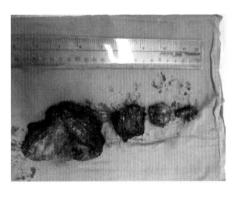

病例 6 图 4　复发肿瘤大体观（4 枚）

4. 随访

病例 1 患者于术后 12 个月复查 CT，未见肿瘤复发（病例 6 图 5）。

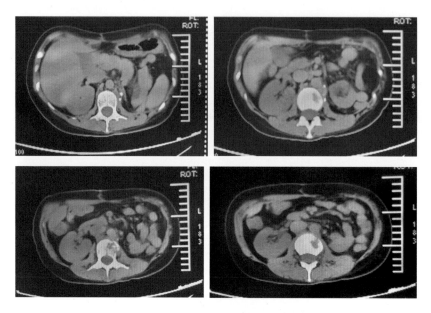

病例 6 图 5　术后 1 年复查影像资料

病例 2 患者于术后 2 年复查 CT，未见肿瘤复发（病例 6 图 6）。

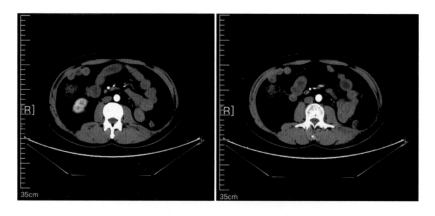

病例 6 图 6　术后 2 年复查影像资料

二、病例分析

两位患者均为肾癌根治术后复发病例，术后定期随访，影像学复查发现局部复发，结合病史诊断较为明确。肾癌根治术后局部复发的概率低，仅为 1% ~ 3%，目前没有一致性的临床治疗方案，方案包括手术切除、消融、放疗、靶向治疗、靶向联合免疫治疗等。根据既往文献报道和仁济医院的结果，能够完整切除肿瘤，能够大大延长患者的生存时间，因此对于如何选择合适的病例，并对于患者选择合适手术径路和治疗方案，是此类患者诊疗方案的关键点。

病例中两名患者既往都是在采用非药物治疗方案失败的前提下进行，一名是经过外放疗和放射性粒子植入治疗，腹腔粘连严重，一名则是经过靶向治疗。而主诊医生根据影像图片见两位患者的病灶虽然病例 2 为多发、病例 1 有放疗史，但肿瘤包膜都比较清晰，因此均决定采用手术治疗。肾癌局部复发的手术难度相对较高，出血量较多，并发症较多。因此对于肾癌术后局部复发患者进行手术需要综合评估患者术前体能情况，术前影像学资料（如复发肿瘤包膜是否完整、与周围脏器毗邻关系等），既往肿瘤病理类型（集合管癌，合并肉瘤样变预后差）。因为肾癌大部分局部复发病灶生长仍然呈现肾癌原发病灶的特点，为包膜完整的膨胀性生长，因此影像学资料上显示为局部复发病灶包膜完整，在手术操作时仍然能找到肿瘤包膜界限，进行肿瘤的切除。对于这类手术，定位和手术入路是关键，原则上在没有原手术游离过的解剖平面作为分离入路。我们的经验如下：①原手术腰切口肿块：定位是关键，对于位于腰大肌、腰方肌肌束，较小的术中可能难以发现的复发病灶，术前影像监测下穿刺留置金属标志物有利于术中寻找局部复发灶。②原肾门部位转移灶可以解剖下腔静脉和腹主动脉作为入路，术中需要打开血管鞘进行游离。因为首次手术操作时，通常未打开腹主动脉鞘操作，因此避开既往术后粘连操作层面，沿着腹主动脉进行淋巴结清扫及游离效果很好。③同侧肾上腺的局部复发灶必要时可经胸腹联合切口切开膈肌，从上向下分离切除肿瘤。④左侧侵犯脾脏局部复发灶，手术时有时需要完全游离结肠脾曲，游离胰腺，离断胃短动脉，必要时请普外科医师一起上台切除脾脏或者进行胰体尾联合切除肿块。⑤超声刀在肾窝及肌肉表面复发灶处理中，对于肌肉出血的止血有较大优势，可以在手术中采用。⑥肌肉中的复发灶切除后，如果肌肉缺损较大，可以请普外科上台，进行缺损补片修补。两个病例中的患者均成功施行手术，且术后影像学检查均未见肿瘤复发进展迹象。

综上所述，该两例患者具有明确的手术治疗指征，且既往采用非药物治疗方案失败。在成功施行手术的前提下，达到了令人满意的肿瘤控制效果。

三、疾病介绍

肾癌根治术后 20% ~ 40% 的患者会出现远处转移[1]，但只有 1% ~ 3% 的患者会出现局部复发[2]。复发后中位生存时间较短，即使在没有同时合并远处转移的情况下预后也较差[3~5]。

肾癌根治术后局部复发的定义为肾癌根治术后复发病灶位于腰大肌、肾窝软组织、同侧肾上腺或同侧腹膜后淋巴结，且病理证实为肾细胞癌[6]。

由于肾癌根治术后局部复发的发生率较低，目前没有形成标准的治疗方案。既往研究结果显示，手术切除复发灶可能延长患者的生存时间，但是手术可能带来较高的并发症发生率甚至是围术期死亡[7]。

既往仁济医院单中心研究提示，肾癌根治术后局部复发患者的中位复发时间为30个月，中位复发肿瘤直径为4.5cm[6]。这提示我们，在患者接受肾癌根治术后2年甚至5年内仍需要定期随访，尤其是临床分级或病理分期高的患者。而复发原因可能与首次肾癌时有周围淋巴结侵犯、肾上腺周围侵犯、肾周隐性侵犯或术中种植等有关。既往研究结果显示，肾癌术后局部复发的影响因素包括脉管内癌栓形成、病理分级较高及肿瘤直径超过7cm。而对于局部复发手术患者的预后，其高危因素包括再次手术切缘阳性、复发肿瘤较大及复发肿瘤存在肉瘤样变等[6]。仁济医院的研究以及Thomas等[5]报道的多中心研究结果显示，局部复发时间和手术干预仍是肾癌术后局部复发的恶性肿瘤特异性死亡率的独立预测因素。仁济医院的单中心研究显示，42.2%的患者在肾癌根治术时的病理分期为$pT_{1~2}N_0M_0$期，但仍然发生了局部复发，因此，更加强调对于低危肾癌患者肾癌根治术后随访的重要性。更重要的是，在所有局部复发的患者中，有29例（87.9%）患者并无局部或者全身症状，因此复发的诊断仅依赖于腹部的影像学检查。肿瘤直径较大是影响患者术后生存时间的独立危险因素，因此，这更加强调了肾癌根治术后常规定期影像学检查的重要性，以期在复发病灶直径较小且患者无症状时发现，从而改善患者的预后。NCCN指南推荐，对于根治性肾癌术后患者，Ⅰ期患者6个月复查1次，持续2年，之后每年检查1次，至确诊后的第5年；Ⅱ~Ⅲ期患者3~6个月复查1次，持续3年，之后每年检查1次，至确诊后的第5年；Ⅳ期患者可根据接受系统治疗方案制定。我们建议，对于肾癌根治术后局部复发切除术后患者，术后每3~6个月复查1次，持续2年，之后每6~12个月复查1次，5年后可以每2年复查一次。

对于手术心得已经在病例分析中进行了详细阐述。而对于手术的并发症，其实发生率还是安全可控的，但是相对于常规手术而言更高一些。仁济医院的单中心研究结果显示，在33例患者中有5例（15.2%）患者出现术后并发症（Clavien分级为1~2级），但无患者出现Clavien 3级及以上并发症。因此，总体而言肾癌局部复发灶切除术相对安全，术后并发症也可以控制。仁济单中心研究中，局部复发灶切除术后的中位住院时间为 5 天。33 例患者中，有 29 例（87.9%）患者在手术中肉眼可见完全切除肿瘤。

对于手术后是否需要针对患者采用辅助治疗目前还没有统一的结论。但是目前综合治疗已成为肿瘤治疗的趋势。目前，肾癌的综合治疗主要包括靶向治疗和基于免疫检查点抑制剂的免疫治疗[8]。其中，靶向治疗药物主要为包括舒尼替尼、培唑帕尼、阿昔替尼等在内的酪氨酸激酶抑制剂及雷帕霉素靶蛋白受体抑制剂依维莫斯。近年来免疫检查点抑制剂在肾癌癌领域中取得了很大突破，主要的药物包括帕博利珠单抗、纳武利尤单抗等 PD-1 抑制剂。

肾癌是常见的泌尿系统肿瘤之一。手术是局限性肾癌或局部晚期肾癌的标准治疗方式，但高危肾细胞癌有较高的复发风险。因此，临床上亟需全身药物治疗作为手术治疗的补充，以防止疾病复发。关于靶向药物的肾癌术后辅助研究已经有五项大型临床试验公布结果，分别为 ASSURE、S-TRAC、PROTECT、ATLAS 和 SORCE 研究[9~13]。其中，只有 S-TRAC 研究达到主要终点的阳性结果：舒尼替尼组在肾透明细胞癌患者术后辅助治疗中有显著的无病生存期（DFS）获益，但毒副反应发生率高；总生存期（OS）分析发现，舒尼替尼组并未延长患者的 OS。该研究也使得舒尼替尼获得美国食品药品监督管理局（FDA）批准（但未获得欧盟批准）成为唯一获得肾癌辅助治疗适应证的酪氨酸激酶抑制剂药物。此外，PROTECT 研究中培唑帕尼 800mg 剂量下有 DFS 获益的趋势，而 600mg 组没有。

2021 年美国临床肿瘤学会（ASCO）年会公布的 KEYNOTE-564 研究成为全球首个免疫检查点抑制剂用于肾癌辅助阶段取得阳性结果的 III 期临床试验，帕博利珠单抗治疗组和安慰剂组的 DFS 风险比（HR）达到 0.68 且具有统计学意义，证明了肾癌辅助免疫治疗的价值[14]。

以上研究结果对肾癌术后的辅助治疗具有一定的参考价值。但是对于肾癌根治术后复发灶切除术后是否进行辅助治疗目前还没有一致性结论。关于患者的长期生存率，仁济医院的 33 例回顾性研究中，1 年和 3 年生存率为 86.8% 和 36.9%。但是随着靶向药物辅助治疗的普及，患者的生存率有了显著提高，最新仁济医院联合北大一附院，上海复旦大学附属中山医院，上海复旦大学附属肿瘤医院，浙江大学医学院附属第一医院的多中心研究中 182 例患者资料，患者 1 年、3 年、5 年的存活率已经提高为 93%、76% 和 69%。

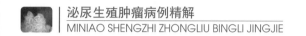

四、专家点评

肾癌是复杂、变化多端的肿瘤，手术乃是临床治疗最重要手段。同时，肾癌膨胀性生长的病理特点使多数局部复发的肿块可以手术切除。但是，肾癌根治性切除局部复发灶再次手术切除是肾癌外科治疗难度最大手术之一。笔者通过两例病例介绍仁济医院泌尿科的手术设计思路与临床操作经验。只要把握手术适应证（肿瘤可以切除），手术的径路（最便捷途径到达复发肿瘤的部位），手术的操作平面（利用正常组织、器官为入路，在不损伤重要器官前提下游离肿块），有效利用能量平台，减少术中出血，以及多学科相互合作弥补本学科短板，肾癌根治性切除局部复发灶可以成功切除。

（点评专家：黄翼然 上海交通大学医学院附属仁济医院）

（病例提供：黄吉炜 上海交通大学医学院附属仁济医院）

参考文献

[1]Brookman-May S, May M, Shariat SF, et al.Features associated with recurrence beyond 5 years after nephrectomy and nephron-sparing surgery for renal cell carcinoma：development and internal validation of a risk model（PRELANE score）to predict late recurrence based on a large multicenter database（CORONA/SATURN Project）[J].Eur Urol，2013，64（3）：472-477.

[2]Paparel P, Bigot P, Matillon X, et al.Local recurrence after radical nephrectomy for kidney cancer：management and prediction of outcomes.a multi-institutional study[J].J Surg Oncol，2014，109（2）：126-131.

[3]Psutka SP, Heidenreich M, Boorjian SA, et al.Renal fossa recurrence after nephrectomy for renal cell carcinoma：prognostic features and oncological outcomes[J]. BJU Int，2017，119（1）：116-127.

[4]Du Y, Grüllich C, Hadaschik B, et al.Local recurrence after curative surgical treatment of renal cell cancer：a study of 91 patients[J].Clin Genitourin Cancer，2016，14（4）：379-385.

[5]Thomas AZ, Adibi M, Borregales LD, et al.Surgical management of local

retroperitoneal recurrence of renal cell carcinoma after radical nephrectomy[J].J Urol，2015，194（2）：316-322.

[6] 黄吉炜，蔡文，孔文，等 .33 例肾癌根治术后局部复发患者的手术治疗 [J].中华肿瘤杂志，2019，41（9）：703-707.

[7]Kriegmair MC，Bertolo R，Karakiewicz PI，et al.Systematic review of the management of local kidney cancer relapse[J].Eur Urol Oncol，2018，1（6）：512-523.

[8]Guo J，Ma J，Sun Y，et al.Chinese guidelines on the management of renal cell carcinoma（2015 edition）[J].Ann Transl Med，2015，3（19）：279.

[9]Haas NB，Manola J，Uzzo RG，et al.Adjuvant sunitinib or sorafenib for high-risk，non-metastatic renal-cell carcinoma（ECOG-ACRIN E2805）：a double-blind，placebo-controlled，randomised，phase 3 trial[J].Lancet，2016，387（10032）：2008-2016.

[10]Ravaud A，Motzer RJ，Pandha HS，et al.Adjuvant sunitinib in High-Risk Renal-Cell carcinoma after nephrectomy[J].N Engl J Med，2016，375（23）：2246-2254.

[11]Motzer RJ，Haas NB，Donskov F，et al.Randomized phase Ⅲ Trial of adjuvant pazopanib versus placebo after nephrectomy in patients with localized or locally advanced renal cell carcinoma[J].J Clin Oncol，2017，35（35）：3916-3923.

[12]Gross-Goupil M，Kwon TG，Eto M，et al.Axitinib versus placebo as an adjuvant treatment of renal cell carcinoma：results from the phase Ⅲ，randomized ATLAS trial[J].Ann Oncol，2018，29（12）：2371-2378.

[13]Eisen T，Frangou E，Oza B，et al.Adjuvant sorafenib for renal cell carcinoma at intermediate or high risk of relapse：results from the SORCE randomized phase Ⅲ intergroup trial[J].J Clin Oncol，2020，38（34）：4064-4075.

[14]Choueiri TK，Tomczak P，Park SH，et al.Pembrolizumab versus placebo as post-nephrectomy adjuvant therapy for patients with renal cell carcinoma：randomized，double-blind，phase Ⅲ KEYNOTE-564 study[J].J Clin Oncol，2021，39（18）：LBA5.

病例 7　结节性硬化症的双肾多发错构瘤的保肾手术治疗

一、病例摘要

1. 基本信息

患者为 30 岁男性，因"体检发现双肾多发占位 6 个月余"就诊。患者于 6 个月前体检发现双肾多发占位，超声考虑错构瘤可能，否认明显腰痛腹痛、血尿、发热等症状。至当地医院就诊，增强 CT 示双肾多发 AML，大者位于右肾约 10cm；肝左叶 AML（病例 7 图 1）。查血肌酐 86μmol/L。门诊拟诊"双肾多发错构瘤，TSC-AML 可能"，收至我科进一步诊疗。

回顾系统病史，患者面部及趾甲可见纤维瘤（病例 7 图 2）；患者年幼时曾发作癫痫，现无明显后遗症；高血压病史 1 年余，服药控制可。否认手术史、吸烟、饮酒个人史，否认肿瘤家族史。

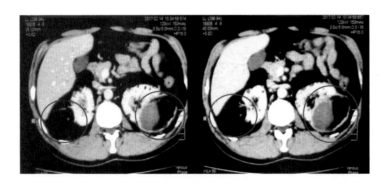

病例 7 图 1　术前患者双肾错构瘤 CT 影像

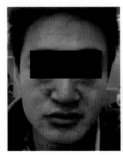
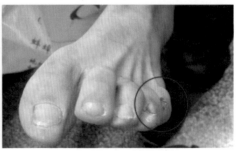

病例 7 图 2　面部血管纤维瘤及趾甲纤维瘤

（1）双肾多发错构瘤。

（2）结节性硬化症。

（3）肝脏错构瘤。

（4）高血压。

3．诊疗经过

患者于 2017 年 5 月 1 日收入我院泌尿外科病房。完善术前评估，术前血肌酐 88μmol/L。考虑患者双肾多发错构瘤，同时存在面部及趾甲纤维瘤，临床诊断为 TSC-AML，与患者充分沟通后，拟先行腹腔镜下右侧肾部分切除术，术后行 mTOR 抑制剂治疗随访左肾病灶。遂于 2017 年 5 月 3 日在我院全麻下行腹腔镜下右侧肾部分切除术。术中见右肾上极肿块，约 11cm×8cm 大小（病例 7 图 3），另肾表面可见多发小错构瘤多枚，大小 1～5cm 不等，游离后完整切除 6 枚肿瘤，热缺血时间 32 分钟，术后留置负压球 1 根。手术过程顺利。术后首日负压球引流淡血性液体 32ml，术后第 2 天开放流质饮食，术后第 4 日拔引流管出院。术后病理提示 :（左肾肿瘤）血管平滑肌脂肪瘤（AML），经典型；肿瘤局灶区见多核巨细胞反应。

术后复查 CT 示（病例 7 图 4）：右肾术后改变，双肾多发 AML，肝左叶 AML。术后 2 周待患者体力恢复后，予依维莫司 10mg、1 次 / 日口服，患者用药后无特殊不适，用药 3 个月后复查 CT 提示左肾错构瘤稳定，无错构瘤破裂出血，疗效评价为 SD。1 年后再次复查 CT 示左肾错构瘤稍有缩小（6.5cm×6cm），遂再次收治我院，于 2018 年 10 月 31 日行腹腔镜下左侧肾部分切除术，术中发现左肾多个占位，最大位于肾上极外侧约 6cm，生长表面凹凸不平，脂肪皂化，与肾脏极为粘连，另肾脏表面可见占位 10 余处，大小 1～5cm，游离后完整切除 11 枚肿瘤，热缺血时间 31 分钟，术后留置负压球 1 根。手术过程顺利，术后肾功能正常，术后第 5 天出院。

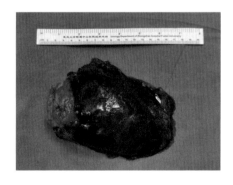

病例 7 图 3　右肾巨大错构瘤标本

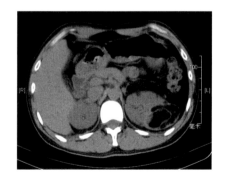

病例 7 图 4　第 1 次术后随访 CT 影像

4. 随访

患者术后无特殊不适，术后继续口服依维莫司，术后半年随访双肾病灶稳定（病例7图5）。

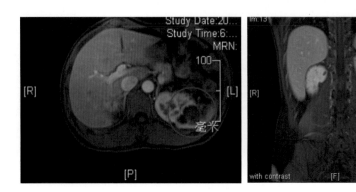

病例7图5　右肾术后口服依维莫司1年后随访CT示左肾肿瘤稍有缩小（6.5cm×6.0cm）

二、病例分析

该例为中年男性，近期体检发现双肾多发占位，考虑双肾多发错构瘤，进一步查体发现患者面部及趾甲可见纤维瘤，追问病史，患者年幼时曾发作癫痫，考虑结节性硬化症合并肾错构瘤（TSC-AML）。

TSC是一种累及多器官系统的遗传性疾病，在肾脏多表现为错构瘤，即TSC-AML。TSC-AML属于常染色体显性遗传性疾病，是由TSC1/2基因突变引起mTOR信号通路过度激活，从而导致TSC在全身多器官发病的一种疾病。根据目前指南的临床诊断标准，该患者符合3项主要诊断特征，可以临床诊断为TSC-AML（病例7表1，病例7表2）。目前TSC-AML的治疗原则是最大限度地保留肾脏功能，延长患者生存时间，一般认为肿瘤直径超过3cm就应该积极治疗。另外，mTOR抑制剂作为治疗TSC-AML的一线治疗方案，目前我国已批准依维莫司用于临床治疗TSC-AML。

病例7表1　TSC临床诊断标准

主要特征
1. 色素脱失斑（≥3处，最小直径5mm）
2. 血管纤维瘤（≥3处）头部纤维斑块
3. 指（趾）甲纤维瘤（≥2处）
4. 鲨鱼皮斑

主要特征
5. 多发视网膜错构瘤
6. 脑皮质发育不良 *
7. 室管膜下结节
8. 室管膜下巨细胞星形细胞瘤
9. 心脏横纹肌瘤
10. 淋巴管肌瘤病 **
11. 血管平滑肌脂肪瘤（≥ 2 处）**

次要特征
1. "斑斓"皮损
2. 牙釉质点状凹陷（> 3 处）
3. 口内纤维瘤（≥ 2 处）
4. 视网膜脱色斑
5. 多发性肾囊肿
6. 非肾性错构瘤

确定诊断
·2 个主要特征或
·1 个主要特征 + ≥ 2 个次要特征

可能诊断
·1 个主要特征或
·≥ 2 个次要特征

* 包括皮质结节和白质放射状移行线

** 淋巴管肌瘤病和血管平滑肌脂肪瘤同时存在时，还需要其他特征才能确证 TSC

病例 7 表 2　TSC-AML 临床分级标准

分级	RAML 数目	RAML 大小（cm）	肾脏解剖形态
0 级	无法评估	无法评估	正常
1 级	≤ 5	1 ~ 3.5	正常
2 级	> 5	1 ~ 3.5	正常
3 级	≤ 5	至少 1 个直径 ≥ 3.5	解剖结构完整
4 级	> 5	1 ~ 4 个直径 ≥ 3.5	解剖结构完整
5 级	> 5	至少 5 个直径 ≥ 3.5	解剖结构尚可辨认
6 级	> 5	至少 1 个直径 ≥ 5.0	解剖结构不能辨认

经评估该患者存在外科手术指征，右肾错构瘤负荷较大，先行外科手术切除，术后予依维莫司继续治疗左肾 AML 及残余病灶。第一次术后即给予标准剂量的依维莫司治疗，后随访左肾病灶 SD，病灶大于 3cm，遂行第二次手术切除左肾病灶。目前患者仍维持依维莫司治疗，告知患者术后定期长期随访的必要性，嘱其 3 ～ 6 个月行 CT 或 MRI 评估病灶变化情况，如有肿瘤持续性增大或破裂出血等情况及时就诊。

综上所述，该例患者临床诊断为 TSC-AML，具有明确的外科手术治疗指征，根据患者病情选择先行腹腔镜下右侧肾部分切除术，术后应用依维莫司治疗左肾病灶，待肿瘤稳定后再行腹腔镜左肾部分切除术，手术创伤较小，更大限度地保护了肾功能，达到了令人满意的疾病控制效果，提高了患者的生活质量。

三、疾病介绍

肾错构瘤又称为肾血管平滑肌脂肪瘤（angiomyolipoma，AML），是由异常增生的血管、平滑肌及脂肪组织按照不同比例构成的，除上皮样 AML 具有恶性潜能外，多数肾 AML 组织学属于良性肿瘤。肾 AML 可分为两种类型：不伴有结节性硬化症和结节性硬化症伴发肾错构瘤，后者病灶多为双侧且多发。

结节性硬化症（tuberous sclerosis complex，TSC）是一种以全身多器官血管平滑肌脂肪瘤（AML）病变为特征的常染色体显性遗传性疾病。TSC 几乎可以累及人体所有的器官和系统，最常见的是皮肤、脑、肾脏的良性肿瘤。TSC 累及肾脏可表现为肾 AML、多发肾囊肿及肾癌。肾 AML 可见于 70% ～ 80% 的成年 TSC 患者，常为双侧、多发病变，肿瘤大小及数量随年龄增长而逐渐增加，从而出现腹部巨大肿块、阵发性或持续性腹痛，甚至发生急性腹膜后大出血，严重者可造成低血容量休克甚至死亡，少数患者可出现。肾功能不全、尿毒症等终末期肾病，是 TSC 成年患者最常见的致死原因。TSC-AML 的主要特点是双侧病变、多发、肾脏结构改变，极易导致出血和肾功能损害，这些都与散发的肾 AML 不同[1]。

TSC 的诊断采用 2012 年 6 月第 2 届国际 TSC 共识会议诊断标准[2]，包括基因诊断和临床诊断。检测到 TSC1 或 TSC2 基因致病性突变可以确诊为 TSC。TSC 的临床特征分为主要特征和次要特征（病例 7 表 1）。患者具有 2 个主要特征或 1 个主要特征＋2 个以上次要特征可确诊为 TSC，患者具有 1 个主要特征或 2 个次要特征为可疑诊断。肾 AML 的诊断主要依靠影像学检查。超声检查价廉易得，典型的图像表现为强回声光团，界限清楚，内部回声不均匀。CT 检查表现为大小不等、多房状、有分隔、边缘清晰的低密度脂肪成分，有条索状组织存在，如有出血或脂肪成分较少，其密度增加，增强扫描可不均匀强化，但乏脂肪肾 AML 具有强化均匀和持续的特点。MRI 检查有助于与腹膜后脂肪鉴别。

TSC-AML 临床分级推荐采用荷兰乌得勒支大学医学中心的分级标准[3]，MRI 或腹部增强 CT 检查评估患者肾 AML 的大小、数目及肾脏形态。TSC-AML 临床分级依据病例 7 表 2 进行评估。

TSC-AML 治疗的总体原则是最大限度地保留肾脏功能，延长患者生存时间。主要治疗方法包括：观察等待、药物治疗、动脉栓塞和外科手术。

1. 观察等待　是一种非药物、非手术的治疗措施，包括患者疾病教育、生活方式指导、定期监测等。由于生长速度较慢，TSC-AML 也可采取主动监测的方式[4]。但与散发肾 AML 患者相比，TSC-AML 患者的肿瘤生长速度显著快于散发患者。因此对于 TSC-AML 患者来说，仍需密切监测肿瘤的爆发性增长及恶性潜能[5]。根据目前指南共识，观察等待是肿瘤直径 < 3cm、无明显不适症状的未成年患者的首选治疗方式。

2. 药物治疗　2012 年国际 TSC 委员会推荐 mTOR 抑制剂作为治疗 TSC-AML 的一线治疗方案。EXIST-2 为一项随机、双盲、安慰剂对照的国际多中心Ⅲ期临床试验[6]，纳入 118 例 TSC-AML 患者（依维莫司组 79 例和安慰剂组 39 例），以目标肾 AML 体积缩小 > 50% 为主要研究终点。该研究 2011 年 7 月 30 日的数据显示，依维莫司组有效率为 42%，而安慰剂组为 0。2016 年 EXIST-2 再次更新临床研究数据，结果显示依维莫司组在治疗 96 周时，肾 AML 体积缩小 > 30% 和 > 50% 的患者比例分别为 81.6% 和 64.5%[7]。依维莫司治疗 TSC-AML 期间应主动监测患者的肿瘤生长状况、血压和肾功能，最初每 6 ~ 8 周监测 1 次，直到患者无明显不良反应，然后每 3 ~ 4 个月监测 1 次。择期手术时，术前 1 周应停止治疗，术后 1 周继续治疗。根据目前指南共识，推荐 TSC-AML 治疗为口服依维莫司 10mg、1 次 / 日。用药定期监测患者血药浓度，每 3 ~ 6 个月进行 MRI 或 CT 检查，以评估靶病灶大小变化情况。

3. 选择性肾动脉栓塞　50% ~ 60% 的肿瘤直径 > 3cm 的 TSC-AML 患者可出现自发性出血，甚至突发腹膜后大出血导致死亡[8]。选择性肾动脉栓塞是目前控制肾 AML 活动性出血和预防瘤体破裂出血的首选治疗手段。Ewalt 等[9] 报道经导管栓塞治疗 16 例 TSC-AML 的长期疗效，共行 18 次栓塞治疗 27 个肿瘤，术中未发生并发症，术后 11 例发生栓塞后综合征，随访 3 ~ 9 年，16 例肿瘤体积均有不同程度缩小，未出现出血和肾衰竭。值得注意的是，相对于散发性肾 AML 患者，TSC-AML 患者行选择性肾动脉栓塞治疗术后复发率明显增高，且对肾功能可能有一定损伤，另外对于脂肪含量较多的和血管富集较少的肾 AML，栓塞后的肿瘤缩小效果并不是很理想。根据目前指南共识，推荐选择性动脉栓塞为 TSC-AML 破裂出血的首选治疗方案，并在栓塞后使用类固醇激素，应尽可能避免施行肾切除术或肾部分切除术等损失肾单位的手术。

4. 手术治疗　对于 mTOR 抑制剂治疗无效或进展的 TSC-AML、具有恶性潜能的上皮样 AML 以及部分单个巨大的 TSC-AML 患者，手术治疗是一种有效的选择。对于部分破裂出血风险较高的 TSC-AML 的患者，局部射频及微波消融治疗也可采用，但是对于术后远期肾脏功能评估的试验数据目前尚不多。除因大量出血需进行抢救性手术外，应尽量避免肾切除术等导致肾功能不全或尿毒症的手术。

综上所述，随着目前医学影像学的发展和人民对健康体检的重视，肾错构瘤的检出率逐渐升高，其中双肾多发错构瘤尤其是合并 TSC 的肾错构瘤越来越值得重视，随着依维莫司进入指南推荐，综合治疗是目前临床诊治 TSC-AML 的发展方向，外科医生需全面掌握各种治疗手段，最大限度地保留患者肾脏功能，延长患者生存时间。

四、专家点评

结节性硬化症（TSC）是一种以全身多器官血管平滑肌脂肪瘤（AML）病变为特征的常染色体显性遗传性疾病。其中，肾脏是其常见的累及器官，病变具有双侧、多发的特征。随着影像学检查的进展及泌尿外科医师对结节性硬化症的认识加深，近年来 TSC-AML 的确诊病例逐渐增加。本病例即为典型的 TSC-AML 患者，具有幼年时癫痫病史，典型的双肾多发 AML，伴随面部及趾甲的纤维瘤体征，符合 TSC-AML 的诊断标准。目前对于 TSC-AML 的泌尿外科治疗主要在于最大限度地保留患者肾脏功能，延长患者生存时间，一般主张包括主动监测、药物治疗和外科干预在内的综合治疗。目前 mTOR 抑制剂是常用的有效的 TSC-AML 药物，临床研究证实其有明显的缩瘤有效率。手术治疗适用于 mTOR 抑制剂治疗无效或进展的 TSC-AML、具有恶性潜能的上皮样 AML 及部分单个巨大的 TSC-AML 患者，由于该病属于基因变异的遗传病，术后复发率高，因此手术需最大限度避免肾单位的损失，尽量缩短手术时间，不能过于追求切瘤率。本病例中主诊医师在明确患者 TSC-AML 的诊断后，完善术前检查，顺利地完成了腹腔镜下右侧肾部分切除术，同时术后联合 mTOR 抑制剂治疗，根据术后复查结果，手术很好地保留了肾功能，取得了满意的疗效。

（点评专家：郭剑明　复旦大学附属中山医院）

（病例提供：朱延军　曲　扬　复旦大学附属中山医院）

参考文献

[1] 李书强，李汉忠，张玉石. 结节性硬化症相关肾脏巨大血管平滑肌脂肪瘤九例报告 [J]. 中华泌尿外科杂志，2014，35：891-895.

[2]Northrup H，Krueger DA，International Tuberous sclerosis Complex Consensus Group.Tuberous sclerosis complex diagnostic criteria update：recommendations of the 2012 international tuberous sclerosis complex consensus conference[J].Pediatr Neurol，2013，49（4）：243-254.

[3]Eijkemans MJ，van der Wal W，Reijnders LJ，et al.Long-term follow-up assessing renal angiomyolipoma treatment patterns，morbidity，and mortality：an observational study in tuberous sclerosis complex patients in the netherlands[J].Am J Kidney Dis，2015，66（4）：638-645.

[4]Bhatt JR，Richard PO，Kim NS，et al.Natural history of renal angiomyolipoma（AML）：most patients with large AMLs＞4cm can be offered active surveillance as an initial management strategy[J].Eur Urol，2016，70（1）：85-90.

[5]Cai Y，Li H，Zhang Y，et al.Natural history of renal angiomyolipoma（AML）：most patients with large AMLs＞4cm can be offered active surveillance as an initial management strategy[J].Eur Urol，2017，71：e141-e142.

[6]Bissler JJ，Kingswood JC，Radzikowska E，et al.Everolimus for angiomyolipoma associated with tuberous sclerosis complex or sporadic iymphangioleiomyomatosis（EXIST-2）：a multicentre，rendomised，double-blind，placebo-controlled trial[J].Lancet，2013，381（9869）：817-824.

[7]Bissler JJ，Kingswood JC，Radzikowska E，et al.Evemlimus for renal angiomyolipoma in patients with tuberous sclerosis complex or sporadic iymphangioleiomyomatosis：extension of a randomized controlled trial[J].Nephrol Dial Transplant，2016，31（1）：111-119.

[8]Vekeman F，Magestro M，Karner P，et al.Kidney involvement in tuberous sclerosis complex：the impact on healthcare resource use and costs[J].J Med Econ，2015，18（12）：1060-1070.

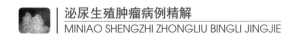

[9]Ewalt DH，Diamond N，Rees C，et al.Long-term outcome of transcatheter embolization of renal angiomyolipomas due to tuberous sclerosis complex[J].J Urol，2005，174（5）：1764-1766.

第三节

少见病例

病例 8　透明细胞癌合并乳头状癌的双侧肾肿瘤的保肾治疗

一、病例摘要

1. 基本信息

患者为 69 岁男性，因检查发现双肾占位来我院就诊。患者 2 周余前在外院因"腹股沟疝"就诊检查，行腹部 CT 平扫示"双肾占位，MT 可能"故来我院就诊。自起病来一般情况可，无明显症状及阳性体征。

腹部超声示：右肾内见数个无回声区，最大 18mm，上极见 24mm×24mm 混合回声团块，边界欠清，形态不规则，CDFI 未见明显彩色血流。左肾内见数个无回声区，最大 16mm，中下部见 35mm×29mm 混合回声团块，边界欠清，形态不规则，CDFI 未见明显彩色血流。诊断考虑肝多发囊肿；双肾慢性肾病，双肾囊肿，双肾占位。

进一步行上腹部 CT 平扫＋增强示：两肾形态不规则，见团块状混杂密度影突出肾轮廓外，密度不均匀，增强后不均匀轻度强化，右肾病灶呈分叶状，边界不清，内见钙化灶及动脉期明显强化结节，肾盂肾盏受侵，左肾病灶较大，边界尚清，约 44mm×39mm；两肾见多发类圆形囊性无强化灶，部分病灶平扫呈稍高密度（病例 8 图 1）；两侧肾周脂肪内见少许索条状影；肾静脉及下腔静脉通畅，未见癌栓形成，腹膜后无肿大淋巴结。胰腺颈体部见囊性低密度影，约 2.4cm×3.1cm，边缘见环形钙化，其后方胰腺结构未见，双侧肾上腺略粗。肝内见多发囊性无强化低密度灶。诊断考虑双肾恶性肿瘤可能；双肾囊肿（部分复杂囊肿）；肝多发囊肿，胰腺颈体部囊性灶伴钙化。

既往史：高血压病史 20 年，长期服用氨氯地平、美托洛尔。痛风 5 年，发作时服用双氯芬酸钠。血肌酐升高 5 年，220 ～ 230μmol/L。左侧腹股沟疝，未手术。否认糖尿病、冠心病、慢性阻塞性肺疾病、脑卒中等病史。有慢性乙肝病史，否认其他传染病病史。吸烟、饮酒史数十年，已戒烟酒 10 年。否认过敏史及手术外伤史。已婚已育，否认家族遗传病史。

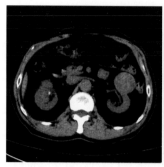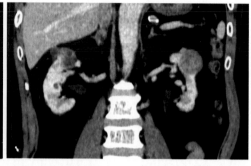

病例 8 图 1　术前 CT 检查见双肾上极占位

完善入院评估：血尿素氮 14.3mmol/L，肌酐 229μmol/L，尿酸 604μmol/L；eGFR 24.7ml/（min·1.73m²）（CKD–EPI 法）。肾图示左肾 GFR 13.4ml/min，右肾 GFR 14.0ml/min，双肾总 GFR 27.4ml/min。考虑双肾灌注差，功能重度受损。

2．临床诊断

（1）双肾恶性肿瘤。

（2）慢性肾功能不全，CKD 4 期。

（3）高尿酸血症，痛风。

（4）高血压。

（5）双肾多发囊肿。

（6）胰腺囊性占位。

（7）肝多发囊肿。

（8）左侧腹股沟疝。

（9）慢性乙型肝炎。

3．诊疗经过

患者于 2020 年 11 月收入我院泌尿外科病房，术前评估发现并存多种慢性疾病，尤其是存在严重双肾功能不全，CKD 4 期。与患者充分沟通、交代手术风险后，决定分期行腹腔镜肾部分切除术。本次完善术前准备后行腹腔镜左肾部分切除术。采取后腹腔入路，阻断肾动脉，沿肿块外缘约 0.5 ～ 1cm 完整切除肿块，基底部电灼止血，创面以倒刺线分两层连续缝合，留置引流管，缺血时间约 15 分钟。术后 1 天复查血尿素氮 13.8mmol/L，肌酐 245μmol/L，尿酸 634μmol/L，eGFR 22.8ml/（min·1.73m²）（CKD–EPI 法），肾小球滤过率较术前稍下降。术后恢复顺利，拔除引流管出院。手术病理巨检左肾肿瘤：带包膜肿物一枚，直径 4.5cm，切面灰褐、质软，切缘面积

2.5cm×2.5cm。结合免疫组化，病理诊断考虑：（左肾肿瘤）乳头状肾细胞癌、Ⅱ型、WHO/ISUP 分级Ⅲ级，伴部分区坏死。癌组织侵达肾被膜但未突破。肾切缘未见癌累及。

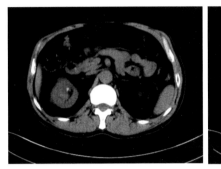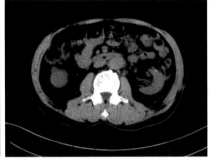

病例 8 图 2　一期手术后 CT 检查见右肾上极占位，左肾占位已切除

第一次手术 4 个月后患者再次入院评估，复查血尿素氮 15.39mmol/L，肌酐 234μmol/L；尿酸 458μmol/L；eGFR 24.1ml/（min·1.73m^2）（CKD-EPI 法），与一期手术前无明显差异。复查超声示：右肾皮质回声增高，上极见 27mm×37mm 混合回声团块，边界尚清，CDFI 示其内线状彩色血流，另见数个无回声团块，大者 15mm×12mm；左肾皮质回声增高，内见数个无回声团块，大者 12mm×8mm。复查上腹部 CT 平扫＋增强示（病例 8 图 2）：左肾恶性肿瘤术后，术区见金属致密影，周围见少许条絮影；右肾形态不规则，见团块状混杂密度影突出肾轮廓外，密度不均匀，增强后不均匀轻度强化，右肾病灶呈分叶状，边界不清，内见钙化灶及动脉期明显强化结节，肾盂肾盏受侵；两肾见多发类圆形囊性无强化灶，部分病灶平扫呈稍高密度；两侧肾周脂肪内见少许索条状影；肾静脉及下腔静脉通畅，未见癌栓形成，腹膜后无肿大淋巴结。影像学上未见明显复发转移征象。双肾多发囊肿（部分复杂囊肿），肝多发囊肿，胰腺颈体部囊性灶伴钙化与前片相比无明显增大。

术前评估肾功能无明显下降，遂按原计划行右肾肿瘤二期手术，采取后腹腔入路。术中除见右肾上级约 3cm 肿瘤外，另见肾囊肿，肾囊肿予以去顶减压。游离并阻断肾动脉后，沿肿块外缘 0.5～1cm 完整切除，深达肾盂，创面以倒刺线分两层连续缝合，注意仔细关闭肾盂破口。取出标本后放置引流管一根。术后 1 天复查血尿素氮 13.4mmol/L，肌酐 265μmol/L，尿酸 527μmol/L，eGFR 20.7ml/（min·1.73m^2）（CKD-EPI 法），肾小球滤过率较术前稍下降。术后恢复顺利，拔除引流管出院。手术病理巨检右肾肿物大小约 5cm×3cm×3cm，切面紧贴被膜及切缘见一灰白灰褐色肿物。病理诊断考虑（右肾肿物）肾细胞癌，透明细胞型，WHO/ISUP 分级Ⅱ级。癌组织侵犯肾窦脂肪组织。送检切缘组织镜下见肾实质及少许纤维神经组织。另送右肾囊肿壁，镜下为纤维组织。

4. 随访

二期手术术后 3 个月复查未见肿瘤复发转移征象。

二、病例分析

患者为老年男性，并存多种慢性疾病，存在慢性肾脏病，双肾功能不全，评估为 CKD 4 期。考虑患者肾功能较差这一因素，需尽可能行保留肾单位手术以保护肾功能，提高患者生存质量。影像学检查未发现明显淋巴结转移、癌栓形成、周围组织侵犯等征象，胰腺囊性灶无肾癌转移特有的影像学表现，故该患者符合保留肾单位手术指征。患者存在双侧肾肿瘤，均为外生型，双侧肿瘤影像学特征不一致，右肾病灶呈分叶状，边界不清，内见钙化灶，肾盂肾盏受侵；左肾病灶较大，边界尚清。如同期行双侧肾部分切除术，将会存在手术麻醉时间过长，手术创伤大，需阻断双侧肾动脉等问题，对肾功能保护及恢复不利。考虑患者年老，合并疾病多，肾功能差，为减少手术创伤、缩短手术时间、保护肾功能、促进术后快速康复，决定分期行肾部分切除术。

在手术方式选择上，可考虑开放手术，腹腔镜手术及机器人辅助腹腔镜手术。开放手术为传统手术方式，术中具有触感反馈，利于及时止血操作，尤其适合巨大肿瘤及粘连严重的患者，但手术切口及手术创伤大，术后恢复慢。腹腔镜手术具有切口小、操作精细、创伤小、镜头可放大手术视野等优点，术后恢复快，但对术者技术操作水平要求较高。机器人辅助腹腔镜在普通腹腔镜基础上具有 3D 视野，可调节末端关节方向的机械臂等特点，尤其适用于小空间、操作难度大的肾部分切除术，但价格较为昂贵。患者双肾肿瘤均为外生型，左侧位于肾中极腹侧，右侧位于肾上极，利于腹腔镜操作。根据患者意愿，采用普通腹腔镜手术。腹腔镜手术入路可分为经腹腔和经后腹腔（腹膜后）途径。经腹腔入路手术操作空间大，解剖定位清晰，尤其适合体积较大或位于腹侧的肿瘤，但对胃肠道存在扰动，术后恢复相对较慢。经后腹腔入路空间较狭小，操作限制相对较大，适合于背侧、外侧和体积较小的肿瘤，但手术不进入腹膜腔，对胃肠道影响小，术后胃肠道功能恢复快。为减少腹腔扰动，本病例采用经后腹腔入路。本病例为双侧肾肿瘤，其中左肾肿瘤未侵犯肾盂肾盏，体积较右侧更大，但边界较清，手术难度相对较小，对肾功能影响也较小，故选择一期先行左肾手术，待患者恢复后再次评估肾功能，二期行右肾手术。

一期手术后患者恢复顺利，手术病理为Ⅱ型乳头状癌，伴局灶坏死，未行术后辅助治疗。4 个月后再次入院，评估肾功能较前无明显减退，左肾术区无明显肿瘤复发征象，全身无明显转移征象，右肾肿瘤较前稍增大，无明显肾外组织侵犯，故按计划行二期手术。为减少胃肠道影响，和一期手术同样采用后腹腔入路。右肾肿瘤累及肾盂，切除肿瘤后创面深达肾盂腔，为避免尿瘘，需注意仔细关闭肾盂破口。因右肾肿瘤较深，切除术后肾小球滤过率较术前稍下降。手术病理为透明细胞癌，Ⅱ级，癌组织侵犯肾窦脂肪组织，切缘阴性，未行术后辅助治疗。

三、疾病介绍

肾癌是泌尿生殖系统三大恶性肿瘤之一，好发于中老年人群，近年来发病率呈上升趋势。肾癌病因尚不明确，可能与吸烟、肥胖等因素相关，部分肾癌具有明显的遗传相关性[1]。肾癌的病理类型复杂多样，最常见的三种病理类型为透明细胞癌、乳头状癌和嫌色细胞癌。其中乳头状癌根据镜下形态特征又可分为Ⅰ型和Ⅱ型，Ⅱ型乳头状癌恶性程度较高，预后也较Ⅰ型差[2]。绝大多数肾癌是单侧发生，单个病灶。双侧肾癌少见，仅占肾癌总体的 1%～5%，多与遗传因素改变、终末期肾脏病等相关，少数为散发性。双侧肾癌可分为同时性和异时性，一般将双侧肾脏同时发现肿瘤或间隔 6 个月内发现对侧肿瘤称为同时性双侧肾癌，间隔大于 6 个月称为异时性双侧肾癌，该定义存在一定争议。肾癌中同时性双侧肾癌约占 3%～4.2%，异时性双侧肾癌占 0.4%[3]。欧洲泌尿外科学会指南及美国国家综合癌症网络指南均建议双侧肾癌患者接受遗传咨询及基因检测[1, 4]。通常而言，具有遗传性改变患者的双侧肾癌发病时间往往较早，且各肿瘤具有相同的病理特征。本例患者虽未接受基因检测，结合老年发病、既往没有肿瘤相关遗传病史、双侧肿瘤病理类型不同等特征，推测遗传性肾癌的可能性较低。结合患者慢性肾脏病，CKD 4 期病史，考虑为终末期肾脏病相关双侧肾癌或散发性双侧肾癌可能大。

根据肿瘤大小及组织侵犯可确定肾癌的 TNM 分期，其中最大径 ≤4cm 为 T_{1a} 期，>4cm 且 ≤7cm 为 T_{1b} 期，>7cm ≤10cm 为 T_{2a} 期，>10cm 为 T_{2b} 期；当肿瘤突破肾被膜发生肾周/肾窦脂肪侵犯，或肿瘤在肾段以上静脉形成癌栓，或侵犯肾盂肾盏集合系统为 T_{3a} 期，膈肌以下下腔静脉癌栓形成为 T_{3b} 期，膈肌以上下腔静脉癌栓形成或静脉壁侵犯为 T_{3c} 期；肿瘤侵犯肾筋膜外或侵犯肾上腺为 T_4。根据有无区域淋巴结转移及远处转移可判断 N、M 分期[1]。参照这一标准，本病例患者无淋巴结转移及远处转移，N_0M_0，左侧肾癌为 T_{1b}，右侧肾癌为 T_{3a}，综合以上评判为 Stage Ⅲ，局部进展期肾癌。但这一系统主要针对单个肾肿瘤，对于双侧肾肿瘤，尤其是双侧非同源性的肾肿瘤，尚无公认的分期修订方案。

对于非转移性肾癌，欧洲泌尿外科学会指南及美国国家综合癌症网络指南均建议首选手术切除。在技术上可能的情况下，应当尽量选择保留肾单位手术，尤其是针对双侧肿瘤，多发肿瘤及肾功能受损的患者[1, 4]。本例患者为双肾外生型肿瘤，最大瘤径均小于7cm，伴肾功能不全，故选择对双侧肾部分切除术治疗。一般而言，不建议进行同期双侧肾部分切除术。同期双侧肾部分切除术需在一次手术中先后阻断双侧肾动脉，肾功能的代偿及恢复较分期手术更慢，术后肾功能下降也较单侧手术明显。开放双侧肾部分切除术存在手术创伤大、术后恢复慢的缺点；腹腔镜双侧肾部分切除术需要变换体位，手术及麻醉时间也大大延长，不利于术后恢复。因此，本例患者也选择行分期肾部分切除术。关于双侧手术顺序的选择，目前仍存在争议，一种观点认为应先选择肿瘤较大侧进行手术，避免疾病进展；另一种观点认为应先选择手术难度较小的一侧进行手术，保证一侧保肾成功。在本病例中，肿瘤较大侧（左侧）外生性较明显，手术难度反而相对较低，故一期先行左肾手术。一期术后肾功能恢复到术前水平，利于二期手术开展，一期手术成功也减轻了二期保肾手术时术者的心理压力[5]。

本例患者术前CT即提示T_{3a}期肿瘤可能，但未发现肾门或腹膜后淋巴结增大，鉴于淋巴结清扫术并发症较多，无明显生存获益，根据指南观点，未进行淋巴结清扫。类似的，术后辅助靶向治疗也无明显生存获益，指南也不强烈推荐对已行肿瘤切除的患者进行辅助靶向治疗[1, 4]。辅助免疫治疗目前正在进行临床试验，是否有生存获益尚需等待结果公布[1]。因此，本病例术后未行辅助治疗。患者合并慢性肾脏病、高血压，后续肾功能将进一步恶化，进入终末期肾脏病阶段的概率较高，需避免其他因素加快肾功能损伤。患者术后病理左肾肿瘤为Ⅱ型乳头状癌，WHO/ISUP分级Ⅲ级，伴部分区坏死，而右肾肿瘤为T_{3a}期；有较多不良预后因素[6]，需加强影像学随访监测，以利于及早发现肿瘤的复发和转移并开展后续治疗。

四、专家点评

肾癌通常可以根据增强CT或MRI的典型影像学特征作出初步诊断。肾癌大多数是单发病灶，多病灶肾癌及双侧肾癌少见，通常为同一病理类型；本病例所示双侧不同病理类型的肾癌更为少见。双侧同类型肾癌患者通常有遗传学改变，且发病时间一般早于散发性肾癌，因此对于这类患者建议进行基因检测，有利于排除相关遗传风险，并可为后续用药提供指导。本病例未行基因检测，根据其老年起病，且双侧肿瘤病理类型不同，伴随有慢性肾脏病病史，推测其为终末期肾脏病相关肾癌。

对于有肾外转移的双侧肾癌，首选药物治疗；对于非转移性双侧肾癌，首选手术治疗。因此，有必要在术前对肾癌常见转移部位（如肺部）进行影像学评估，如条件允许可行 PET-CT 检查。在手术方式的选择上，应当尽可能选择保留肾单位手术，避免肾切除手术。双侧手术分期进行为佳，尤其是对于计划行双侧保留肾单位手术的患者，需要避免双侧肾动脉同期阻断对总体肾功能的影响。术前的分肾功能评估对于总体 eGFR 正常的患者十分重要，特别是对于准备行一侧肾切除，对侧保留肾单位手术的患者。对两侧肾肿瘤分期接近，且准备行双侧保留肾单位手术的患者，应当先进行手术难度较小，保肾成功率较大一侧的手术，降低二期手术时的围术期风险。

双侧肾癌术后复发及转移较单侧单病灶肾癌更高，随访时需进行肺部（胸部 CT 平扫）及术区（腹部增强 CT 或 MRI）影像学复查，必要时可行 PET-CT 检查。同时还需检验血肌酐、血常规等肾脏功能相关指标，监测肾功能变化。如发现有影像学转移征象，需及时开始全身药物治疗。对于本例患者，因同时存在透明细胞癌及乳头状癌两种病理类型的肿瘤，如后续随访发现转移灶，可考虑行转移灶活检以判断其病理类型。如为透明细胞癌，治疗方案优选 PD-1 阻断剂联合酪氨酸激酶抑制剂；如为乳头状癌，治疗方案可考虑舒尼替尼，cabozantinib，贝伐珠单抗联合厄洛替尼等。

（点评专家：郭剑明　复旦大学附属中山医院）

（病例提供：陈　翔　姜　帅　复旦大学附属中山医院）

参考文献

[1]Ljungberg B，Albiges L，Bedke J，et al.EAU guidelines：renal cell carcinoma[网际网络].Uroweb.[见引于 2021 年 7 月 24 日]. 载于：https：//uroweb.org/guideline/renal-cell-carcinoma/

[2] 丁振山，马潞林 . 乳头状肾细胞癌不同分型间的差异及相关研究进展 [J]. 中华泌尿外科杂志，2019，40（1）：69-72.

[3] 洪保安，王江宜，刘圣杰，等 . 双侧肾癌相关的分子学研究进展 [J]. 中华医学杂志，2018，98（8）：638-640.

[4]National Comprehensive Cancer Network.NCCN Clinical Practice Guidelines in Kidney Cancer v2022.1[网际网络].NCCN.[见引于 2021 年 8 月 3 日]. 载于：https：

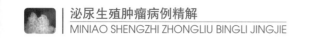

//www.nccn.org/guidelines/guidelines-detail

[5] 王杭, 许培榕, 张思弘, 等. 非遗传性双侧同时性肾癌的诊治经验 [J]. 中华泌尿外科杂志, 2019, 40（5）: 361-364.

[6]Klatte T, Rossi SH, Stewart GD.Prognostic factors and prognostic models for renal cell carcinoma : a literature review[J].World J Urol, 2018, 36（12）: 1943-1952.

病例 9　家族遗传性肾癌（冯·希佩尔 – 林道综合征）

一、病例摘要

1. 基本信息

患者为男性, 42 岁。因"体检发现双肾多发占位 2 周余"就诊。患者于 2 周前进食后发生呕吐, 于当地医院行腹部超声检查示双肾占位, 进一步完善全身检查提示颅内动脉瘤, 否认头晕头痛、腹泻黑便等, 遂至我院就诊。肾脏 CT 增强检查（2021-04-29, 病例 9 图 1）示: 右肾实质内数枚团块样混杂密度影, 最大者约 44mm×47mm×45mm, 右肾及左肾上级多发占位考虑多发 RCC, 右侧肾上腺占位, 不能除外转移性病变的可能性;双肾小囊性灶,考虑 Bosniak Ⅱ。垂体 MRI（2021-05-15）示: 右侧海绵窦区占位伴明显强化, 考虑血管性病变可能, 病灶与视神经分界不清。进一步头颅 CT 检查发现右侧海绵窦及视神经管处异常强化灶, 考虑血管性病变可能。脑血管造影（2021-05-17）术中见右眼动脉分支供应占位性病变的血供。现患者为求进一步手术, 我院拟诊"双肾多发占位、右肾上腺肿物、脑血管瘤"收治入院。

回顾系统病史,患者否认心脑血管疾病,否认外伤手术史,否认相关家族遗传病史。

2. 临床诊断

（1）双肾占位, 冯·希佩尔 – 林道综合征（VHL）?

（2）右肾上腺肿物。

（3）脑血管性病变。

3. 诊疗经过

患者于 2021 年 6 月 2 日收入我院泌尿外科病房, 入院后完善相关检查, 排除手术禁忌。术前肾功能检查示肌酐 69μmol/L。2021 年 6 月 3 日在全身麻醉下行经腰达芬奇机器人辅助腹腔镜下右肾部分切除术 + 右肾上腺病损切除术，术中见右肾上腺类圆形实性肿瘤，大小约 2cm，边界尚清；右肾中级背侧、下级背侧、下级腹侧、中级腹侧各有一枚直径约 4.4cm、3.0cm、2.1cm 和 1.2cm 大小的圆形实质性肿瘤，包膜完整，边界清晰。术中冰水降温、完整切除全部肿瘤，热缺血时间 31 分钟。手术顺利，安返病房。术后第 1 天复查肾功能示肌酐 115μmol/L，尿素氮 4.1mmol/L。术后第 3 天复查肾功能示肌酐 99μmol/L，尿素氮 4.6mmol/L。术后第 5 天，恢复可，故予出院。

术后病理示："右肾肿瘤 1"透明细胞癌Ⅱ级（4.2cm×3.5cm×3.5cm）；"右肾肿瘤 2"透明细胞癌Ⅰ～Ⅱ级伴囊性变（最大径 2.5cm）；"右肾肿瘤 3"透明细胞癌Ⅱ级（最大径 2.2cm）；"右肾肿瘤 4"透明细胞癌Ⅱ级（最大径 1.5cm）；"右肾上腺肿瘤"嗜铬细胞瘤样增生。2021 年 6 月 20 日基因检测提示 VHL 基因胚系突变 exon3 499 C＞T。

最后诊断：冯·希佩尔 – 林道综合征，肾癌、肾上腺嗜铬细胞瘤，脑血管性病变。

4. 随访

术后 3 个月随访，复查肾功能示肌酐 80μmol/L。上腹部 MRI（病例 9 图 2）示："右肾癌 + 右侧肾上腺病损切除术后"改变，右侧肾上腺术后改变；左肾上级结节，考虑 RCC，双肾多发小囊性灶。

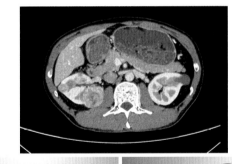

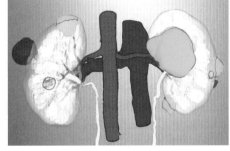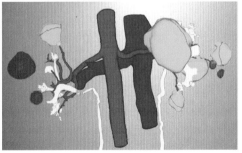

病例 9 图 1　术前增强 CT 及三维重建

提示双肾多发占位，考虑 RCC

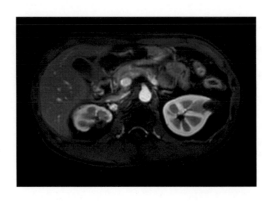

病例 9 图 2　术后 MRI 影像

二、病例分析

该病例患者为中年男性，双侧肾脏多发占位，右肾上腺肿瘤，神经系统血管性病变；无肿瘤家族史；临床诊断 VHL 综合征证据不足，但高度怀疑。右侧肾脏肿瘤多发，且其中一枚肿瘤最大直径大于 4cm；左侧肾脏一枚实性占位，大小 1.5cm 左右，一枚复杂性囊肿 3.0cm（Bosniak Ⅱ F）。鉴于患者年纪相对较轻、双侧肾脏多发占位，具有保肾手术的绝对指征。同时考虑右侧肾脏肿瘤转移风险相对较高，决定先行右肾保肾手术。术后获得组织标本，推荐患者做基因检测，进一步决定左侧肾脏肿瘤处理策略。

鉴于患者双侧肾脏占位性病变的疾病特征，如何保证在肿瘤完全切除的同时尽可能保留术后肾功能是治疗的难点。本中心探索并推广的"球冠状"肾部分切除术，在保肾成功率及术后肾功能方面具有一定的优势[1, 2]。再者，研究显示机器人辅助肾部分切除术在肿瘤学控制、术后切缘等方面与腹腔镜手术相似，但对于 RENAL 评分较高或多发肾肿瘤患者的肾部分切除过程中在缩短热缺血时间有较明显的优势[3]。因此主诊医生决定采用机器人辅助下多发肿瘤的保肾手术。术前采用 3D 重建技术，构建三维立体模型，明确肿瘤与肾门血管及集合系统的关系，设计手术路径及多发肿瘤切除顺序。先行右肾上腺肿瘤切除，再处理右肾肿瘤；为了降低热缺血对肾脏功能的影响，术中辅助冰水降温。最终一次性完整切除右肾肿瘤 4 枚，热缺血时间 31 分钟。术后病理诊断为右肾透明细胞癌，右肾嗜铬细胞癌。术后围术期肾功能保护良好，未见明显下降。术后 3 个月肾功能轻度减低，功能性肾实质得到最大限度的保留。术后进一步基因检测证实 VHL 基因胚系突变阳性，确诊 VHL 综合征。左侧肾脏肿瘤给予随访观察，无手术指征。

三、疾病介绍

VHL 综合征是由 VHL 基因突变引起的涉及多个器官的常染色体显性遗传的肿瘤综合征，基因细胞学层面 VHL 综合征患者由于 pVHL 蛋白功能失调，从而影响 VHL 介导的缺氧诱导因子（HIFs）泛素化降解过程，使得产生过量的 HIF 入核激活 VEGF、TGF 等下游促癌基因，促进的肿瘤血管形成和转移[4~6]。在患者疾病上可表现为中枢神经系统血管母细胞瘤、视网膜血管瘤、肾癌、嗜铬细胞瘤、肾囊肿等多器官病变，其中肾癌和神经系统血管母细胞瘤是造成患者死亡的重要原因[7]。VHL 综合征的发病率约在 1 : 36000，VHL 综合征根据其疾病表型可分为 5 个亚型[8]：1 型 VHL 综合征以无嗜铬细胞瘤为特征，其中其家族成员患有中枢神经系统及视网膜血管母细胞瘤及肾细胞癌者为 1A 型，此类患者 VHL 基因多表现为截断突变或外显子缺失；而 1B 型患者为 VHL 和 HSPC300 基因全部或部分大片段连续缺失，患者肾细胞癌发病风险较低。患嗜铬细胞瘤的家族为 2 型 VHL 综合征，VHL 基因多表现为特异性种系错义突变，另外这些家族又可以根据是否患有肾细胞癌分为 2A 型（血管母细胞瘤、嗜铬细胞瘤，不患有肾细胞癌）、2B 型（血管母细胞瘤、嗜铬细胞瘤和肾细胞癌）和 2C 型（嗜铬细胞瘤是唯一的表现）。

VHL 综合征患者中 24% ~ 45% 可并发肾癌。与一般散发性肾癌相比，VHL 肾癌有如下特点：① VHL 肾癌发病年龄一般较年轻；② VHL 肾癌多表现为多发病性和双侧同时或者异时肾癌，且多伴有肾脏的多发囊肿；③在治疗原则上，VHL 肾癌由于其常以双侧肾脏病变多见且病理类型为低分级的透明细胞癌，因此保留肾单位手术是 VHL 综合征肾癌治疗的首选方法。针对 VHL 综合征的疾病特点，目前提倡进行早诊断、早干预，包括常规影像学检查和基因检测。据文献报道在 VHL 肾癌中，肿瘤一般小于 6cm，并且发生远处转移的病例仅占 10% 左右[9]，目前学界认为在肾皮质肿瘤患者中肿瘤小于 3cm 很少出现转移，因此指南建议对小于 3cm 的 VHL 肾癌患者采取主动监测、定期随访的方法；而针对大于 3cm 的 VHL 肾癌患者则应采取及时的手术干预。然而，对于发生局部进展、多次复发或终末期肾癌的 VHL 综合征患者可以考虑施行肾脏切除后行肾移植[10]。

目前针对 VHL 综合征的药物研究有重要突破。2021 年 ASCO 年会公布了新型 HIF2A 抑制剂 MK-6428 Ⅱ期临床试验结果，研究纳入 61 例 VHL 综合征患者且有一个及以上肾肿瘤无远处转移，并且未接受系统抗癌治疗，接受 MK-6428 120mg、1 次 / 日口服的治疗方案。结果显示 VHL 综合征患者肾肿瘤的客观缓解率（ORR）达到

49.2%，同时胰腺占位的 ORR 达到 77%、胰腺内分泌肿瘤的 ORR 达到 90.9%、中枢神经血管母细胞瘤的 ORR 达到 30%。并且强调了 91.8% 的患者可见肾肿瘤占位有不同程度的缩小。MK-6428 在 VHL 综合征治疗方面表现出良好的临床疗效，且不良反应较轻、可耐受。以上临床试验结果将会对 VHL 综合征及 VHL 肾癌患者的全程监控、辅助治疗提供一定的指导价值。

四、专家点评

冯·希佩尔 - 林道综合征（VHL）相关性肾癌是遗传性肾癌中常见的一种类型。VHL 综合征患者中约 30% ~ 45% 可并发肾癌。本案例在诊断治疗方面都有其特点及难点。首先患者的术前诊断是不明确的。临床表现为双侧肾脏多发性占位、肾上腺占位、脑血管性病变（影像学未考虑中枢系统血管母细胞瘤），无 VHL 病家族史；不符合 VHL 综合征临床诊断标准。按照散发性肾癌治疗原则，T_{1b} 肿瘤（4 ~ 7cm）在技术允许的情况下行保肾手术。术后病理为多发性透明细胞癌及肾上腺嗜铬细胞瘤。基因检测明确 VHL 基因胚系突变，确诊 VHL 综合征。尽管目前治疗结果完全符合 VHL 肾癌的治疗原则，但术前没有明确诊断是个遗憾。根据最新 NCCN 指南推荐对于年龄小于 46 岁或肾脏多发肿瘤患者建议基因检测明确遗传性肾癌的可能性。因此，在我们的临床实践中，如果能够对于年轻的多发性肾脏肿瘤患者进行遗传性肾癌的排查，对于此类特殊类型肾癌的精准治疗是非常有意义的。如果术前基因确诊，对于 VHL 肾癌的治疗策略是非常明确的，强调尽可能采取保肾策略。其次在治疗方面右肾多发性肿瘤的保肾问题具有一定的挑战。通过对肾脏 3D 模型的构建，结合 "球冠状" 肾部分切除术及机器人手术设备精准切割重建能力，采用机器人辅助肾脏部切技术一次性完整切除 4 枚肾脏肿瘤，而且较好的控制了热缺血时间，术后肾脏功能获得较好的保留。本例患者总体治疗效果是令人满意的。当然，因为 VHL 肾癌肿瘤通常多发，有些肿瘤位置位于肾窦处，对于这种情况，采用开放冷缺血保肾技术可能更加合理。

（点评专家：郭剑明 复旦大学附属中山医院）

（病例提供：张 进 饶晓星 上海交通大学医学院附属仁济医院）

参考文献

[1] 黄翼然, 张进, 陈勇辉, 等."冠状"肾部分切除术治疗早期肾癌的临床研究 [J]. 中华泌尿外科杂志, 2015, 36（3）: 166–171.

[2]Zhu L, Wu G, Huang J, et al.Comparing renal function preservation after laparoscopic radio frequency ablation assisted tumor enucleation and laparoscopic partial nephrectomy for clinical T1a renal tumor : using a 3D parenchyma measurement system[J]. Journal of cancer research and clinical oncology, 2017, 143（5）: 905–912.

[3]Merscburger AS HT, Sharial SF, et al.EAU guidelines on robotic and single-site surgery in urology[J].Eur Urol, 2013, 64（2）: 277–291.

[4]Nordstrom-O'Brien M, van der Luijt RB, van Rooijen E, et al.Genetic analysis of von Hippel-Lindau disease[J].Hum Mutat, 2010, 31（5）: 521–537.

[5]Jaakkola P, Mole DR, Tian YM, et al.Targeting of HIF-alpha to the von Hippel-Lindau ubiquitylation complex by O2-regulated prolyl hydroxylation[J].Science, 2001, 292（5516）: 468–472.

[6]Min JH, Yang H, Ivan M, et al.Structure of an HIF-1alpha-pVHL complex : hydroxyproline recognition in signaling[J].Science, 2002, 296（5574）: 1886–1889.

[7]Latif F, Tory K, Gnarra J, et al.Identification of the von Hippel-Lindau disease tumor suppressor gene[J].Science, 1993, 260（5112）: 1317–1320.

[8]Gossage L, Eisen T, Maher ER.VHL, the story of a tumour suppressor gene[J]. Nature reviews Cancer, 2015, 15（1）: 55–64.

[9]Walther MM CP, Glenn G, et al.Renal cancer in families with hereditary renal cancer : prospective analysis of a tumor size threshold for renal parenchymal sparing surgery[J].J Urol, 1999, 161（5）: 1475–1479.

[10]Goldfarb DA NH, Penn I, Novick AC.Results of renal transplantation in patients with renal cell carcinoma and von Hippel-Lindau disease[J].Transplantation, 1997, 64（12）: 1726–1729.

病例 10　双侧肾肿瘤的序贯手术治疗

一、病例摘要

1．基本信息

患者为 42 岁女性，因"检查发现双肾占位 1 个月余"入院。患者于 1 个月前外院行胸部 CT 检查发现左侧后腹膜占位，遂来我院就诊，门诊肾脏 CT 平扫＋增强（病例 10 图 1）示"左肾上极见肿块影，约 8.8cm×8cm，右肾下极见 2 枚结节影，直径分别约为 2.5cm 及 2.2cm，诊断为双肾恶性肿瘤（透明细胞型），腹膜后淋巴结肿大。"PET-CT 检查示"左肾恶性肿瘤，右肾恶性肿瘤可能，腹膜后淋巴结转移不除外，余全身未见明显转移征象。"病程中否认腰酸、腰痛、腹块、血尿。为进一步治疗"双肾多发肿瘤"收入我科进一步诊疗。

回顾系统病史，患者既往 18 年前外院剖宫产手术史，1 个月前外院声带息肉切除术。否认外伤史、过敏史和输血史。否认吸烟、饮酒个人史。否认家族肿瘤史。

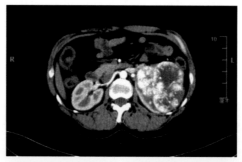

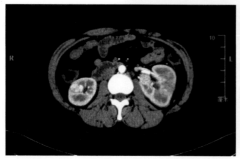 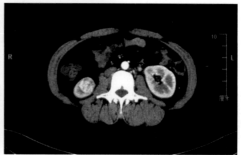

病例 10 图 1　术前肾脏平扫 CT ＋增强检查示双侧肾占位

2．临床诊断

双侧多发肾占位：恶性肿瘤可能。

3．诊疗经过

患者于 2020 年 7 月 20 日收入我院泌尿外科病房。住院后完善术前评估，初始肾功能示肌酐 63μmol/L，尿素氮 4.7mmol/L。与患者充分沟通后，于 2020 年 7 月 23 日在全身麻醉下行机器人辅助腹腔镜下右肾部分切除术。术中游离右肾中下部，找到肾下极肿瘤，直径约 2.5cm。肾脏中下部腹侧未见明显肿瘤，使用术中超声定位右肾中下部完全内生肿瘤位置。阻断肾动脉后，分别距离肿瘤 0.5cm 完整切除肿瘤，肿瘤部分累及肾盂，检查肿瘤切缘和基底完整。手术顺利，术中热缺血时间 29 分钟，未输血。术后首日尿量 1400ml，复查肌酐 74μmol/L，尿素氮 2.1mmol/L。术后 3 天复查肌酐 66μmol/L，尿素氮 2.3mmol/L。术后 2 枚肿瘤病理均提示：（右肾肿瘤）肾细胞癌，透明细胞型，WHO/ISUP 分级 II 级；癌组织侵及肾被膜但未突破；肾切缘未见癌累及。术后第 3 天拔管，第 4 天出院。

2020 年 8 月 17 日，患者再次收住入院，复查肾动脉 CTA/CTV 提示（病例 10 图 2）：双肾动脉 CTA、CTV 未见明显异常；右肾术后改变，左肾 MT（透明细胞型），腹膜后稍大淋巴结。复查肌酐 71μmol/L，尿素氮 4.8mmol/L。完善术前评估后，于 2020 年 8 月 19 日在全身麻醉联合硬膜外麻醉下行左肾根治性切除术。术中见肿瘤位于左肾上极，大小约 9cm，左肾周脂肪及左肾肿瘤表面有较多怒张血管。游离输尿管上端，切断，分别确切结扎。游离肾蒂，粗线结扎，将肾动脉与肾静脉游离后钳夹三道后切断。完整切除肾脏及脂肪囊，考虑上极巨大肿瘤，故同时切除左侧肾上腺。术顺，术中未输血。术后首日尿量 1100ml，复查肌酐 138μmol/L，尿素氮 4.1mmol/L。术后病理提示：（左肾）肾细胞癌，透明细胞型，WHO/ISUP 分级 III 级；癌组织侵达肾被膜但未突破；肾门血管未见癌栓，输尿管切缘未见癌累及。术后第 3 天拔管，第 4 天出院。

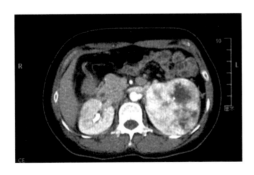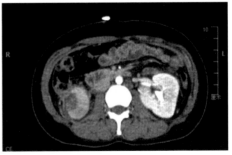

病例 10 图 2　右肾部分切除术后复查肾动脉 CTA/CTV 示左肾占位，右肾术后改变

4．随访

患者于 2021 年 3 月 15 日复查腹部增强 CT（病例 10 图 3），未见肿瘤复发。复查肌酐 96μmol/L，尿素氮 4.3mmol/L。

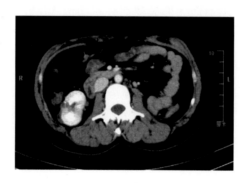

病例 10 图 3　左肾根治性切除术复查腹部增强 CT

二、病例分析

该病例患者为中年女性，术前肾功能良好。因 CT 检查偶然发现双肾占位，恶性肿瘤可能大。双侧肾细胞癌可分为同时性和异时性两类，其中双侧同时性肾癌仅占肾癌的 1%～4%。由于双侧同时性肾癌需同时或短期内处理双侧病变，如何平衡肿瘤控制与保留肾单位是患者治疗的关键，对患者全身情况和手术方式选择需要更为谨慎的评估。该患者术前评估左侧巨大肿瘤 RENAL 评分为 12X，中山评分为 15 分，右侧 2 枚肿瘤 RENAL 评分为 8A 和 8X，中山评分分别为 6 分（中下者）和 7 分（下极者），故右侧拟行右肾部分切除术，左侧拟行左肾根治性切除术。

主诊医生根据患者病情特点，考虑左侧肿瘤较大，出于保护肾功能的目的，结合制定了先右后左的分期手术策略。同时，结合本院达芬奇机器人辅助腹腔镜的三维高清视野和灵活机械臂的优点，决定一期行机器人辅助腹腔镜下右肾部分切除术，术后密切监测患者肾功能，待肾功能平稳后再行左肾根治性切除术。右肾术后病理提示：（右肾）肾细胞癌，透明细胞型，WHO/ISUP 分级 Ⅱ 级；癌组织侵及肾被膜但未突破；肾切缘未见癌累及。术后首日尿量 1400ml，复查肌酐 74μmol/L，尿素氮 2.1mmol/L。术后 3 周复查肌酐 71μmol/L，尿素氮 4.8mmol/L，提示肾功能代偿良好；CT 未见右侧术区复发，故行左肾根治性切除术。术后首日尿量 1100ml，复查肌酐 138μmol/L，尿素氮 4.1mmol/L。术后病理提示：（左肾）肾细胞癌，透明细胞型，WHO/ISUP 分级 Ⅲ 级；癌组织侵达肾被膜但未突破；肾门血管未见癌栓，输尿管切缘未见癌累及。术后诸次影像学检查未见肿瘤复发进展迹象；术后肾功能稳定，生活质量较好。

综上所述，该例患者双肾肿瘤治疗达到了令人满意的肿瘤控制效果，且充分保护了肾脏功能，兼顾了患者的生活质量。

三、疾病介绍

肾细胞癌是常见的泌尿系恶性肿瘤，2020 年全球新发病例 431 288 例，约占人体肿瘤的 2%[1]。肾癌的治疗以手术为主，包括根治性肾切除和保留肾单位手术（NSS）。临床上多依据肿瘤的位置、大小、数目及与肾脏集合系统的关系来确定手术的具体方式。早期肾癌患者可通过手术切除肿瘤而获得较为良好的生存预后。

研究显示，约有 5% 的双肾肿瘤患者伴有或不伴已知的遗传性肾癌综合征[2~5]。根据两侧肿瘤发生时间的不同，双侧肾肿瘤可分为同时性和异时性双肾肿瘤两类，其中双侧同时性肾癌仅占肾癌的 1%~4%[6,7]。不仅如此，部分双肾肿瘤会发现多灶性肾脏肿块[8,9]。多中心研究显示，54% 的双侧同时性肾肿瘤患者存在多灶肿瘤[2]。因此，术前评估应重点注意是否存在双侧多灶性肿瘤的可能[10,11]。有研究认为双肾肿瘤患者与单侧肾肿瘤的患者预后差别不大，5 年生存率可达 74%[12]。但也有研究表明双侧同时性肾癌的 5 年生存率可达 71%，而双侧异时性肾癌的 5 年生存率仅为 38%[13]。

由于双侧同时性肾癌患者需要同时或者短期内处理双侧病变，治疗涉及手术方式的确定、双侧手术的先后顺序，两次手术间隔时间确定及间隔期间处理等问题，因此在治疗上较异时性双侧肾癌更为复杂。过去认为，在全身状态许可的情况下，双侧同时性肾肿瘤应尽可能行一期双侧手术，以尽早切除肿瘤；但对于高龄患者或有重要脏器功能不全的患者，则需分期手术。然而国外回顾性研究表明，分期手术时一侧肿瘤的病理性质可为另一侧肿瘤病理性质判断提供参考[14]。因此，对于双侧同时性肾肿瘤，选择分期手术可以更好的协助诊断，决定合理的治疗方案。

对于行分期手术的患者，应根据肿瘤部位、大小综合判定首次手术的方式和侧别[15]。

在术式方面，若双侧肾肿瘤均有条件行 NSS 时，双侧行 NSS；一侧满足 NSS 条件而另一侧不符合时，一侧行 NSS，另一侧行 RN。在手术顺序方面既往观点认为：①双侧均可行肾部分切除，一期手术应选择肿瘤较大侧。②一侧肾脏行 NSS，对侧行 RN 者，如果拟行 NSS 侧肿瘤较小，保肾可能性大时，一期手术应选择 RN 侧；如果拟行 NSS 肿瘤较大或部位不佳，保肾难度高时，应先行 NSS 侧，保肾成功后再行对侧 RN。③如果一侧 NSS 无法施行而需实行 RN 时，对侧二期根治性手术应慎重考虑。

对于两次手术的时间间隔，一般患者恢复情况控制在 1 ~ 3 个月，具体视患者恢复情况调整。间隔期间应采取必要措施监测或控制体内肿瘤病灶，以防肿瘤发生进展或转移。

随着医疗技术的发展，许多传统观念已经发生很大的变化。根治性肾切除术一直是传统公认的肾癌标准术式，但 NSS 能保留更多正常肾单位，并且在控制早期肾癌的效果上与根治性肾切除术无明显差异[16]。因此，在手术方式选择上，双侧肾肿瘤原则上均应行 NSS[17]。目前，NSS 对肿瘤直径并无明确限制，T_1 期甚至 T_2 期的肾肿瘤，只要技术上许可，都可以行 NSS[18]。目前，RENAL 评分和 PADUA 评分等多种评估肾肿瘤 NSS 手术难度的评估体系已被广泛应用于临床[19, 20]。2015 年，本中心提出了中国首个肾癌手术评分系统，即"中山评分系统"（The Zhongshan Score，ZS Score），用以预测肾癌患者行肾部分切除的手术难度与术后并发症[21]。在术前运用该系统对每一位肾肿瘤患者进行评分，可以帮助术者及患者选择合适的手术方式，并降低手术并发症的发生，从而更有效地保护患者的肾功能。在手术顺序选择方面，既往观点同样存在一定缺陷：即如果一期手术已行 RN，那么二期手术时面对的是孤立肾 NSS，较常规 NSS 具有更高的手术风险，较难保证患者术后肾功能。因此，出于保护肾功能的目的，现有观点认为双侧同时性肾肿瘤的处理原则[22]：①只要条件允许，应尽可能行 NSS。②可以行双侧 NSS 者，一期手术应该选择病情简单和容易操作侧，以最大可能保肾功能，为二期手术打下良好的基础。③一侧行 RN，对侧行 NSS 者，一期手术先行 NSS，待手术侧肾功能恢复后再二期行对侧 RN。

我们认为，双侧肾肿瘤的处理必须兼顾肿瘤控制和肾功能保护，术前制订治疗方案时应对患者全身情况及肾肿瘤的部位、大小进行详细全面的评估，在控制肿瘤的前提下尽可能保留足够的肾功能。但当肿瘤控制与肾功能保护两者发生矛盾时，应以控制肿瘤为主要目的，而不能盲目为保留肾功能而忽视肿瘤的治疗效果。

四、专家点评

肾脏恶性肿瘤是常见的泌尿外科恶性肿瘤，其中以肾透明细胞癌为其主要病理类型。对于双侧肾肿瘤，根据两侧肿瘤发生时间的关系，可分为同时性和异时性双肾肿瘤两类。而同时性双肾肿瘤治疗涉及手术方式、两侧手术先后顺序，手术间隔时间确定及间隔期间处理等因素，一直是值得探讨的话题。特别是对于一侧拟行 RN，对侧拟行 NSS 的患者，既往认为应先行 RN 再行 NSS 以达到控制肿瘤的目的。我们在回顾了此前的几十例病例后，总结出了我们的处理原则：一侧行 RN，对侧行 NSS 者，一期手术先行 NSS，待手术侧肾功能恢复后再二期行对侧 RN。本病例患者为中年女性，双侧同时性肾肿瘤，左侧巨大肿瘤 RENAL 评分为 12X，中山评分为 15 分，右侧存在多灶肿瘤，2 枚肿瘤 RENAL 评分为 8A 和 8X，中山评分为 6 分（中下者）和 7 分（下极者）。根据患者术前 CT 提示的肿瘤部位及大小，拟定左侧行左肾根治性切除术，右肾尽可能行右肾部分切除术。出于保护肾功能的目的，一期手术先行机器人辅助腹腔镜下右肾部分切除术。同时性肾肿瘤两次手术的间隔一般控制在 1 ~ 3 个月，具体可根据患者情况做调整。该患者术后恢复较快，肾功能代偿良好，为避免大体积肿瘤短期内进展，故术后 1 个月左右安排二期行左肾根治性切除术。双侧肾肿瘤术后病理均为肾透明细胞癌。二期手术出院后首次随访肌酐 96 μmol/L，肾功能恢复良好。这一病例很好地体现了我们对于一侧行 RN，对侧行 NSS 患者的处理原则。

总之，双侧肾肿瘤的处理须兼顾肿瘤控制和肾功能保护，若条件允许，应尽可能行 NSS。对于一侧行 RN，对侧行 NSS 者，建议一期手术先行 NSS。一来可以根据首次术后病理协助判断对侧肿瘤病理性质；二来可以最大程度保护肾功能，为二期手术打下良好的基础。

（点评专家：郭剑明 复旦大学附属中山医院）

（病例提供：徐 磊 林志远 复旦大学附属中山医院）

参考文献

[1]Sung H，Ferlay J，Siegel RL，et al.Global cancer statistics 2020：GLOBOCAN estimates of incidence and mortality worldwide for 36 cancers in 185 countries[J].CA Cancer J Clin，2021，71（3）：209-249.

[2]Klatte T，Wunderlich H，Patard JJ，et al.Clinicopathological features and prognosis of synchronous bilateral renal cell carcinoma：an international multicentre experience[J].BJU Int，2007，100（1）：21-25.

[3]Siemer S，Uder M，Zell A，et al.Bilateral kidney tumor.Therapy management and histopathological results with long-term follow-up of 66 patients[J].Urologe A，2001，40（2）：114-120.

[4]Grimaldi G，Reuter V，Russo P.Bilateral non-familial renal cell carcinoma[J].Ann

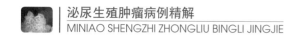

Surg Oncol，1998，5（6）：548-552.

[5]Zincke H，Swanson SK.Bilateral renal cell carcinoma：influence of synchronous and asynchronous occurrence on patient survival[J].J Urol，1982，128（5）：913-915.

[6]Pereverzev AS，Shchukin DV，Iliukhin I，et al.Surgical treatment of bilateral renal cell carcinoma[J].Urologiia，2003（2）：7-12.

[7]Kito H，Suzuki H，Igarashi T，et al.Distinct patterns of chromosomal losses in clinically synchronous and asynchronous bilateral renal cell carcinoma[J].J Urol，2002，168（6）：2637-2640.

[8]Boorjian SA，Crisprn PL，Lohse CM，et al.The impact of temporal presentation on clinical and pathological outcomes for patients with sporadic bilateral renal masses[J].Eur Urol，2008，54（4）：855-863.

[9]Blute ML，Itano NB，ChevilleE JC，et al.The effect of bilaterality，pathological features and surgical outcome in nonhereditary renal cell carcinoma[J].J Urol,2003,169（4）：1276-1281.

[10]Richstone L，Scherr DS，Reuter VR，et al.Multifocal renal cortical tumors：frequency，associated clinicopathological features and impact on survival[J].J Urol，2004，171（2 Pt 1）：615-620.

[11]Schlichter A，Schubert R，Werner W，et al.How accurate is diagnostic imaging in determination of size and multifocality of renal cell carcinoma as a prerequisite for nephron-sparing surgery？[J].Urol Int，2000，64（4）：192-197.

[12]Patel MI，Simmons R，Kattan MW，et al.Long-term follow-up of bilateral sporadic renal tumors[J].Urology，2003，61（5）：921-925.

[13]宫大鑫，李泽良，王侠，等.双肾癌诊断和治疗策略[J].中华泌尿外科杂志，2007，28（9）：585-587.

[14]Rothman J，Crispen PL，Wong YN，et al.Pathologic concordance of sporadic synchronous bilateral renal masses[J].Urology，2008，72（1）：138-142.

[15]王杭，孙立安，朱同玉，等.双侧同时性肾癌治疗方式的选择[J].中华泌尿外科杂志，2008，（8）：531-533.

[16]Leibovich BC，Blute M，Cheville JC，et al.Nephron sparing surgery for appropriately selected renal cell carcinoma between 4 and 7 cm results in outcome similar to radical nephrectomy[J].J Urol，2004，171（3）：1066-1070.

[17] 徐楚潇，刘苗，马潞林 . 双侧肾癌治疗的研究进展 [J]. 中华泌尿外科杂志，2017，38（3）：229-231.

[18]Antonelli A，Cozzoli A，Nicolai M，et al.Nephron-sparing surgery versus radical nephrectomy in the treatment of intracapsular renal cell carcinoma up to 7cm[J].Eur Urol，2008，53（4）：803-809.

[19]Kutikov A，Uzzo RG.The R.E.N.A.L.nephrometry score：a comprehensive standardized system for quantitating renal tumor size，location and depth[J].J Urol，2009，182（3）：844-853.

[20]Ficarra V，Novara G，Secco S，et al.Preoperative aspects and dimensions used for an anatomical（PADUA）classification of renal tumours in patients who are candidates for nephron-sparing surgery[J].Eur Urol，2009，56（5）：786-793.

[21]Zhou L，Guo J，Wang H，et al.The zhongshan score：a novel and simple anatomic classification system to predict perioperative outcomes of nephron-sparing surgery[J].Medicine（Baltimore），2015，94（5）：e506.

[22] 王杭，许培榕，张思弘，等 . 非遗传性双侧同时性肾癌的诊治经验 [J]. 中华泌尿外科杂志，2019，40（5）：361-364.

第一节

常规病例

病例 11　非肌层浸润性膀胱癌（T_1 期）的综合治疗

一、病例摘要

1. 基本信息

患者为 67 岁男性，因"间歇无痛性肉眼血尿 2 周"就诊。患者于 1 周前无明显诱因出现反复间歇性肉眼血尿，呈全程性，淡红色，偶有少许血块，期间无明显尿频、尿急、尿痛，无发热、腰痛及腹痛等。当地医院查尿常规示：潜血 2+，红细胞 1023/μL，白细胞计数 57/μL，予左氧氟沙星 0.5g、1 次 / 日口服 5 天，未见明显好转，后查 B 超示膀胱左侧壁占位，约 1cm。后患者就诊于我院，行 CTU 增强检查示"膀胱左侧壁占位伴钙化，结合临床考虑膀胱癌可能，前列腺增生，左肾小囊肿（病例 11 图 1）"。主诊医师读片后，考虑膀胱左侧壁及右侧膀胱颈口占位。

回顾系统病史，患者高血压病史 8 年余，目前服用缬沙坦 1 片、1 次 / 日，血压控制可。否认吸烟史、饮酒

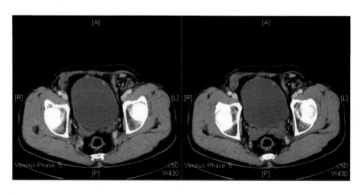

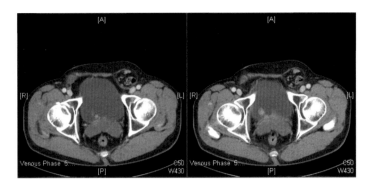

病例 11 图 1　手术前 CTU 增强见膀胱左侧壁及右侧膀胱颈口占位

史及冶游史等。

2．诊断

（1）膀胱占位。

（2）左侧单纯性肾囊肿。

（3）高血压。

（4）前列腺增生。

3．诊疗经过

患者收入我院泌尿外科病房后，充分完善术前评估，未发现明显手术禁忌，胸部 CT 平扫未见明显异常。结合患者无痛性血尿症状及影像学结果，考虑患者膀胱占位诊断基本明确，经与患者及家属充分沟通后，患者同意参加本中心的膀胱肿瘤冷冻消融治疗的随机对照临床试验，后于全麻下行经尿道膀胱肿瘤电切＋肿瘤基底冷冻消融术。术中见膀胱左侧后壁菜花样新生物，带蒂，直径约 1cm。膀胱颈口 7～9 点位置菜花样新生物，广基，直径约 1.5cm（病例 11 图 2）。在肿瘤根部行等离子电切除，深度达肌层，创面充分止血后置入膀胱冷冻球囊，使用肿瘤冷冻消融系统对肿瘤基底进行冷冻治疗（每轮 3 分钟，共 3 轮，病例 11 图 3），手术过程顺利，术后留置 F22 三腔导尿管并予持续膀胱冲洗。术后第一天，患者膀胱冲洗颜色清，予停膀胱冲洗，并拔导尿管。

术后病理提示：浸润性尿路上皮癌，低级别，少许肌层组织中未见肿瘤。

根据患者病理结果和冷冻消融治疗的要求，患者于术后 4 周门诊复诊，并入院行再次经尿道膀胱肿瘤切除术（TURBt），术后病理提示见黏膜急慢性炎症伴尿路上皮反应性增生。

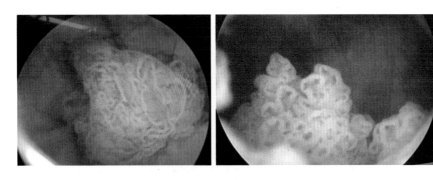

病例 11 图 2　手术治疗（左：右侧膀胱颈口菜花样占位；右：膀胱左侧后壁菜花样占位）

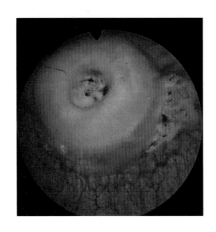

病例 11 图 3　肿瘤电切后创面冷冻消融

患者术后接受膀胱灌注治疗，拟定方案为：灌注药物为卡介苗 160mg，每周 1 次共 8 次，每 2 周 1 次共 8 次。患者在接受第一次卡介苗灌注后 3 小时，出现轻度发热，体温 38℃，伴尿频尿急症状明显，主诊医师告知患者这可能是卡介苗灌注相关的不良反应，嘱患者口服塞来昔布胶囊 1 片，并且多饮水多排尿，并在后续的灌注治疗前先检查尿常规。次日上午，患者体温恢复正常，相关尿路刺激症状也逐渐缓解。在后续的多次卡介苗灌注治疗中，患者仍偶有发热，但均在 6 ～ 12 小时后可自行缓解。

4. 随访

目前，患者分别于术后 4 个月，术后 7 个月和术后 1 年复查膀胱镜检，期间均未见肿瘤复发。

二、病例分析

该例患者为中老年男性，因无痛性肉眼血尿就诊，检查 B 超及 CT 发现膀胱占位，考虑恶性可能大。术前 CTU 增强提示膀胱左后壁占位，我科主诊医师在阅片时考虑患者除了膀胱左后壁占位外，右侧膀胱颈口也有占位。结合上述病史及影像学发现，考虑膀胱肿瘤诊断可能大，病灶侵犯膀胱壁深度尚可，结合本中心腔内冷冻消融技术的特色，同时避免膀胱镜操作给患者带来的不适，主诊医师决定一期全麻下行经尿道膀胱肿瘤电切＋肿瘤基底冷冻消融术。采取这样的治疗方案，可以同时明确诊断并进行肿瘤切除，同期还对肿瘤切除后的基底创面进行冷冻消融，尽可能最大化地杀伤基底可能残存的膀胱肿瘤组织。由于膀胱肿瘤冷冻消融的临床试验是比较术后创面冷冻消融治疗和术后即刻灌注治疗的治疗效果和预后，因此该患者术后并未接受即刻灌注。

患者的术后病理结果提示浸润性尿路上皮癌，低级别，少许肌层组织中未见肿瘤浸润，根据该结果，患者的分期为 $T_1N_0M_0$，按照 EAU 的膀胱癌风险分级，患者既是 T_1 期又是多发肿瘤，因此属于高风险组。根据患者病理结果、风险分组和冷冻消融治疗临床试验的要求，在术后 4 周，主诊医师再次对患者进行了经尿道膀胱肿瘤切除术（TURBt），膀胱内未见明显新生物，同时对原手术创面基底的电切病理结果也未见肿瘤，也证实了一期手术达到了治疗目的。

术后主诊医师仔细向患者说明尿路上皮癌的复发风险较高，并告知术后膀胱灌注治疗的必要性和收益。在药物选择方面，根据目前的循证医学证据，对于非浸润性尿路上皮癌，选择卡介苗较其他化疗药物可降低患者的肿瘤复发风险。因此，该患者的术后灌注选择了卡介苗 160mg。同时告知患者术后随访的重要性，根据患者的临床分期为 T_1 期，建议患者术后 2 年内每 3 个月随访膀胱镜检，第 3 ~ 5 年每半年随访膀胱镜检，之后每年随访膀胱镜检。

综上所述，对该患者的治疗，我们在遵守泌尿外科原则和指南等规范化治疗的基础上加入了本中心腔内冷冻消融技术的特色，并在术后 1 个月对其进行再次 TURBt 明确手术和冷冻消融的效果，确保患者能够从我们的治疗中获益。同时我们还为患者制定科学的术后膀胱灌注方案及术后随访计划，以期能最大限度地降低患者的肿瘤复发风险和早期发现可能的复发病灶。

三、疾病介绍

膀胱癌是泌尿系统常见的恶性肿瘤之一，在全世界恶性肿瘤发病率中排第 11 名，男性的发病率约为女性的 2 倍[1]。膀胱癌的危险因素主要是吸烟（包括二手烟），其他危险因素还包括芳香族、多环芳烃等化学物品的职业暴露[2、3]。膀胱癌中大约 75% 的病例，其肿瘤局限于黏膜层或者黏膜下层，也就是临床上的 T_a ~ T_1 期肿瘤及 CIS，合称非肌层浸润性膀胱癌（non-muscle invasive bladder cancer，NMIBC），这部分膀胱癌

和 T_2 ~ T_4 期肌层浸润性膀胱癌（muscle invasive bladder cancer，MIBC）病例相比，这些膀胱癌病例的死亡率较低，生存期较长，因此 NMIBC 在人群中的整体患病率较高 [2,3]。

目前根据 2020 年欧洲泌尿外科指南的推荐，对于临床上怀疑膀胱癌的患者，建议一期行经尿道膀胱肿瘤切除术（TURBt），在获取标本用于诊断的同时进行初步的治疗。在明确患者病理诊断以后，结合患者术中所见，可以对患者的膀胱癌进行 EORTC 复发和进展的风险评分及肿瘤危险度分级，对于患者的后续治疗、随访及预后提示均具有指导作用。膀胱癌的风险分为三级 [4]，低风险肿瘤需要符合的条件：原发性、单发、T_a 期（低度恶性潜能的乳头状尿路上皮肿瘤和低级别尿路上皮癌）、肿瘤 3cm 并且不是原位癌。高风险肿瘤的条件包括：T_1 期；高级别尿路上皮癌；原位癌；多发复发和大于 3cm 的 T_a 期低级别肿瘤，满足以上任意一项就是高风险。中风险则是包括所有不符合低风险和高风险的膀胱癌。不同风险分级的非肌层浸润性膀胱癌，其复发和进展风险均不相同，如低风险膀胱癌的 1 年内复发和进展风险分别为 15% 和 0.2%，而高风险组则为 61% 和 17%，两组差别明显 [4]。

对于 T_a 和 T_1 期等 NMIBC 的治疗，最常用的就是经尿道膀胱肿瘤切除术（TURBt），这一手术的目的是在明确诊断的同时一期彻底切除肿瘤。手术中除了切除肿瘤用于明确病理诊断外，还需要对肿瘤的风险因素进行记录和评估，包括肿瘤数量、大小、形态、多灶性及是否怀疑合并原位癌等。手术者在进行肿瘤切除时，不仅要做到肉眼可见病灶的完全切除，同时在切除肿瘤的基底要有肉眼可见的肌层组织 [5]。如果切除的肿瘤组织标本中没有逼尿肌组织，这一情况与患者术后肿瘤残留、早期复发和肿瘤分期的低估均相关 [6]。既往有研究表明，对于 T_a 和 T_1 期肿瘤，单个病灶的患者有 7% 会在第一次膀胱镜复查时发现肿瘤复发，多个病灶的患者有 21.6% 会在第一次膀胱镜检时发现肿瘤复发，这表明了在初次 TURBt 后，即便是 T_a 和 T_1 期肿瘤仍有明显的肿瘤残留风险 [7]。另有一项对于 T_1 期膀胱癌的 Meta 分析表明，T_1 期肿瘤在再次 TURBt 时大约 56% 的病例有肿瘤残留，有 10% 的病例的临床分期会上升到 T_2 期 [8]，既往一项前瞻性的临床试验也表明再次 TURBt 可以显著延长 T_1 期膀胱癌患者的无复发生存时间 [9]。上述研究证据均证实了 T_1 期膀胱癌行再次 TURBt 的必要性，而再次 TURBt 的时机，根据指南推荐是初次手术后的 2 ~ 6 周。

膀胱癌的灌注化疗方面，已经有的研究证据表明术后即刻灌注化疗能显著降低膀胱癌的复发率，5 年内的复发率可由 59% 降低至 45%，术后即刻灌注化疗的这一效果主要对于 EORTC 复发风险评分小于 5 分或者年复发少于 1 次的患者有效 [10]。在即刻灌注的化疗药物选择方面，丝裂霉素 C、表柔比星、吡柔比星和吉西他滨都是可选的药物，不同化疗药物之间的疗效差异目前尚无临床试验。对于低风险组的患者，术后1次即刻灌注化疗就能达到较好的降低复发风险的目的，无需后续的维持灌注化疗；对于中高风险组患者，则需要在术后即刻灌注化疗的基础上加上后续的维持灌注化疗（维持灌注化疗的时间目前还存在一定的争议，一般认为不超过术后1年）。目前已经公认TURBt术后维持灌注治疗较单纯手术治疗能够显著降低肿瘤的复发风险，在维持灌注治疗的药物选择方面，卡介苗的维持灌注较其他化疗药物在抑制肿瘤复发方面有更好的效果[11, 12]，同时还能降低肿瘤进展的风险[13]，但同时较其他灌注化疗药物也会带来更多的不良反应[14]。一项大型的临床研究表明，卡介苗的严重不良反应发生率不到5%，并且绝大多数可以治愈，并且持续的卡介苗维持灌注治疗并不会持续增加相关的不良反应风险[15]。但对于存在卡介苗灌注禁忌证的患者，临床上需要我们格外重视，避免发生不必要的风险，根据2020年EAU指南，卡介苗灌注禁忌证包括：TURBt术后前两周、肉眼血尿、创伤性导尿后、有症状的尿路感染，此外，对于免疫力低下或者HIV感染的患者，卡介苗也应当慎用。卡介苗的不良反应包括局部的膀胱炎、血尿、症状性的肉芽肿性前列腺炎、附睾炎和全身性的乏力、发热、关节疼痛关节炎、持续高热、卡介苗菌血症和过敏等，对于这些不良反应国际膀胱癌小组均提供了相应的应对措施[16]。而卡介苗的维持灌注治疗时间，目前尚无一致的推荐，既往的临床研究中采用的方案从18周内进行10次灌注到3年内进行27次灌注的方案均有。有研究表明至少1年的卡介苗维持灌注才能在预防膀胱癌复发和进展方面较丝裂霉素C更有优势[13]。综上所述，泌尿外科医师在为膀胱癌患者推荐术后灌注化疗药物时，应和患者进行良好的沟通，充分告知患者药物选择的原则、利弊及可能的不良反应。

四、专家点评

本节是对有高危因素的T_1期膀胱癌的综合治疗的临床探索，即采用传统TUR结合新型腔内冷冻消融技术，对肿瘤基底和周围进行深度的"能量切除"，术后辅助卡介苗的膀胱灌注，来达到预防因病灶基底的肿瘤残留导致的复发或进展及膀胱腔内其他部位的新发病灶。术后随访一年的结果达到了预期的治疗目的，病例需要长期的随访观察。

（点评专家：姜昊文　复旦大学附属华山医院）

（病例提供：吴亦硕　复旦大学附属华山医院）

参考文献

[1]Siegel RL, Miller KD, Jemal A.Cancer statistics 2019[J].CA Cancer J Clin, 2019, 69（1）: 7–34.

[2]Burger M, Catto JW, Dalbagni G, et al.Epidemiology and risk factors of urothelial bladder cancer[J].Eur Urol, 2013, 63（2）: 234–241.

[3]Chavan S, Bray F, Lortet–Tieulent J, et al.International variations in bladder cancer incidence and mortality[J].Eur Urol, 2014, 66（1）: 59–73.

[4]Soukup V, Capoun O, Cohen D, et al.Risk stratification tools and prognostic models in non–muscle–invasive bladder cancer: a critical assessment from the european association of urology non–muscle–invasive bladder cancer guidelines panel[J].Eur Urol Focus, 2020, 6（3）: 479–489.

[5]Suarez–Ibarrola R, Soria F, Abufaraj M, et al.Surgical checklist impact on recurrence–free survival of patients with non–muscle–invasive bladder cancer undergoing transurethral resection of bladder tumour[J].BJU Int, 2019, 123（4）: 646–650.

[6]Mariappan P, Zachou A, Grigor KM, et al.Detrusor muscle in the first, apparently complete transurethral resection of bladder tumour specimen is a surrogate marker of resection quality, predicts risk of early recurrence, and is dependent on operator experience[J].Eur Urol, 2010, 57（5）: 843–849.

[7]Brausi M CL, Kurth K, van der Meijden AP, et al.Variability in the recurrence rate at first follow–up cystoscopy after TUR in stage Ta T1 transitional cell carcinoma of the bladder: a combined analysis of seven EORTC studies[J].Eur Urol, 2002, 41（5）: 523–531.

[8]Naselli A, Hurle R, Paparella S, et al.Role of restaging transurethral resection for T1 non–muscle invasive bladder cancer: a systematic review and meta–analysis[J].Eur Urol Focus, 2018, 4（4）: 558–567.

[9]Dïvrïk RT, Yildirim Üt, Zorlu F, et al.The effect of repeat transurethral resection on recurrence and progression rates in patients with T1 tumors of the bladder who received intravesical mitomycin: a prospective, randomized clinical trial[J].The

Journal of Urology, 2006, 175（5）: 1641-1644.

[10]Sylvester RJ, Oosterlinck W, Holmang S, et al.Systematic review and individual patient data meta-analysis of randomized trials comparing a single immediate instillation of chemotherapy after transurethral resection with transurethral resection alone in patients with stage pTa-pT1 urothelial carcinoma of the bladder : which patients benefit from the instillation？[J]Eur Urol, 2016, 69（1）: 231-244.

[11]Malmstrom PU, Sylvester RJ, Crawford DE, et al.An individual patient data meta-analysis of the long-term outcome of randomised studies comparing intravesical mitomycin C versus bacillus Calmette-Guerin for non-muscle-invasive bladder cancer[J].Eur Urol, 2009, 56（2）: 247-256.

[12]Sylvester RJ, Brausi MA, Kirkels WJ, et al.Long-term efficacy results of EORTC genito-urinary group randomized phase 3 study 30911 comparing intravesical instillations of epirubicin, bacillus Calmette-Guerin, and bacillus Calmette-Guerin plus isoniazid in patients with intermediate- and high-risk stage Ta T_1 urothelial carcinoma of the bladder[J].Eur Urol, 2010, 57（5）: 766-773.

[13]Bohle A, Bock PR.Intravesical bacille Calmette-Guerin versus mitomycin C in superficial bladder cancer : formal meta-analysis of comparative studies on tumor progression[J].Urology, 2004, 63（4）: 682-686.

[14]Shang PF, Kwong J, Wang ZP, et al.Intravesical bacillus Calmette-Guerin versus epirubicin for Ta and T1 bladder cancer[J].Cochrane Database Syst Rev, 2011, 5（5）: CD006885.

[15]van der Meijden APM, Sylvester RJ, Oosterlinck W, et al.Maintenance bacillus Calmette-Guerin for Ta T1 bladder tumors is not associated with increased toxicity : results from a european organisation for research and treatment of cancer Genito-Urinary group phase Ⅲ trial[J].European Urology, 2003, 44（4）: 429-434.

[16]Witjes JA, Palou J, Soloway M, et al.Clinical practice recommendations for the prevention and management of intravesical Therapy-Associated adverse events[J]. European Urology Supplements, 2008, 7 : 667-674.

病例 12　肌层浸润性膀胱癌的新辅助化疗与根治性切除治疗

一、病例摘要

1. 基本信息

患者为 60 岁男性，因"间歇性无痛肉眼血尿 6 个月余"就诊。患者于 6 个月余前无明显诱因出现反复的间歇性肉眼血尿，呈全程性，淡红色，偶有少许血块，期间无明显尿频、尿急、尿痛，亦无发热、腰痛及腹痛等。至当地医院就诊，查尿常规示潜血 3+，红细胞 5083/μL，白细胞计数 254/μL，泌尿系 B 超示"膀胱左侧壁、左后壁占位，最大径约 5cm；左肾积水；前列腺增生。"后患者为求进一步治疗至我院就诊，门诊拟"膀胱肿瘤"收入我科。

回顾系统病史，患者高血压病史 5 年余，目前服用"络活喜（苯磺酸氨氯地平片）5mg、1 次 / 日"，血压控制可。吸烟史十余年，约 10 支 / 天。否认饮酒史及冶游史等。家族史无特殊。

2. 临床诊断

（1）膀胱肿瘤。

（2）左肾积水。

（3）前列腺增生。

（4）高血压。

3. 诊疗经过

患者收入我院泌尿外科病房后，完善术前相关检查，泌尿系 MRI 平扫＋增强＋MRU 检查示膀胱左后壁、左侧壁见菜花状肿物突向腔内，大小约 53mm×47mm×40mm，并见宽基底与膀胱壁相连，考虑膀胱癌；病灶累及左侧输尿管膀胱入口处，致左侧输尿管扩张积水，左肾轻度积水。盆腔、腹膜后未见增大淋巴结（病例 12 图 1）。胸部 CT、肝脏彩超、全身骨扫描未见明确转移征象。膀胱镜检示膀胱左后壁、左侧壁见多发菜花状肿瘤，左侧输尿管口难以察及，钳取部分肿瘤组织送病理活检，病理结果示高级别浸润性尿路上皮癌。

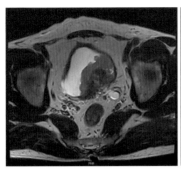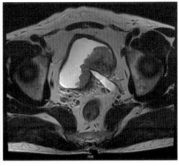

病例 12 图 1　初诊时泌尿系 MRI 平扫＋增强＋ MRU 检查

患者初诊时膀胱肿瘤临床分期为 $cT_3N_0M_0$，建议行"吉西他滨＋顺铂"方案新辅助化疗 4 周期，再行根治性膀胱切除术。左肾 – 输尿管积水行左肾穿刺引流。化疗 2 周期后复查泌尿系 MRI 示肿瘤体积明显缩小至 48mm × 30mm × 27mm（病例 12 图 2）；化疗 4 周期后复查泌尿系 MRI 示膀胱内原菜花样肿瘤基本消失，相对应区域膀胱壁轻度增厚，约 6mm（病例 12 图 3）。化疗过程中患者有轻微恶心、呕吐反应，予雷莫司琼治疗，呕吐反应一般在化疗 3 ～ 5 天后逐渐减轻；无骨髓抑制、肝肾功能受损等不良反应。

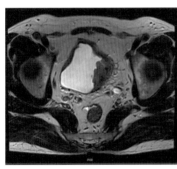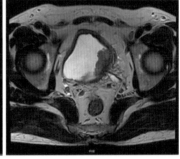

病例 12 图 2　新辅助化疗 2 周期后复查泌尿系 MRI 检查

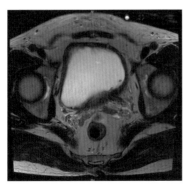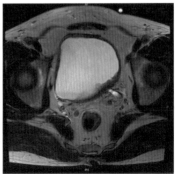

病例 12 图 3　新辅助化疗 4 周期后复查泌尿系 MRI 检查

新辅助化疗结束 1 个月后行机器人辅助腹腔镜根治性膀胱切除＋原位回肠新膀胱术，术中行扩大盆腔淋巴结清扫，清除髂总、髂内、髂外、闭孔、骶前区域淋巴结；然后行非保留神经血管束的膀胱 – 前列腺全切除；术中见左侧输尿管扩张，双侧输尿管末端均送冰冻活检，病理回报左输尿管断端组织被覆尿路上皮重度非典型增生，再次切除 5mm 左侧输尿管末端组织送冰冻活检，病理回报正常尿路上皮组织。尿流改道方式为原位回肠新膀胱术。术后恢复顺利，术后 7 天拔除双侧输尿管支架管、左肾造瘘管；术后 10 天复查膀胱造影未见漏尿，拔除尿管，轻微尿失禁。术后病理示膀胱高级别浸润性尿路上皮癌，侵犯深肌层，未见明确脉管内癌栓，双侧输尿管、双侧精囊腺、双侧输精管及前列腺尿道切缘均未见癌;前列腺未见癌;盆腔淋巴结未见癌转移；$pT_{2b}N_0M_0$。

4. 随访

目前，患者分别于术后 1 个月、3 个月、9 个月、12 个月复查，术后 1 个月恢复日间尿控，术后 3 个月恢复夜间尿控；术后 12 个月复查新膀胱容量 360ml，残余尿量 20ml，右肾未见积水，左肾轻度积水较术前无明显加重；期间均未见肿瘤复发。

二、病例分析

该患者为中老年男性，间歇性无痛肉眼血尿 6 个月余，初诊临床分期为 $cT_3N_0M_0$，单纯手术治疗并不能使大部分患者获得理想的疗效，根据国内外指南推荐，对于 $cT_2 \sim T_{4a}$，N_0M_0 膀胱癌患者术前予顺铂为基础的新辅助化疗能使患者获得生存获益，因此我们推荐该患者先行 4 周期"吉西他滨＋顺铂"方案新辅助化疗，再行根治性膀胱切除术。良好的肝肾功能是顺利进行化疗的重要保障，该患者膀胱肿瘤侵犯左侧输尿管口，导致左肾积水，为保护左肾功能，需行左肾穿刺引流。

对新辅助化疗不敏感的患者行新辅助化疗可能会延误膀胱癌的治疗，导致不良预后。因此，新辅助化疗过程中，应及时复查 CT 或 MRI 评估疗效。该患者对"吉西他滨＋顺铂"化疗方案非常敏感，化疗 2 周期后肿瘤体积明显缩小，化疗 4 周期原病灶基本消失，降低了肿瘤的病理分期，对于改善预后具有重要意义。化疗过程中应关注不良反应，该患者除轻微恶心、呕吐反应外，无骨髓抑制、肝肾功能受损等不良反应。

新辅助化疗后行根治性膀胱切除＋盆腔淋巴结清扫术，是肌层浸润性膀胱癌的标准治疗方法，是提高患者生存率、避免局部复发和远处转移的有效治疗方法。因患者初诊时临床分期为 T_3，不排除肿瘤侵犯膀胱周围脂肪的可能，不适合行保留神经血管束的根治性膀胱切除。盆腔淋巴结清扫不仅是一种治疗手段，而且为患者预后提供重要的信息。对于肌层浸润性膀胱癌，多数研究表明扩大盆腔淋巴结清扫可提高病理分期的准确性和术后生存率。对该患者我们做了扩大盆腔淋巴结清扫，清除了髂总、髂内、髂外、闭孔、骶前区域的淋巴结。该患者膀胱肿瘤侵犯左侧输尿管口，导致左侧输尿管扩张，术中应对输尿管切缘行冰冻活检，确保切缘阴性。

因患者相对年轻，肾功能良好，术后自行排尿意愿比较强烈，充分了解各种尿流改道方式优缺点后选择行原位回肠新膀胱术。患者刚拔除尿管后有轻微尿失禁，术后1个月恢复日间尿控，术后3个月恢复夜间尿控。对于行新膀胱术的患者，术后复查随访除关注肿瘤复发转移状况外，还应关注尿控、新膀胱容量、残余尿量、有无输尿管新膀胱 – 吻合口狭窄等情况。

三、疾病介绍

膀胱癌是泌尿系统常见的恶性肿瘤之一，在全世界恶性肿瘤发病率中排第11名，男性的发病率约为女性的2倍[1]。膀胱癌的危险因素主要是吸烟（包括二手烟），其他危险因素还包括芳香族、多环芳烃等化学物品的职业暴露[2, 3]。非肌层浸润性膀胱癌（non-muscle invasive bladder cancer，NMIBC）大约占初发膀胱肿瘤的70%，其余约30%为肌层浸润性膀胱癌（muscle invasive bladder cancer，MIBC）。

MIBC是一种致命的恶性肿瘤。近年来，随着新型治疗药物和临床研究的进展，其治疗也逐渐综合化。根据肿瘤的浸润深度和侵犯范围，选择外科、肿瘤内科、肿瘤放疗科及相关支持学科的多学科联合治疗可以获得最佳的治疗效果。对于可切除的MIBC，新辅助化疗联合根治性膀胱切除和盆腔淋巴结清扫术是MIBC治疗的金标准。对于局部进展难以手术根治的MIBC，以全身系统性治疗为主，同时联合局部治疗的治疗方法可以使患者最大获益。对于转移性膀胱癌，全身系统性治疗联合最佳支持治疗有助于改善患者的生存和生活质量。

MIBC患者行膀胱根治性切除术后仍有近50%进展为转移性膀胱癌。因此，单纯通过手术治疗并不能使大部分MIBC患者获得理想的疗效[4]。多个大型随机对照研究已证实以顺铂为基础的新辅助化疗能使MIBC患者获得生存获益。自20世纪80年代中期开始，多项膀胱癌研究均表明膀胱癌对以顺铂为基础的联合化疗有很好的反应率，研究结果表明新辅助化疗组的5年完全生存获益为8%，临床分期为T_3组完全生存获益则可达11%。$cT_{2\sim4a}$、N_0M_0（Ⅱ期或ⅢA期）的患者可采用以顺铂为基础的联合新辅助化疗[5~8]。不良反应及是否会影响手术是影响新辅助化疗决策的重要因素。随着化疗方案的不断完善，新辅助化疗的不良反应逐渐减小。根据已有的临床试验数据，新辅助化疗的主要不良反应有消化道反应、贫血及白细胞减少等，但不增加术后 3 ~ 4 级并发症的发生率。

关于 MIBC 术前行新辅助免疫治疗目前也正在探索中。正在开展新辅助免疫治疗的临床试验药物包括 PD-1/PD-L1 抑制剂单药、联合化疗或 ADC 药物或联合 CTLA-4 抑制剂等。PURE-01 研究结果显示帕博利珠单抗对 $cT_{2 \sim 3}N_1$ 膀胱癌患者的新辅助治疗取得了 42% 的 pT_0 和 54% 的肿瘤降期（$< T_2$）。特别是 PD-L1 表达综合阳性评分（Combined Positive Score，CPS）$> 10\%$ 的患者，有 54.3% 的患者取得了 pT_0[9]。ABACUS 研究显示阿特珠单抗作为 MIBC 患者新辅助治疗，取得了 31% 的 pT_0[10]。目前免疫检查点抑制剂在新辅助治疗中的角色还需要更多的循证医学证据来支持，建议在临床试验中应用。

经典的根治性膀胱切除术的范围包括膀胱及周围脂肪组织、输尿管远端，并同时行双侧盆腔淋巴结清扫术。男性还应切除前列腺及精囊；女性还应切除子宫、部分阴道前壁、附件。对于性功能要求高的年龄较轻的男性患者，保留神经血管束可以使部分患者保留性功能，但应保证肿瘤根治效果为前提，本病例初诊时临床分期为 T_3，不排除肿瘤侵犯膀胱周围脂肪可能，不适合行保留神经血管束的根治性膀胱切除。对于选择原位新膀胱作为尿流改道方式的女性患者，保留子宫可以改善术后尿控，降低尿潴留的风险。

肌层浸润性膀胱癌出现淋巴转移风险达 24% 以上，根治性膀胱切除术同期进行盆腔淋巴结清扫（pelvic lymph node dissection，PLND）不仅是一种治疗手段，还可以为预后判断提供重要的信息[4]。PLND 术式有标准淋巴结清扫和扩大淋巴结清扫两种。标准 PLND 的范围是髂总血管分叉处（近端），生殖股神经（外侧），旋髂静脉和 Cloquet 淋巴结（远端），髂内血管（后侧），包括闭孔区淋巴结。扩大 PLND 在标准淋巴结清扫的基础上向上扩展至主动脉分叉处，包括髂总血管、腹主动脉远端及下腔静脉周围淋巴脂肪组织，包括骶骨前淋巴结。尽管有研究显示扩大淋巴结清扫对患者有益，可以提高病理分期的准确性及提高术后生存率，但是淋巴清扫的合理范围目前尚无定论。对于大部分 MIBC 患者，推荐行标准盆腔淋巴清扫。对于术前或术中怀疑淋巴结转移者应考虑扩大淋巴结清扫。淋巴结清扫范围可根据肿瘤范围、病理类型、浸润深度和患者情况决定。

根治性膀胱切除术后尿流改道方式尚无标准方案，目前有多种方法可选，包括原位新膀胱、回肠通道、输尿管皮肤造口等[4]。尿流改道方式与术后并发症相关，尿流改道方式的选择需要根据患者的具体情况，如年龄、伴随疾病、心肺功能、术前肾功能、预期寿命、盆腔手术及放疗史等，并结合患者的认知功能、社会支持情况、个人意愿及术者经验慎重选择。医师术前应与患者充分沟通，告知患者尿流改道的各种手术方式及其优、缺点，由患者决定尿流改道方式。保护肾功能、提高患者生活质量是治疗的最终目标。原位新膀胱术由于患者不需要腹壁造口，保持了生活质量和自身形象，已逐渐被各大医疗中心作为根治性膀胱切除术后尿流改道的主要手术方式之一。回肠通道术是一种经典的简单、安全、有效的不可控尿流改道的术式，是不可控尿流改道的首选术式，也是最常用的尿流改道方式之一。输尿管皮肤造口术是一种简单的术式，并发症发生率方面，输尿管皮肤造口术要明显低于回、结肠通道术。但是输尿管皮肤造口术后出现造口狭窄和逆行泌尿系感染的风险比回肠通道术高。因此，该术式仅建议用于预期寿命短、有远处转移、姑息性膀胱全切、肠道疾患无法利用肠管进行尿流改道或全身状态不能耐受手术的患者。

根治性膀胱切除术和尿流改道术后的膀胱癌患者必须进行长期随访，随访重点内容包括肿瘤复发情况和尿流改道相关的并发症，包括输尿管狭窄或反流、贮尿囊尿潴留、造口旁疝、泌尿系感染、结石、尿失禁、相关代谢问题以及有无肿瘤复发及转移等[4]。

四、专家点评

本例是 T_3 期肌层浸润性膀胱癌的综合治疗的典型病例，采用新辅助化疗后根治性切除和扩大盆腔淋巴清扫，降低手术后的淋巴转移和远处转移风险，提高患者的 5 年生存率。对于 T_3 期膀胱癌根治手术后尿流改道的方法可以有回肠流出道、输尿管皮肤造瘘等。该例患者年纪较轻、对生活质量的要求高，在手术根治满意、尿道切缘和双侧输尿管切缘均干净的前提下，原位回肠新膀胱是一个合适的选择。MIBC 患者行膀胱根治性切除术后仍有近 50% 进展为转移性膀胱癌。

（点评专家：林天歆　中山大学孙逸仙纪念医院）

（病例提供：林天歆　范新祥　中山大学孙逸仙纪念医院）

参考文献

[1]Siegel RL，Miller KD，Jemal A.Cancer statistics 2019[J].CA Cancer J Clin，2019，69（1）：7-34.

[2]Burger M，Catto JW，Dalbagni G，et al.Epidemiology and risk factors of urothelial bladder cancer[J].Eur Urol，2013，63（2）：234-241.

[3]Chavan S，Bray F，Lortet-Tieulent J，et al.International variations in bladder cancer incidence and mortality[J].Eur Urol，2014，66（1）：59-73.

[4]黄健，王建业，孔垂泽，等.中国泌尿外科和男科疾病诊断治疗指南（2019版）[M].科学出版社，2019：27-79.

[5]Grossman HB，Natale RB，Tangen CM，et al.Neoadjuvant chemotherapy plus cystectomy compared with cystectomy alone for locally advanced bladder cancer[J].N Engl J Med，2003，349（9）：859-866.

[6]Rosenblatt R，Sherif A，Rintala E，et al.Pathologic downstaging is a surrogate marker for efficacy and increased survival following neoadjuvant chemotherapy and radical cystectomy for muscle-invasive urothelial bladder cancer[J].Eur Urol，2012，61（6）：1229-1238.

[7]Sherif A，Holmberg L，Rintala E，et al.Neoadjuvant cisplatinum based combination chemotherapy in patients with invasive bladder cancer：a combined analysis of two Nordic studies[J].Eur Urol，2004，45（3）：297-303.

[8]Witjes JA，Bruins HM，Cathomas R，et al.European association of urology guidelines on muscle-invasive and metastatic bladder cancer：summary of the 2020 guidelines[J].Eur Urol，2021，79（1）：82-104.

[9]Necchi A，Anichini A，Raggi D，et al.Pembrolizumab as neoadjuvant therapy before radical cystectomy in patients with Muscle-Invasive urothelial bladder carcinoma（PURE-01）：An Open-Label，Single-Arm，Phase Ⅱ Study[J].J Clin Oncol，2018，36（34）：3353-3360.

[10]Powles T，Kockx M，Rodriguez-Vida A，et al.Clinical efficacy and biomarker analysis of neoadjuvant atezolizumab in operable urothelial carcinoma in the ABACUS trial[J].Nat Med，2019，25（11）：1706-1714.

第二节

疑难病例

病例 13　肌层浸润性膀胱癌（T_2 期）以保膀胱为目的的综合治疗

一、病例摘要

1. 基本信息

患者为 60 岁女性，因"无痛性肉眼血尿半年"就诊。患者于半年前无明显诱因出现肉眼血尿，呈全程性，洗肉水样，无组织块、血块，无腰痛腹痛，无尿频尿急尿痛。门诊查泌尿系 B 超示局部膀胱壁稍厚，约 4mm。膀胱镜检查示膀胱右后壁见菜花样新生物（距右侧输尿管上方约 1cm），基底较广（病例 13 图 1）。表面附有白色坏死组织，取病理。活检病理示尿路上皮乳头状癌（膀胱右侧壁），Ⅱ级。门诊拟诊"膀胱恶性肿瘤"，为进一步诊疗收治入院。

回顾系统病史，患者否认高血压、心脏病、糖尿病等慢性病病史，否认肝炎、结核等传染病病史。诉有左氧氟沙星及五水头孢唑林钠过敏史，创伤性蛛网膜下隙出血病史，否认吸烟、饮酒个人史。

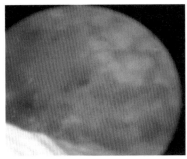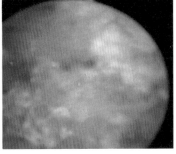

病例 13 图 1　初次手术治疗前膀胱镜图片

2．临床诊断

（1）膀胱恶性肿瘤。

（2）脑卒中。

3．诊疗经过

患者于 2015 年 9 月 18 日收入我院泌尿外科病房。完善术前评估，初始膀胱 MRI （平扫＋增强）检查示膀胱充盈良好，膀胱右后侧壁局部稍毛糙，见小片状段短 T_2 信号影，呈宽基底与膀胱壁相连，长径约 8mm，早期明显强化，肌层未见明确受累（病例 13 图 2）。于 2015 年 9 月 24 日全麻下行经尿道膀胱肿瘤电切术。术后病理示膀胱高级别尿路上皮癌，浸润膀胱肌层（$pT_2N_0M_0$）。术后先给予吉西他滨 1g 每周灌注 1 次，连续 6 次，与患者充分沟通后，患者表达了保留膀胱的强烈意愿。遂于 2015 年 11 月 5 日在全麻下行二次电切术，术后病理示膀胱黏膜慢性炎，（基底部）未见病变残留。后于 2015 年 11 月 13 日给予 3 个周期 GC 方案化疗，吉西他滨 1400mg（D1），顺铂（D2，D3，D4），共计 90mg，吉西他滨 1400mg（D8），伴随标准剂量 BCG 规律膀胱灌注治疗。以后每 3 个月复查膀胱镜，6 个月复查膀胱 MRI。

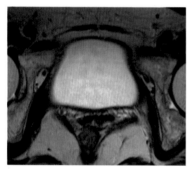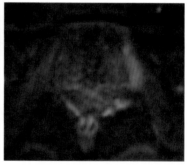

病例 13 图 2　术前膀胱 MRI 平扫＋增强检查示膀胱左侧壁占位性病灶

2017 年 8 月 15 日我院复查膀胱镜示右侧输尿管开口右侧可疑乳头状新生物，予以活检。活检病理回报为（膀胱）尿路上皮癌，Ⅱ级。2017 年 8 月 29 日复查膀胱 MRI（平扫＋增强）示膀胱肿瘤电切术后，术区未见明显异常信号，DWI 未见明显异常高信号。2017 年 8 月 31 日在全麻下行经尿道膀胱肿瘤电切术，术后病理示高级别浸润性尿路上皮癌（膀胱肿瘤），肿瘤浸润固有层。考虑患者 BCG 规律灌注 1 年余后第一次复发，遂决定此次术后继续予规律 BCG 灌注治疗。

2019 年 4 月 24 日至我院门诊复查尿脱落细胞学见少数可疑恶性肿瘤细胞，疑为高级别尿路上皮癌。2019 年 4 月 30 日复查膀胱镜示膀胱三角区黏膜充血，膀胱右后壁黏膜充血毛糙伴隆起，膀胱后壁散在充血，三处分别予以活检（病例13图3）。活检病理示尿路上皮癌。2019年5月27日在全麻下行经尿道膀胱肿瘤电切术，术后病理示膀胱可疑创面及随机活检仅见少量间质成分，伴炎细胞浸润及少量烧灼变形的组织。考虑患者第二次复发，在BCG规律灌注的基础上，在术后3个月增加了局部放射治疗（50Gy/25F）。现定期复查。末次膀胱MRI复查于2021年12月5日完成，未见异常病灶（病例13图4）。

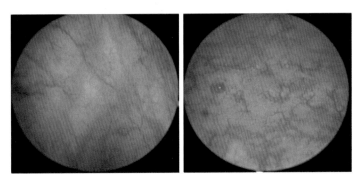

病例13图3　末次手术后复查膀胱镜图片

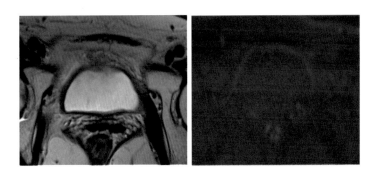

病例13图4　末次手术术后膀胱MRI平扫＋增强检查示膀胱无占位性病灶

4. 随访

患者分别于2020年7月9日、2021年1月14日、2021年7月25日复查膀胱镜检查，均未见膀胱内肿瘤复发。

二、病例分析

该例患者为中年女性，一般身体状况较好，因血尿病史就诊，初次电切术后病理示肌层浸润性膀胱癌。膀胱癌是常见的泌尿生殖系统肿瘤，肌层浸润性膀胱癌是根治性膀胱切除术的手术指征。该患者具有较强烈的保膀胱意愿，遂予二次电切及GC方案的辅助化疗方案伴随规律膀胱灌注。定期复查膀胱镜及膀胱 MRI 观察肿瘤控制与保留膀胱是该患者诊疗方案的关键点。

结合本中心对于高危进展及复发病例的管理方案，主诊医生决定采用二次电切等辅助方案对患者施与治疗，主要包括首次电切术后 1 个月行二次电切及辅助的 GC 化疗和膀胱灌注 BCG 方案。二次电切治疗的目的，一方面是为了减少首次电切时的肿瘤残留，降低疾病复发和进展的概率；另一方面通过对原肿瘤基底部位再次深切、可疑部位随机活检，进一步明确肿瘤的精准分期和改善患者的预后。病理明确肿瘤创面及其基底部未见病变残留，同样也存在保膀胱的指征，因此也为后期保膀胱的一系列治疗方案的施行提供了重要的临床依据。

尿路上皮癌存在较高的复发进展可能，因此在手术治疗以外，经过充分的告知并获得患者理解后，安排了小剂量的辅助化疗。为达到更好的肿瘤控制效果，我们在二次电切术后一周行 GC 方案的辅助化疗。GC 方案化疗的目的主要是最大限度的肿瘤降期，控制微转移，降低复发率，最终延长生存。化疗方案参考膀胱尿路上皮癌的经典一线方案（GC 方案，3 个周期）。当然，目前 TMT 疗法（TURBT 联合同步放化疗的三联疗法）是最常用也是被认为最具有前景的保膀胱策略。因患者具有较高的依从性，我们在患者第二次复发后也进行了标准剂量的放疗。同时嘱咐患者规定期间定期复查及接受随访（3 ~ 6 个月左右），包括泌尿系影像学检查和膀胱镜检查，监测肿瘤控制效果和手术并发症。一旦发现可疑肿瘤复发，则可及时进入新一轮的保膀胱综合治疗。如发现术后化疗药物出现的骨髓抑制、灌注药物出现的膀胱出血、尿路感染等，也可及时治疗，避免影响全身其他器官功能。该患者目前随访至末次手术后 27 个月，诸次影像学检查未见肿瘤复发进展迹象；术后各器官功能稳定，患者无需接受全膀胱切除术治疗，保证有较好的生活质量。

综上所述，该例患者具有强烈保膀胱意愿，也具有较明确的保膀胱指征，该患者同时具有较好的依从性。在保膀胱手术的基础上，结合化疗、放疗、膀胱灌注等综合治疗手段，达到了令人满意的肿瘤控制效果，且充分保护了膀胱，兼顾了患者的生活质量。

三、疾病介绍

膀胱肿瘤是一种临床相对常见的泌尿系肿瘤，在世界范围内，膀胱癌的发病率居恶性肿瘤的第 9 位，死亡率居恶性肿瘤的第 13 位[1]。病理类型以尿路上皮癌为主[2]，占膀胱癌 90% 以上。侵犯肌层组织的膀胱尿路上皮癌通常预后较差，T_2 期膀胱癌其

5 年特异性生存率 68%，若侵犯膀胱周围组织则仅有 25% ~ 30%[3]。而对于分期早、级别低的膀胱癌患者，保留膀胱的综合治疗也可获得与根治性手术相当的生存预后，且手术并发症更少 [4]。

膀胱癌可以根据不同的临床及病理特征进行风险分层 [5]。影响膀胱癌复发和进展的危险因素有：肿瘤的数量、大小、分期、分级，复发的频率及是否存在原位癌（CIS）。同时符合以下情况的可认为是低危肿瘤：①原发、单发、TaG1（低级别）、直径 < 3cm，没有 CIS；而中危肿瘤：所有不包含在低危和高危分类；具有以下任一特征的则可认为是高危肿瘤：① T_1 期肿瘤；② G_3（高级别肿瘤）；③ CIS；④同时满足：多发、复发和直径 > 3cm 的 $T_aG_1G_2$（低级别）；具有以下任一特征的则可认为是极高危肿瘤：① T_1G_3（高级别）并发 CIS；②多发、大的、复发的 T_1G_3（高级别）；③ T_1G_3（高级别）并发前列腺部尿道 CIS；④尿路上皮癌伴不良组织学变异亚型；⑤ BCG 治疗失败的 NMIBC。

对于非转移的高危、肌层浸润膀胱癌，新辅助化疗后根治性膀胱切除术（RC）＋盆腔淋巴结清扫是标准手术方式 [6]。而对于低危、无转移的肌层浸润膀胱癌可以推荐接受保留膀胱的手术治疗 [7]。相比根治性手术，保留膀胱手术可以避免手术并发症的发生（如失血性贫血、肠梗阻等），同时不会明显影响肿瘤预后。此外，对有保留膀胱意愿的患者，也可选择性地开展保留膀胱的手术治疗。当然，我们应针对患者的个体化特征，选定适合人群的最佳治疗方案。对于以下患者：① T_2 期肿瘤；②无肾积水；③无 CIS；④ TURBT 彻底；⑤单灶性病灶；可以优先选择保膀胱治疗。然而具有以下任一特征的则可认为不适合保膀胱治疗：① T_{3b} ~ T_{4b} 期肿瘤；②存在肿瘤相关性肾积水；③弥散性 CIS；④淋巴结阳性；⑤前列腺间质浸润。

保留膀胱的手术治疗方式主要包括经尿道最大限度膀胱肿瘤切除术（cTURBT）和膀胱部分切除术。cTURBT 是指对可见膀胱肿瘤的彻底切除，对于 T_2 期患者，初次 TURBT 术后行二次 TURBT 并结合多联综合治疗（MMT）有助于保留膀胱 [8]。cTURBT 联合放、化疗的目标是保留膀胱和生活质量，但不降低肿瘤的控制效果。结合放疗的目的是对原发肿瘤和局部淋巴结的控制。加以化疗是为了提升放疗效力，控制微转移。对于选择该方案患者，应在化疗 3 周期后行膀胱镜复查，即使未发现残留病灶，也要警惕有残留病灶存在的可能；如病灶仍存在，则需及时进入新一轮的保膀胱综合治疗。

一项比较 RC 与 MMT 保留膀胱的研究入组 173 例 cT_2 ~ cT_4 MIBC 患者，结果显示，保留膀胱组在生活质量、认知、身体形象、性功能、肠道功能等方面显著优于 RC 组 [9]。

美国肿瘤放射治疗协作组（RTOG）一项入组 468 例 MIBC 患者的前瞻性 MMT 研究显示，随访 4.3 年，69% 的患者在 MMT 治疗后完全缓解（CR，T_0）；5 年和 10 年的 OS 分别是 57% 和 36%[10]。

膀胱部分切除术可用于接受保留膀胱手术的膀胱肿瘤患者，适用于肿瘤位于膀胱憩室内、输尿管开口周围或肿瘤位于 TURBT 手术操作盲区，以及术前影像学提示膀胱肿瘤但存在严重尿道狭窄和无法承受截石位的患者。膀胱部分切除术时应适当进行盆腔淋巴结清扫术。当然，膀胱部分切除术存在肿瘤种植的风险，应当与患者告知相关风险。膀胱部分切除术会最大限度地切除肿瘤。

综合治疗已成为膀胱肿瘤治疗的新趋势。膀胱癌的综合治疗主要包括膀胱腔内灌注治疗、系统性辅助 / 新辅助化疗、辅助放疗和基于免疫检查点抑制剂的免疫治疗。其中膀胱内灌注治疗，包括卡介苗灌注免疫治疗和吉西他滨或丝裂霉素 C 灌注化疗[11]。膀胱灌注治疗被认为可能降低膀胱内复发的风险。

膀胱癌的系统性化疗方案主要是基于铂类的 GC、ddMVAC（剂量密集型 MCAC）和 CMV 方案，GC 方案是目前临床最常用的标准一线治疗方案。有研究表明，新辅助化疗可以降低术后病理分期，甚至可能达到完全缓解[12～15]。一项开放标签、双臂、Ⅲ 期的临床试验中，GC 新辅助化疗方案与 ddMVAC 的新辅助化疗方案相比，完全缓解率（pT_0）分别为 42%、36%，$P = 0.2$[16]。与仅接受根治性手术的患者相比，新辅助化疗可以降低术后肿瘤复发、改善生存情况[17]。对于根治性手术后辅助化疗，目前有证据认为其可延长总生存期及无病生存期，并且在淋巴结转移阳性的患者中，其无病生存期获益更明显[18]。对于一些严格选择的患者，采用 TURBT 联合以顺铂为基础的静脉化疗的综合治疗，可能在保膀胱的同时延长患者的生存[19]。

近年来 PD-1/PD-L1 通路的免疫检查点抑制剂在尿路上皮癌领域中取得了很大突破。主要的药物包括帕博利珠单抗为代表的 PD-1 抑制剂，阿替利珠单抗为代表的 PD-L1 抑制剂。目前针对尿路上皮癌的免疫治疗研究主要集中在进展性、转移性肿瘤[20]。当然对于一些 NMIBC 患者，新辅助免疫治疗的一些临床试验正在开展中（NCT02625961）。目前帕博利珠单抗和阿替利珠单抗可作为不适合顺铂且 PD-L1 表达阳性患者的一线治疗方案，分别提示其客观反应率达 22%[21] 和 33%[22]。免疫检查点抑制剂也可作为铂类化疗失败的进展性尿路上皮癌患者的二线治疗选择。一项开放、多中心、随机、Ⅲ 期的临床试验（KEYNOTE 045）比较单药帕博利珠单抗与化疗药（联合紫杉醇、多西他赛）在铂类化疗失败后的晚期尿路上皮癌患者中的疗效，结果帕博利珠单抗组的 ORR（21.1% VS 11.4%，$P = 0.001$）与 mOS（8.0 个月 VS 5.2 个月，

$P = 0.005$）优于化疗组[23]。

目前新辅助免疫治疗在膀胱癌治疗中的研究逐渐深入，分单药免疫治疗、双药免疫治疗和联合放化疗的综合辅助治疗方案。一项基于单免的 II 期研究报道 Pembrolizumab 对 $cT_{2～3}N_1$ 的膀胱癌患者的新辅助免疫治疗取得了 42% 的 pT_0 和 54% 的降期（$< pT_2$）[24]。Van 等[25] 在 NABUCCO 临床试验中也报道了 ipilimumab 联合 nivolumab 在局部晚期尿路上皮癌的新辅助免疫治疗研究，结果显示 11 例患者（46%）有病理完全缓解（pCR）；14 名患者（58%）没有剩余的浸润性疾病（pCR 或 $pTisN_0/pTaN_0$）一项开放标签、多中心、II 期的临床试验中（NCT03294304），nivolumab 联合吉西他滨和顺铂新辅助治疗 MIBC 患者获得了显著的效果，病理学完全缓解率（pCR）为 49%，病理学降期率（$< pT_2$）为 66%。2021 年 ASCO 大会上也介绍了一项多中心 2 期研究（NCT02621151）评估了帕博利珠单抗联合吉西他滨化疗及同步大分割放疗作为保膀胱策略用于 MIBC 的效果。该研究实际上是在 TMT 的基础上又联合了免疫治疗。研究结果示治疗后 12 周的 CR 率为 80%。疗效观察组的 1 年膀胱保留无病率达 88%，所有患者的 1 年无转移生存率达 85%。与之类似的还有 ANZUP1502 研究（PD-1 单抗＋放化疗初步探索）也突出了免疫治疗在保膀胱领域的价值，其疗效分析在 24 周时，9/10 例患者达到膀胱镜检查 CR，且无远端转移。

目前新型靶向药物及 ADC 药物治疗膀胱癌的临床研究正在国内外进行。一项 II 期临床研究结果显示在既往接受过治疗，有 FGFR 突变且局部晚期和不可切除或转移性尿路上皮癌的患者中，ORR 能达到 40%，mOS 为 13.8 个月，该临床试验证明此类患者口服 Erdafitinib 能明显获益[26]。最近对于 $cT_{2～3b}N_0M_0$ 的膀胱癌患者，RC48-ADC 联合 Triplizumab 在术前新辅助免疫治疗的一项单中心临床试验正在开展中（NCT05016973）。以上研究结果对膀胱癌保留膀胱手术围术期的新辅助 / 辅助治疗具有一定的参考价值。

四、专家点评

该患者临床分期为 $T_2N_0M_0$，通过综合运用二次电切、BCG 维持灌注、化疗和放疗，已经成功保膀胱 6 年，极大地提高了患者的生活质量。目前，随着人们健康意识的提高和体检的普及，中、低危的肌层浸润性膀胱癌的比重越来越高，同时基因组学、影像组学及病理组学的发展，以及多种免疫检查点抑制剂、靶向药、ADC 药物的出现，使这部分患者在不影响肿瘤学预后的基础上保膀胱的成功率极大增高。后期随着一系

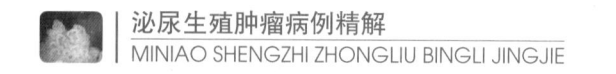
列临床研究的开展，会给我们保膀胱治疗提供很多循证医学的证据和策略。

（点评专家：姜昊文　复旦大学附属华山医院）

（病例提供：吕　强　南京医科大学第一附属医院）

参考文献

[1]Ferlay J，Soerjomataram I，Dikshit R，et al.Cancer incidence and mortality worldwide：sources，methods and major patterns in GLOBOCAN 2012[J].Int J Cancer，2015，136（5）：359-386.

[2]Antoni S，Ferlay J，Soerjomataram I，et al.Bladder cancer incidence and mortality：a global overview and recent trends[J].Eur Urol，2017，71（1）：96-108.

[3]Del Giudice F，Barchetti G，De Berardinis E，et al.Prospective assessment of vesical imaging reporting and data system（VI-RADS）and its clinical impact on the management of high-risk non-muscle-invasive bladder cancer patients candidate for repeated transurethral resection[J].Eur Urol，2020，77（1）：101-109.

[4]Seisen T，Sun M，Lipsitz SR，et al.Comparative effectiveness of trimodal therapy versus radical cystectomy for localized muscle-invasive urothelial carcinoma of the bladder[J].Eur Urol，2017，72（4）：483-487.

[5]Sylvester RJ，Rodriguez O，Hernandez V，et al.European association of urology（EAU）prognostic factor risk groups for non-muscle-invasive bladder cancer（NMIBC）incorporating the WHO 2004/2016 and WHO 1973 classification systems for grade：an update from the EAU NMIBC guidelines panel[J].Eur Urol，2021，79（4）：480-488.

[6]Chakiryan NH，Jiang DD，Gillis KA，et al.Pathological downstaging and survival outcomes associated with neoadjuvant chemotherapy for variant histology muscle invasive bladder cancer[J].J Urol，2021，206（4）：924-932.

[7]Polineni P，Ashack L，Kalapurakal J，et al.Trimodality treatment for muscle-invasive bladder cancer：an institutional experience[J].Adv Radiat Oncol，2021，6（5）：100718.

[8]Geavlete P, Georgescu D, Florea I.Second transurethral resection and adjuvant radiotherapy in conservative treatment of pT2N0M0 bladder tumors[J].Eur Urol, 2003, 43（5）: 499–504.

[9]Mak KS, Smith AB, Eidelman A, et al.Quality of life in long–term survivors of muscle–invasive bladder cancer[J].Int J Radiat Oncol Biol Phys, 2016, 96（5）: 1028–1036.

[10]Mak RH, Hunt D, Shipley WU, et al.Long–term outcomes in patients with muscle–invasive bladder cancer after selective bladder–preserving combined–modality therapy: a pooled analysis of radiation therapy oncology group protocols 8802, 8903, 9506, 9706, 9906 and 0233[J].J Clin Oncol, 2014, 32（34）: 3801–3809.

[11]Babjuk M, Burger M, Comperat EM, et al.European association of urology guidelines on non–muscle–invasive bladder cancer（TaT1 and Carcinoma In Situ）–2019 update[J].Eur Urol, 2019, 76（5）: 639–657.

[12]Grossman HB, Natale RB, Tangen CM, et al.Neoadjuvant chemotherapy plus cystectomy compared with cystectomy alone for locally advanced bladder cancer[J].N Engl J Med, 2003, 349（9）: 859–866.

[13]Sherif A, Holmberg L, Rintala E, et al.Neoadjuvant cisplatinum based combination chemotherapy in patients with invasive bladder cancer: a combined analysis of two nordic studies[J].Eur Urol, 2004, 45（3）: 297–303.

[14]Stenzl A, Cowan NC, De Santis M, et al.The updated EAU guidelines on muscle–invasive and metastatic bladder cancer[J].Eur Urol, 2009, 55（4）: 815–825.

[15]Rosenblatt R, Sherif A, Rintala E, et al.Pathologic downstaging is a surrogate marker for efficacy and increased survival following neoadjuvant chemotherapy and radical cystectomy for muscle–invasive urothelial bladder cancer[J].Eur Urol, 2012, 61（6）: 1229–1238.

[16]Pfister C, Gravis G, Flechon A, et al.Randomized phase Ⅲ trial of dose–dense methotrexate, vinblastine, doxorubicin, and cisplatin, or gemcitabine and cisplatin as perioperative chemotherapy for patients with muscle–invasive bladder cancer. Analysis of the GETUG/AFU V05 VESPER Trial Secondary Endpoints: chemotherapy toxicity and pathological responses[J].Eur Urol, 2021, 79（2）: 214–221.

[17]Yin M, Joshi M, Meijer RP, et al.Neoadjuvant chemotherapy for muscle–

invasive bladder cancer : a systematic review and two-step meta-analysis[J].Oncologist, 2016, 21 (6): 708-715.

[18]Leow JJ, Martin-Doyle W, Rajagopal PS, et al.Adjuvant chemotherapy for invasive bladder cancer : a 2013 updated systematic review and meta-analysis of randomized trials[J].Eur Urol, 2014, 66 (1): 42-54.

[19]Solsona E, Climent MA, Iborra I, et al.Bladder preservation in selected patients with muscle-invasive bladder cancer by complete transurethral resection of the bladder plus systemic chemotherapy : long-term follow-up of a phase 2 nonrandomized comparative trial with radical cystectomy[J].Eur Urol, 2009, 55 (4): 911-919.

[20]Witjes JA, Bruins HM, Cathomas R, et al.European association of urology guidelines on muscle-invasive and metastatic bladder cancer : summary of the 2020 guidelines[J].Eur Urol, 2021, 79 (1): 82-104.

[21]Balar AV, Castellano D, O' Donnell PH, et al.First-line pembrolizumab in cisplatin-ineligible patients with locally advanced and unresectable or metastatic urothelial cancer (KEYNOTE-052): a multicentre, single-arm, phase 2 study[J]. Lancet Oncol, 2017, 18 (11): 1483-1492.

[22]Balar AV, Galsky MD, Rosenberg JE, et al.Atezolizumab as first-line treatment in cisplatin-ineligible patients with locally advanced and metastatic urothelial carcinoma : a single-arm, multicentre, phase 2 trial[J].Lancet, 2017, 389 (10064): 67-76.

[23]Bellmunt J, de Wit R, Vaughn DJ, et al.Pembrolizumab as second-line therapy for advanced urothelial carcinoma[J].N Engl J Med, 2017, 376 (11): 1015-1026.

[24]Necchi A, Anichini A, Raggi D, et al.Pembrolizumab as neoadjuvant therapy before radical cystectomy in patients with muscle-invasive urothelial bladder carcinoma (PURE-01): an open-label, single-arm, phase Ⅱ study[J].J Clin Oncol, 2018, 36 (34): 3353-3360.

[25]Van Dijk N, Gil-Jimenez A, Silina K, et al.Preoperative ipilimumab plus nivolumab in locoregionally advanced urothelial cancer : the NABUCCO trial[J].Nat Med, 2020, 26 (12): 1839-1844.

[26]Loriot Y, Necchi A, Park SH, et al.Erdafitinib in locally advanced or metastatic urothelial carcinoma[J].N Engl J Med, 2019, 381 (4): 338-348.

病例 14　肌层浸润性膀胱癌（T_2+ 期）合并输尿管癌的综合治疗

一、病例摘要

1. 基本信息

患者为 58 岁男性，因"间断无痛性血尿 2 年余，加重 4 周"就诊。患者于 2 年前无明显诱因出现肉眼血尿，无尿频尿急尿痛，无腰腹部疼痛、发热等不适，自感停止服用阿司匹林后可稍微缓解，遂未予重视。4 周前肉眼血尿加重，呈持续性，且伴尿频尿急尿痛，无腰腹部疼痛、发热等不适，自行服用"碎石散"等药物后（具体不详）症状缓解不明显，遂至我院门诊就诊，行尿路造影（病例 14 图 1）示"膀胱后壁偏左侧肿块伴左侧肾盂输尿管扩张，左肾积水。"泌尿系 B 超示"左侧输尿管末端实质性占位（浸润性），左肾积水，前列腺增生伴钙化"。门诊以"膀胱肿瘤，左侧输尿管肿瘤"收入院进一步诊疗。

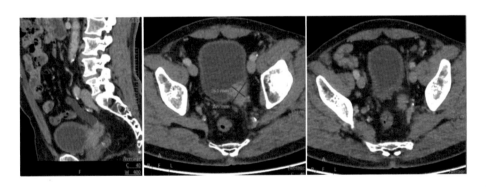

病例 14 图 1　术前 CTU 检查示膀胱及左侧输尿管末端占位性病灶

回顾系统病史，患者高血压病史 20 年，4 年前因"急性心肌梗死"行支架置入术，后规律服用"阿司匹林、缬沙坦氨氯地平片、阿托伐他汀、美托洛尔"等药物，病情稳定，血压控制理想；6 年前确诊为糖尿病，服用"拜糖平"控制血糖，2 年前改服"曲格列汀"血糖控制尚可。否认其他相关疾病。

个人史：吸烟史约 30 年，平均 60 支 / 日，尚未戒烟；饮酒史约 20 年，平均 150g 酒精量 / 日，无食物、药物过敏史。

2．初步诊断

（1）膀胱占位：恶性肿瘤。

（2）左侧输尿管下段占位。

（3）高血压（3级，很高危）。

（4）冠状动脉支架植入术后状态。

（5）糖尿病2级。

（6）肝多发囊肿。

（7）前列腺增生。

3．诊疗经过

患者于2021年3月3日收入我院泌尿外科病房，继续完善相关检查。查肾功能提示肌酐110μmol/L。肾动态：左肾积水，肾血流灌注及实质功能中－重度受损，肾小球滤过率（GFR）为17.9ml/min，右肾功能大致正常，GFR为72.0ml/min。全身骨显像未见明确骨转移灶；膀胱镜提示三角区可见黏膜充血水肿，上覆大量坏死组织，取三角区小米大小组织2块行病理检查提示低分化癌，免疫组化提示高级别尿路上皮癌；胸部CT提示右肺下叶后段及下叶后基底段小结节，建议定期复查。遂拟给予吉西他滨新辅助化疗＋替雷利珠单抗新辅助免疫治疗4个周期。新辅助治疗2个周期后行PET-CT提示：①膀胱后壁偏左侧恶性病变，左侧输尿管下段受累，左输尿管及左肾积水。②两肺散在多发微、小结节，多考虑良性，建议随诊观察。③胃底胃壁葡萄糖代谢增高，考虑炎性。④肝多发囊肿。4个周期后复查胸部CT提示小结节基本同前；CTU提示膀胱内病变稍变小，左侧输尿管末端病变未见明显变化，左肾左输尿管扩张积水，右侧髂血管区肿大淋巴结，以上较前片未见明显变化（病例14图2）；B超提示左输尿管下段实质性占位，左肾积水，前列腺低回声结节；查PSA 2.17ng/ml；行膀胱镜检查提示左侧输尿管口附近可见苔藓样改变，范围较前明显缩小，余壁未见明显异常（病例14图3）。与患者充分沟通后于2021年6月1日在全麻下行机器人辅助腹腔镜下根治性膀胱全切＋回肠膀胱术＋左侧输尿管癌根治术。术后病理提示膀胱及左侧输尿管下段高级别尿路上皮癌，侵及全层，其中膀胱癌伴鳞状腺样分化，神经浸润及脉管内癌栓形成；左盆腔（5/14个）和右盆腔（8/20个）有高级别尿路上皮癌转移，前列腺癌（Gleason评分4＋3＝7分）侵及被膜，最大径约1.5cm；免疫组织化学提示PD-L1阳性（SP263检测法：TPS：+1%；ICP：+5%），FISH-HER2检查提示HER2基因未见扩增；术后病理标本行MRD提示PD-L1扩增，除TP52、MLL2、CTNNA1、MAF、CCND1、FGF19、FGF3、FGF4、JAK2等发生突变外，MLH1和

MSH2 等基因错配修复基因（MMR）也突变。术后 1 个月（2021 年 7 月 9 日）查肾功能提示肌酐 100μmol/L；给予 CG 方案化疗和替雷利珠单抗免疫治疗 4 ~ 6 周期（截至成稿时已完成 2 周期），术后近 3 个月（2021 年 8 月 23 日）开始放疗，计划为期五周，每周周一到周五。

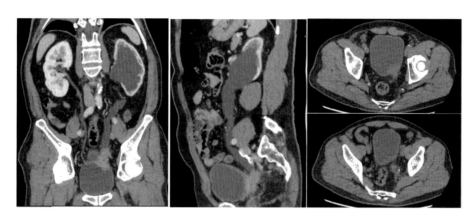

病例 14 图 2　新辅助治疗后 CTU 检查

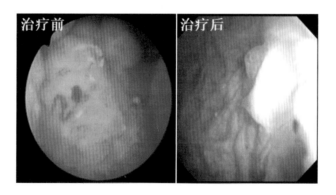

病例 14 图 3　新辅助治疗前后膀胱镜检查

4.随访

患者分别于 2021 年 7 月 9 日、2021 年 8 月 17 日复查泌尿系 B 超，均未见肿瘤复发。期间多次复查肾功能，肌酐维持在 60 ~ 100μmol/L。

二、病例分析

该例患者为中年男性，因血尿等行相关检查，阅读 CT 片可观察到膀胱内部实质性占位，位于三角区且瘤体较大，膀胱轮廓不规则，结合膀胱镜及活检病理等结果，基本考虑诊断为肌层浸润性膀胱癌；同时合并有输尿管下段实质性占位，考虑诊断为左侧输尿管肿瘤。肌层浸润性膀胱肿瘤同时合并上尿路癌的病例比较少见，据相关报道其预后也较差。但考虑到患者为中年男性，与患者充分沟通后选择积极治疗，因此除积极手术治疗外，术前术后的辅助治疗也是改善预后的关键。

充分告知相关风险后，为患者安排行新辅助治疗。目前膀胱上皮癌的一线新辅助化疗方案为铂类药物，然而患者肾功能较差，因此选择吉西他滨药物，为进一步加强新辅助化疗的治疗效果，同时配合行 PD-1 抑制剂免疫治疗治疗，达到强强联手的目的。初步制定行 4 周期新辅助治疗，向患者强调治疗期间需严格完善相关检查，以评估疾病状况，若疾病进展则更改治疗计划。治疗 2 周期后行 PET-CT 提示肿瘤稳定，可以考虑疾病稳定（stable disease，SD），遂继续执行原治疗方案。4 周期后再次评估，CTU 显示膀胱内病变稍变小，而左侧输尿管末端病变未见明显变化，膀胱镜提示膀胱内病变范围较前明显缩小。与患者充分讨论后于末次化疗 2 周后行根治性膀胱全切＋左侧肾输尿管根治性全切术。术后病理提示膀胱和左侧输尿管尿路上皮癌，均侵及全层，其中膀胱癌伴有鳞状腺样分化，神经浸润及脉管内癌栓形成等高危因素；此外有淋巴结转移和前列腺癌偶发癌。基于以上病理，判断患者伴有众多高危因素，因此安排患者行术后 1 个月行辅助治疗。

目前尿路上皮癌术后辅助治疗的一线药物为铂类化疗药物，其中以顺铂为首选。化疗方案为 CG 方案（顺铂＋吉西他滨，4 周期），查肾功能为 100 μmol/L，将顺铂的剂量调整为推荐剂量的 60%，查病理免疫组织化学发现 PD-L1 阳性，MRD 发现 PD-L1 扩增，MLH1 和 MSH2 等基因错配修复基因（MMR）也突变，因此化疗的基础上配合行 PD-1 抑制剂免疫（替雷利珠单抗）治疗治疗。此外安排患者行为期五周的放射治疗，进一步巩固治疗疗效。

该患者目前正在放化疗周期中，定期查肾功能稳定，行影像学检查未见肿瘤复发进展迹象。此患者膀胱癌同时伴发上尿路上皮癌，其病理提示合并脉管内癌栓等高危因素和局部淋巴结转移等，在手术的基础上，结合术前新辅助及术后辅助治疗等手段，可达到控制肿瘤的效果，改善患者的预后。

三、疾病介绍

据肿瘤的位置，可将尿路上皮癌分为上尿路癌（肾盂癌和输尿管癌）和下尿路癌（膀胱癌和尿道癌），其中膀胱癌占 90%，在这当中仅 15% ~ 20% 为肌层浸润性肿瘤。上尿路癌约占 5% ~ 10%，同时合并膀胱癌比较少见，仅约为 0.8% ~ 1.7%，而上尿路癌与肌层浸润型膀胱癌同时发生者更为罕见[1]。对于膀胱癌而言，单纯行膀胱根治性切除术，5 年生存率仅为 50%[2]，而仅行 RNU 手术的 UTUC 患者，其 5 年的无疾病生存率也仅为 55%[3]。若 UTUC 和肌层浸润性膀胱癌同时发生，其预后更差。Perez 等人报道 15 例患者中，尽管给予铂类药物等化疗，仍有 8 例患者于术后 17 个月内发生复发转移等[1]。因此除手术治疗外，全身辅助治疗对改善患者预后也是发挥不可替代的作用。

肌层浸润性膀胱癌的标准手术方式为根治性膀胱全切，然而极个别患者可选择保膀胱多模式治疗（MMT）；MMT 结合了经尿道膀胱肿瘤电切（TURBt）、化疗和放疗。将 TURB 与放疗相结合以实现膀胱和邻近淋巴结的局部肿瘤控制，添加全身化疗可增强放疗效果。MMT 可在不影响预后的情况下保留膀胱和生活质量。目前没有完整的 RCT 比较 MMT 与标准治疗的结果，因此 MMT 多数适用于不适合行膀胱切除术的患者。此外部分患者（T$_2$，且无 CIS）亦选择 MMT 治疗[4]，但广泛的 CIS 和膀胱功能差均应视为强烈的禁忌证。可根据肿瘤特点将 UTUC 分为低危和高危[5]，其中低危肿瘤需满足以下所有条件：①病灶单发；②肿瘤大小 < 2cm；③细胞学检查和活检均为低级别肿瘤；④ CTU 等检查未发现浸润倾向。而不满足以上标准任何一项或合并肾盂积水，或既往有膀胱癌病史，或病理类型变异等，均认为是高危肿瘤。低危肿瘤可行保留肾单位手术，如内镜治疗或输尿管切除术等，而高危肿瘤的标准治疗方案为根治性肾输尿管切除＋膀胱袖状切除术，无关肿瘤的位置。然而部分高危患者，如孤独肾、肾功能不全或双侧上尿路癌患者，也可选择保留肾单位手术，但需充分与患者协商、评估肿瘤学结果等。

除手术外，辅助治疗也是必不可少。因组织学相似，传统中将 UTUC 和膀胱癌归为一类，然而这两类肿瘤有不同的胚胎前体，且对治疗有不同的反应，这导致许多人认为他们应该被视为不同的疾病，近期的分子基础研究更是证明了这点[6]。然而目前 UTUC 的多数辅助治疗方案（如新辅助化疗）仅有回顾性研究或小型前瞻性研究，更多的是参考了膀胱癌的治疗方案，因此未来还需更多的独立 UTUC 相关治疗的临床研究。

与单纯手术相比，新辅助化疗可将膀胱癌的 5 年总生存率提高 8%[7]，10 年生存率提高 6%[8]，在 UTUC 中，虽目前尚无多中心随机对照试验的支持，但部分小型前瞻性、回顾性研究亦证实新辅助化疗对疾病有潜在益处，其肿瘤分期明显降低，约 11% 出现了完全缓解[9]。这种在术前进行化疗可将微转移的可能性降至最低，且相比起术后化疗，术前新辅助化疗的耐受性和依从性较好。因此目前指南均推荐膀胱尿路上皮癌行新辅助化疗。然而膀胱癌和 UTUC 对新辅助化疗的反应存在差异。Andrea 等人在一项大型多中心患者中对比膀胱癌和 UTUC 患者对 NAC 的反应，发现膀胱癌患者的病理完全缓解率（pCR）更高 [10]。其原因可能为，与 UCB 相比，UTUC 主要为 Luminal 型，而 Luminal 型对铂类化疗并不敏感 [11, 12]。然而还需注意一点，因术前无法准确判断分期，因此在无肌层浸润的 UTUC 患者中可能造成过度治疗。此外，在那些化疗无反应的患者中，新辅助化疗可能会延迟手术的实施 [13]、降低生存率等。因此未来在精准治疗的药物环境中，应确定准确的筛选标准，以筛选出适合行新辅助化疗的患者。然而总体来说，考虑到良好的反应和肿瘤缩小率，NAC 似乎是有希望的，尽管目前支持其在 UTUC 中使用的证据最多也只是在 2 级 [9]。

　　术后辅助化疗在 $pT_{3\sim4}$ 或淋巴结阳性的患者中仍有争议，其优点是化疗是在术后病理结果的指导下进行的，因此避免了对微转移风险低的患者进行治疗；但缺点是不能评估体内化学敏感性，因而可能存在过度治疗；此外由于术后并发症，容易出现化疗延迟或化疗不可耐受等问题 [14]。关于术后辅助化疗的三期临床试验有限，一项回顾性队列分析显示化疗对高危患者（侵及膀胱外或淋巴结受累）的 OS 有益（HR：0.75；95% CI：0.62 ~ 0.90）[15]；另一项基于美国国家癌症数据库（NCDB）的大型回顾性研究分析了 15397 名局部晚期（pT3/4）或 LN 阳性疾病患者，也证明了术后化疗对尿路上皮癌患者的 OS 获益 [16]。但在伴有变异或纯变异组织学的患者中，没有发现任何益处。然而最近一项大规模 RCT 显示出术后辅助化疗仅对患者的 PFS 有显著改善（HR：0.54；95% CI：0.4 ~ 0.73，$P < 0.0001$），但无明显 OS 获益 [17]。因此从目前可用的证据来看，仍不清楚术后立即辅助化疗是否比肿瘤复发后再行化疗更好，或者这两种方法在 OS 终点方面是否相当。在手术前应告知患者潜在的化疗方案，包括新辅助化疗和辅助化疗，以及辅助化疗的有限证据。然而在 UTUC 中，如果患者肾功能合适，术后化疗对 UTUC 的生存率有益，在一项 RCT 研究表明，与单纯手术相比，RNU 术后辅助化疗可将复发风险降低 50% 以上，且毒性特征似乎是可以接受的 [18]。

　　目前推荐的新辅助化疗方案为以顺铂为基础的 GC 方案或 MVAC 方案，UTUC 的方案亦是由膀胱癌推断而来。然而近一半患者因肾功能不全等因素并不适合行顺铂治疗，因此不推荐这类患者行术前新辅助化疗，术后尝试其他二线化疗方案，如以卡铂为基础的联合方案等。然而近几年来逐渐增加的免疫治疗（PD-1/PD-L1 检查点抑制剂）有望改善这类患者的处境。目前关于尿路上皮癌的免疫治疗的报道主要集中在转移性或不可手术的患者中，而将免疫治疗应用于新辅助治疗时，现有多项研究正在进行中，仅公布了一项使用帕布利珠单抗的二期试验的初步结果 [19]。在这份报告中，42% 的患者达到完全病理缓解（pT0），54% 的患者出现病理反应（< pT2）。虽然免疫疗

法尚未在新辅助环境中获得批准，但已有研究结果鼓励患者参与，尤其是对铂类不合格但 PD-L1+ 患者。而关于根治术后免疫治疗的相关研究正在进行中（NCT02632409，NCT02450331，NCT03244384），我们拭目以待。和化疗一样，膀胱癌和 UTUC 对免疫治疗的反应可能存在有差异，因为免疫治疗的疗效与肿瘤突变负荷（TMB）、微卫星不稳定性（MSI）相关 [20]。

几项回顾性研究表明术前放疗可降低肿瘤分期以及死亡率 [21, 22]，然而目前能查阅的 6 篇 RCT 研究都是 20 世界 80 年代左右进行的，这几篇 RCT 的 Meta 分析表明术前放疗并未提高五年生存率（OR：0.94；95% CI：0.57 ~ 1.55）[23]。因此目前没有数据支持可手术的肌层浸润性膀胱癌（MIBC）的术前放疗可以提高生存率，EAU 指南也强烈建议不要为可手术的 MIBC 提供术前放疗，因为它只会导致降级，但不会提高生存率。而关于术后放疗，很少有研究评估这种技术在辅助治疗中的作用。有研究表明，局部晚期膀胱癌（$T_{3 \sim 4}$，N_0/N_1，M_0）中的局部复发率似乎随着术后放疗而降低 [24]。即便如此，也没有大型随机临床试验明确证明这种方法的临床益处 [25]。

四、专家点评

该病例是比较复杂的肌层浸润性膀胱癌（T_3）合并一侧输尿管下段癌的综合治疗，该患者为 58 岁，有长期的吸烟史，采用机器人辅助腹腔镜下根治性膀胱切除、患侧肾输尿管全长切除和回肠膀胱术，病理为高级别尿路上皮癌，侵及全层，膀胱癌伴鳞状腺样分化、神经浸润及脉管内癌栓形成，双侧盆腔淋巴结转移，同时合并前列腺癌（Gleason 评分 4 + 3 = 7 分）侵及被膜。对于这样的病理，治疗组预先采用了新辅助治疗（吉西他滨联合 PD-1 抑制剂）4 个周期，根治手术后继续辅助治疗（顺铂＋吉西他滨联合 PD-1 抑制剂替雷利珠单抗），从随访结果看，效果很满意。对于这一类局部进展性的多部位尿路上皮癌，以根治手术为基础的综合治疗，新辅助 – 根治 – 辅助治疗的模式在临床上得到越来越多的应用。

（点评专家：姜昊文 复旦大学附属华山医院）

（病例提供：范晋海 西安交通大学第一附属医院）

参考文献

[1]Perez-Utrilla Perez M, Aguilera Bazan A, Alonso Dorrego JM, et al.Simultaneous cystectomy and nephroureterectomy due to synchronous upper urinary tract tumors and invasive bladder cancer : open and laparoscopic approaches[J].Curr Urol, 2012, 6（2）: 76-81.

[2]Stein JP, Skinner DG.Radical cystectomy for invasive bladder cancer : long-term results of a standard procedure[J].World J Urol, 2006, 24（3）: 296-304.

[3]Kubota Y, Hatakeyama S, Tanaka T, et al.Oncological outcomes of neoadjuvant chemotherapy in patients with locally advanced upper tract urothelial carcinoma : a multicenter study[J].Oncotarget, 2017, 8（60）: 101500-101508.

[4]Giacalone NJ, Shipley WU, Clayman RH, et al.Long-term outcomes after bladder-preserving tri-modality therapy for patients with muscle-invasive bladder cancer : an updated analysis of the massachusetts general hospital experience[J].Eur Urol, 2017, 71（6）: 952-960.

[5]Roupret M, Babjuk M, Burger M, et al.European association of urology guidelines on upper urinary tract urothelial carcinoma : 2020 Update[J].Eur Urol, 2021, 79（1）: 62-79.

[6]Sfakianos JP, Gul Z, Shariat SF, et al.Genetic differences between bladder and upper urinary tract carcinoma : implications for therapy[J].Eur Urol Oncol, 2021, 4（2）: 170-179.

[7]Yin M, Joshi M, Meijer RP, et al.Neoadjuvant chemotherapy for muscle-invasive bladder cancer : a systematic review and two-step meta-analysis[J].Oncologist, 2016, 21（6）: 708-715.

[8]International Collaboration of T, Medical Research Council Advanced Bladder Cancer Working P, European Organisation for R, et al.International phase Ⅲ trial assessing neoadjuvant cisplatin, methotrexate, and vinblastine chemotherapy for muscle-invasive bladder cancer : long-term results of the BA06 30894 trial[J].J Clin Oncol, 2011, 29（16）: 2171-2177.

[9]Leow JJ, Chong YL, Chang SL, et al.Neoadjuvant and adjuvant chemotherapy

for upper tract urothelial carcinoma：a 2020 systematic review and meta-analysis，and future perspectives on systemic therapy[J].Eur Urol，2021，79（5）：635-654.

[10]D'Andrea D，Matin S，Black PC，et al.Comparative effectiveness of neoadjuvant chemotherapy in bladder and upper urinary tract urothelial carcinoma[J]. BJU Int，2021，127（5）：528-537.

[11]Choi W，Czerniak B，Ochoa A，et al.Intrinsic basal and luminal subtypes of muscle-invasive bladder cancer[J].Nat Rev Urol，2014，11（7）：400-410.

[12]Seiler R，Ashab HAD，Erho N，et al.Impact of molecular subtypes in muscle-invasive bladder cancer on predicting response and survival after neoadjuvant chemotherapy[J].Eur Urol，2017，72（4）：544-554.

[13]Gayed BA，Thoreson GR，Margulis V.The role of systemic chemotherapy in management of upper tract urothelial cancer[J].Curr Urol Rep，2013，14（2）：94-101.

[14]Donat SM，Shabsigh A，Savage C，et al.Potential impact of postoperative early complications on the timing of adjuvant chemotherapy in patients undergoing radical cystectomy：a high-volume tertiary cancer center experience[J].Eur Urol，2009，55：177-185.

[15]Svatek RS，Shariat SF，Lasky RE，et al.The effectiveness of off-protocol adjuvant chemotherapy for patients with urothelial carcinoma of the urinary bladder[J]. Clin Cancer Res，2010，16（17）：4461-4467.

[16]Berg S，D'Andrea D，Vetterlein MW，et al.Impact of adjuvant chemotherapy in patients with adverse features and variant histology at radical cystectomy for muscle-invasive carcinoma of the bladder：does histologic subtype matter？[J]Cancer，2019，125：1449-1458.

[17]Sternberg CN，Skoneczna I，Kerst JM，et al.Immediate versus deferred chemotherapy after radical cystectomy in patients with pT3-pT4 or N+ M0 urothelial carcinoma of the bladder（EORTC 30994）：an intergroup，open-label，randomised phase 3 trial[J].Lancet Oncol，2015，16（1）：76-86.

[18]Birtle A，Johnson M，Chester J，et al.Adjuvant chemotherapy in upper tract urothelial carcinoma（the POUT trial）：a phase 3，open-label，randomised controlled trial[J].Lancet，2020，395（10232）：1268-1277.

[19]Necchi A，Anichini A，Raggi D，et al.Pembrolizumab as neoadjuvant therapy before radical cystectomy in patients with muscle-invasive urothelial bladder carcinoma（PURE-01）：an open-label，single-arm，phase Ⅱ study[J].J Clin Oncol，2018，36（34）：3353-3360.

[20]Yarchoan M，Hopkins A，Jaffee EM.Tumor mutational burden and response rate to PD-1 inhibition[J].N Engl J Med，2017，377（25）：2500-2501.

[21]Diaz DA，Pollack A，Reis IM，et al.Neoadjuvant radiotherapy improves survival in patients with T2b/T3 bladder cancer：a population-based analysis[J].Clin Genitourin Cancer，2015，13（4）：378-384.

[22]Granfors T，Tomic R，Ljungberg B.Downstaging and survival benefits of neoadjuvant radiotherapy before cystectomy for patients with invasive bladder carcinoma[J].Scand J Urol Nephrol，2009，43（4）：293-299.

[23]Huncharek M，Muscat J，Geschwind JF.Planned preoperative radiation therapy in muscle invasive bladder cancer：results of a meta-analysis[J].Anticancer Res，1998，18（3B）：1931-1934.

[24]Bayoumi Y，Heikal T，Darweish H.Survival benefit of adjuvant radiotherapy in stage Ⅲ and Ⅳ bladder cancer：results of 170 patients[J].Cancer Manag Res，2014，6（1）：459-465.

[25]Christodouleas JP，Hwang WT，Baumann BC.Adjuvant radiation for locally advanced bladder cancer？ A question worth asking[J].Int J Radiat Oncol Biol Phys，2016，94（5）：1040-1042.

第三节

少见病例

病例 15　膀胱非尿路上皮癌（腺癌）的手术治疗

一、病例摘要

1. 基本信息

患者为 69 岁男性，因"反复无痛性肉眼血尿 3 个月余"就诊。患者于 3 个月前无明显诱因出现全程肉眼血尿，呈浓茶色，偶有血凝块；无明显腰腹部疼痛，不伴尿频、尿急、尿痛，无发热，无恶心、呕吐等。2019 年 4 月 22 日就诊于当地医院，查盆腔 CT 示"膀胱底部占位，考虑膀胱肿瘤可能。"膀胱镜检查示"左侧输尿管开口处肿瘤（具体不详），取活检。"病理结果回示膀胱恶性肿瘤。患者为进一步诊治于 2019 年 5 月 1 日就诊于我科。门诊拟诊"膀胱恶性肿瘤"收住院。患者自发病以来，精神、食欲一般，夜间睡眠欠佳，大便基本正常，小便如上所述。近期体重无明显变化。

回顾系统病史，高血压病史 10 余年，目前口服"苯磺酸左旋氨氯地平"2.5mg/d，平素血压控制满意。否认糖尿病、冠心病等病史，否认传染病病史，否认外伤及手术史，否认药物、食物过敏史。无烟、酒嗜好，无冶游史。

2. 临床诊断

（1）膀胱恶性肿瘤。

（2）高血压（3 级，高危）。

3. 诊治经过

患者于 2019 年 5 月 1 日收住我院泌尿外科 B 区病房。CTU 提示膀胱左侧壁见软组织结节向腔内突出，长径约 2.4cm，增强后明显强化；考虑：①膀胱左侧壁占位，考虑膀胱癌可能性大（病例 15 图 1）；②脾大，右肝小囊肿，盆腔少许积液。患者以膀胱恶性肿瘤入院，病理类型不明。提请我院病理科疑难病理会诊。我院病理科回报示（膀胱）活检组织提示低分化癌，腺癌可能。入院后结合病史和相关辅助检查考虑诊断：①膀胱腺癌；②肝硬化（代偿期）；③高血压病（3 级，高危）。膀胱内肿瘤单发，小于 3cm，但基底宽，肌层浸润可能；低分化癌，腺癌可能；建议患者行根治性膀胱全切。完善术前评估，患者脾大，肝硬化，门脉高压可能，但术前血常规、肝肾功能、凝血功能及大便常规均无明显异常。与患者及其家属充分沟通后，于 2019 年 5 月 13 日行达芬奇机器人辅助根治性膀胱全切＋全腹腔内原位回肠新膀胱重建术（病例 15 图 2）。手术时间 280 分钟，估计失血量 200ml，手术顺利。术后第 3 天患者突发黑便，血红蛋白进行性下降（由 118g/L 下降至 68g/L），考虑上消化道出血，予禁食、抑酸、止血及输血等对症治疗。患者黑便消失，血红蛋白稳定后出院。术后病理诊断示（膀胱）恶性肿瘤，结合形态及免疫表型，符合膀胱腺癌（肠型），浸润至约 1/2 肌层；前列腺增生症；（双侧输尿管断端）未见癌组织；（精囊腺）未见癌组织；（右盆腔淋巴结 7 枚，左盆腔淋巴结 8 枚）均显慢性炎症。

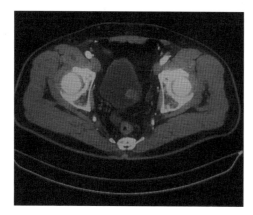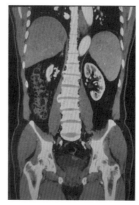

病例 15 图 1　术前 CTU 检查示膀胱左侧壁占位

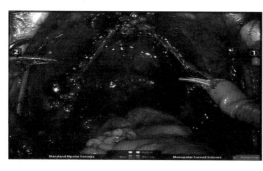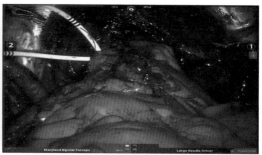

病例 15 图 2　手术操作展示

左图：机器人辅助膀胱根治性切除＋盆腔淋巴结清扫后；右图：全腹腔内原位回肠新膀胱重建术后

3. 随访

患者术后定期随访复查，血液生化指标未见明显异常，肾功能维持在正常范围。

术后半年尿动力学结果示最大尿流率 7ml/s，平均尿流率 4ml/s，最大膀胱容量 395ml，最大膀胱容量膀胱压为 17cmH$_2$O，残余尿量为 0ml，功能尿道长度 36mm。2021 年 3 月 27 日复查 CTU（病例 15 图 3）及胸部 CT，未见肿瘤复发及转移征象。新膀胱形态较好，双侧上尿路无扩张积水。日间控尿完全，夜间偶有少量漏尿，控尿满意。

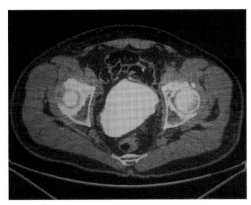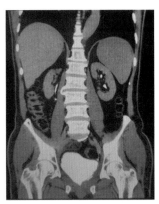

病例 15 图 3　原位回肠新膀胱术后复查 CTU 影像

二、病例分析

该例为老年患者，膀胱恶性肿瘤入院。肿瘤单发，靠近左侧输尿管开口，中等大小，基底情况不明。外院活检病理提示膀胱恶性肿瘤，我院病理科病理会诊提示膀胱低分化癌，腺癌可能。肿瘤恶性度高，基底情况不明，位于左侧输尿管开口附近，非尿路上皮癌可能。膀胱非尿路上皮癌的恶性占位，除早期脐尿管腺癌可考虑行膀胱部分切除，其余病理类型基本应行膀胱全切。而膀胱非脐尿管腺癌，恶性度高，进展及转移风险大。根治性膀胱全切手术指征明确。对于男性，标准的根治性膀胱全切范围包含前列腺、膀胱、精囊和盆腔淋巴结清扫，根治性膀胱全切术后需要进行尿流改道，尿流改道存在很多方式（皮肤输尿管造口，回肠通道术，经皮异位可控肠代储尿囊术和原位回肠性膀胱重建术等），其中原位回肠新膀胱重建模拟了自然膀胱体内的解剖结构，能最大限度恢复生理性的储尿和排尿功能，成功的手术能获得满意的自我形象和生活质量，但该手术较为复杂，有增加手术并发症的风险。与患者及其家属充分沟通后，患者及其家属首选原位回肠新膀胱重建术。结合我中心的经验，对该患者实施机器人辅助保留性神经的膀胱根治性切除＋全腹腔内原位回肠新膀胱重建术。术后病理回报示膀胱腺癌（肠型）（病例 15 图 4）。

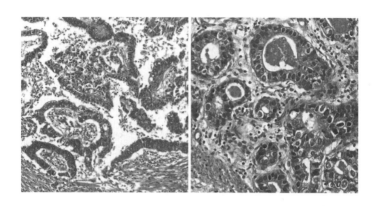

病例 15 图 4　膀胱非脐尿管腺癌（肠型／乳头型）典型 HE 染色病理图片（左 ×100，右 ×200）

患者术前 CT 提示脾大、肝硬化、门脉高压可能，但患者术前血液、生化检测无异常，大便常规未见隐血，无绝对手术禁忌。应激性溃疡（急性胃黏膜病变）是创伤较大外科手术围术期的重要并发症之一。该患者门脉高压则加大了急性上消化道出血的风险，患者术后 1 周内出现黑便、消化道大出血，予对症、输血治疗后痊愈。此外与该手术相关的发生率较高主要并发症还有肠粘连及不完全性肠梗阻，利用机器人手术优势采用全腹腔内新膀胱重建术，避免了肠道体外暴露，理论上能减少围术期肠道并发症的发生率。该患者术后定期随访 2 年余，未见肿瘤复发或转移；肠道功能恢复好，尿控功能恢复满意，未见上尿路积水和肾功能损害。

综上所述，膀胱非尿路上皮癌（少见恶性肿瘤）的诊断依赖于病理诊断。除了临床分期较晚并有明确病理诊断的膀胱恶性肿瘤外，我们中心常规先行经尿道诊断性电切已获得较完整的病理信息再决定后续治疗方案。根治性膀胱全切术依然是膀胱原发性腺癌的标准治疗。在保证肿瘤治疗安全性的原则下，与患者充分沟通后最大限度改善储尿和排尿功能以提高长期生存的生活质量。

三、疾病介绍

膀胱非尿路上皮癌在膀胱肿瘤中占比低于 5%[1]，主要来源于上皮，包括鳞状细胞癌、腺癌和小细胞癌等。与尿路上皮癌相似，膀胱非尿路上皮癌患者主要症状亦是无痛性血尿，部分患者也可以尿频、尿急、尿痛或排尿困难为初始表现。膀胱镜检查活检是诊断评估的金标准。总体上膀胱非尿路上皮癌患者就诊时相比尿路上皮癌更为晚期，预后更差。

膀胱腺癌占膀胱癌的比例不足 2%[2]，依据组织来源可分为三种类型：原发性非脐尿管腺癌、脐尿管腺癌、转移性腺癌。诊断主要依靠膀胱镜活检，非脐尿管腺癌通常为乳头状或扁平状浸润病灶、上附水肿；绝大部分患者就诊时存在肌层浸润，常见弥漫性或环形膀胱壁增厚[3]。超声、CT 及 MRI 等检查可显示肿瘤大小、侵犯范围及临床分期[4]。需注意部分腺癌，当肿瘤未侵及膀胱黏膜时，膀胱镜检可无异常发现[5]。膀胱腺癌通常会发生转移，相比尿路上皮癌，更易出现局部复发而非远处转移[6]。

非脐尿管腺癌发病机制仍不明，可能因移行上皮腺性化生引起。长期的慢性刺激、梗阻及膀胱外翻则是引起化生的常见原因[2]。血吸虫感染也是腺癌发生原因之一，在血吸虫流行地区膀胱腺癌约占膀胱癌的 10%[7]。膀胱腺癌主要症状有血尿、以尿痛为主的膀胱刺激症状和黏液尿。非脐尿管腺癌多发生于膀胱三角区及膀胱侧壁，病变进展较快，多为肌层浸润性膀胱癌[8, 9]，伴腺性膀胱炎比原位癌更常见。

非脐尿管腺癌可依据病理类型进一步分为 5 个亚型：①乳头状（肠型）：结构和细胞学特征类似典型的结肠腺癌；②黏液型：癌细胞或细胞巢漂浮在细胞外黏蛋白湖中；③印戒细胞型：肿瘤细胞呈印戒状，扩散或侵袭周围组织；④非特异型：非以上特异表现的类型；⑤混合型：当病理显示 2 个或更多类型，没有单一类型占 75% 以上时[2]。临床就诊时大多数已属局部晚期，宜行根治性膀胱切除术以提高疗效。不推荐经尿道切除或膀胱部分切除术[10]。尝试对非表浅肿瘤采取保守治疗以保留膀胱与预后较差密切相关[11]。术后辅以放射治疗，可以提高肿瘤无复发生存率[6]。但最近美国的一项大型回顾性研究（2004—2015 年）从国家癌症数据库中 525 322 膀胱癌中筛选出 851 例随访较完整的膀胱浸润性非脐尿管腺癌，根据治疗方式分为四组：未治疗组、放射治疗组、膀胱全切组、膀胱全切辅助放射治疗组。结果表明膀胱根治切除术是影响预后的唯一的独立因素，辅助放疗并不能显著改善预后[12]。对于进展期和已有转移的腺癌可以考虑化疗，一般采用 5- 氟尿嘧啶为基础的结直肠癌化疗方案[13, 14]。乳头状和非特异性腺癌预后相对较好，印戒细胞型预后极差[6]。一项纳入 SEER 数据表中 1374 例非脐尿管腺癌患者的病例研究显示，其 5 年生存率为 35%，预后较差可能是由于在诊断是已为局部晚期或晚期疾病，其中 60% ~ 65% 的患者诊断时为 T_3 或 T_4 期，且 1/3 存在淋巴结转移[15]。若患者符合条件，可以参加免疫治疗或靶向治疗药物相关的临床试验。

四、专家点评

非尿路上皮来源的膀胱恶性肿瘤非常少见，在膀胱肿瘤中占比低于 5%，包括鳞状细胞癌、腺癌、小细胞癌和肉瘤等。通过 CT 和膀胱镜活检结合病理可以准确诊断。对于此类恶性肿瘤的治疗比较棘手，目前仍以膀胱根治性切除作为主要方法同时联合化疗或放疗等辅助手段。本例患者为老年男性、病理为腺癌，行达芬奇机器人辅助根治性膀胱全切＋全腹腔内原位回肠新膀胱重建，显示了术者非常精湛的手术技巧。术后辅助治疗，或参加免疫治疗或靶向治疗等新型方法的临床研究是可以考虑的选择。总体而言膀胱非尿路上皮癌确诊时临床分期更晚，预后更差。

（点评专家：姜昊文　复旦大学附属华山医院）

（病例提供：陈志文　周晓洲　陆军军医大学西南医院）

参考文献

[1]Dahm P，Gschwend JE.Malignant non-urothelial neoplasms of the urinary bladder：a review[J].Eur Urol，2003，44（6）：672-681.

[2]Grignon DJ，Ro JY，Ayala AG，et al.Primary adenocarcinoma of the urinary bladder.A clinicopathologic analysis of 72 cases[J].Cancer，1991，67（8）：2165-2172.

[3]Cohen AJ，Packiam V，Nottingham C，et al.Upstaging of nonurothelial histology in bladder cancer at the time of surgical treatment in the national cancer data base[J].Urol Oncol Semin Orig Investig，2017，35（1）：34-34.

[4]Hughes MJ，Fisher C，Sohaib SAA.Imaging features of primary nonurachal adenocarcinoma of the bladder[J].Am J Roentgenol，2004，183（5）：1397-1401.

[5]Akamatsu S，Takahashi A，Ito M，et al.Primary signet-ring cell carcinoma of the urinary bladder[J].Urology，2010，75（3）：615-618.

[6]Zaghloul MS，Nouh A，Nazmy M，et al.Long-term results of primary adenocarcinoma of the urinary bladder：a report on 192 patients[J].Urol Oncol Semin Orig Investig，2006，24（1）：13-20.

[7]Ashamallah A，El-Mekresh MM.Radical cystectomy for carcinoma of the urinary bladder：critical evaluation of the results in 1026 cases[J].Br J Urol，1997，80：49.

[8]Royce TJ，Lin CC，Gray PJ，et al.Clinical characteristics and outcomes of nonurothelial cell carcinoma of the bladder：results from the national cancer data base[J].Urol Oncol Semin Orig Investig，2018，36（2）：78.e1-78.e12.

[9]Ploeg M，Aben KK，Hulsbergen-van de Kaa CA，et al.Clinical epidemiology of

nonurothelial bladder cancer : analysis of the netherlands cancer registry[J].J Urol，2010，183（3）：915-920.

[10]El-Mekresh MM.Primary adenocarcinoma of the urinary bladder : a report of 185 cases[J].Br J Urol，1998，82（2）：206-212.

[11]Anderström C，Johansson SL，Von Schultz L.Primary adenocarcinoma of the urinary bladder.A clinicopathologic and prognostic study[J].Cancer，1983，52（7）：1273-1280.

[12]Davaro F，Schaefer J，May A，et al.Invasive non-urachal adenocarcinoma of the bladder : analysis of the national cancer database[J].World J Urol，2019，37（3）：497-505.

[13]Pagliaro LC，Williams DL，Daliani D，et al.Neoadjuvant paclitaxel，ifosfamide，and cisplatin chemotherapy for metastatic penile cancer : a phase Ⅱ study[J].J Clin Oncol，2010，28（24）：3851-3857.

[14]Galsky MD，Iasonos A，Mironov S，et al.Prospective trial of ifosfamide，paclitaxel，and cisplatin in patients with advanced non-transitional cell carcinoma of the urothelial tract[J].Urology，2007，69（2）：255-259.

[15]Wright JL，Porter MP，Li CI，et al.Differences in survival among patients with urachal and nonurachal adenocarcinomas of the bladder[J].Cancer，2006，107（4）：721-728.

第一节

常规病例

病例 16　局部进展期前列腺癌（T_{3b} 期）的根治性前列腺切除术

一、病例摘要

1. 基本信息

患者为 61 岁男性，因"PSA 升高 5 年余"就诊，患者自觉尿频尿急伴夜尿增多，无尿痛尿细、尿不尽、排尿中断、肉眼血尿、发热等不适主诉。患者自 2015 年体检发现 PSA 升高后于外院就诊，当时 PSA 为 11.86ng/ml，曾分别于 2015 年、2017 年在当地医院行经会阴前列腺穿刺活检术，病理均提示良性前列腺增生。2019 年 11 月行第三次经会阴前列腺穿刺活检术，病理仍提示良性前列腺增生。2021 年 5 月 21 日于浙江大学某附属医院复查前列腺 MRI 平扫增强提示前列腺左侧外周带异常信号灶，对照 2019 年 10 月 17 日 MRI 增大，T_2WI 低信号 PI-RADS 4。2021 年 9 月 25 日于当地医院再次复查 PSA 22.01ng/ml，遂至我院就诊，直肠指诊示前列腺中央沟消失，Ⅱ度增大，前列腺质韧，未及明显硬结，未与直肠粘连，指套无染血。我院予以行 PET-MRI 结果提示（病例 16 图 1 至病例 16 图 5）：①前列腺左侧外周带异常结节，PSMA 摄取增高，考虑前列腺癌，累及左侧精囊腺可能。②前列腺右侧移行带 PSMA 摄取增高，考虑基质增生所致。③尿道膜部 PSMA 摄取增高，肿瘤累及不除外。2021 年 10 月 30 日于我院经会阴前列腺穿刺病理提示前列腺穿刺

6（30%）、7（80%）、8（40%）、11（80%），前列腺腺癌，Gleason 评分 3 + 4 = 7 分，神经束未见侵犯。"前列腺穿刺 1-5，9-10，12"未见癌组织。骨扫描提示未见明显转移征象（病例 16 图 6）。门诊拟诊"前列腺癌"，收入我院进一步诊疗。

回顾系统病史，患者体健，无高血压、糖尿病，否认吸烟、饮酒个人史，无相关家族遗传史。既往无手术、外伤史。

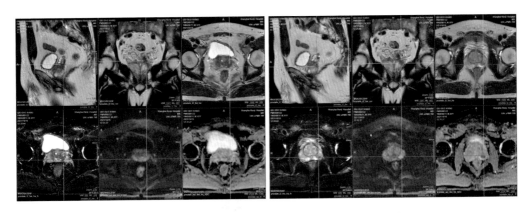

病例 16 图 1　术前 PET-MRI 提示前列腺左侧外周带异常信号灶，侵犯左侧精囊

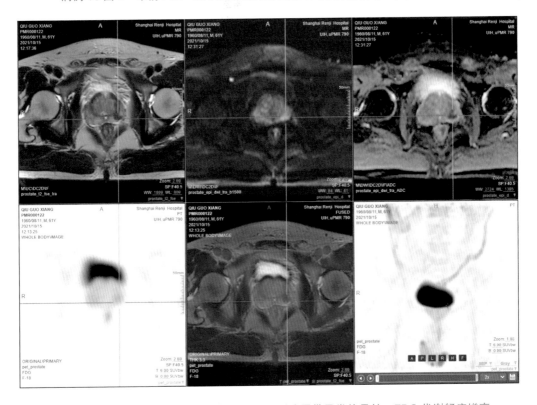

病例 16 图 2　术前 PET-MRI 提示前列腺左侧外周带异常信号灶，FDG 代谢轻度增高

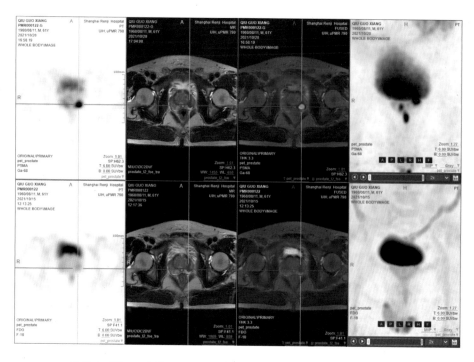

病例 16 图 3　术前 PET-MRI 提示前列腺左侧外周带异常信号灶，
FDG 代谢轻度增高，PSMA 代谢显著升高

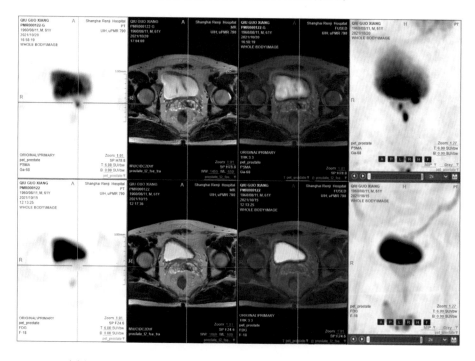

病例 16 图 4　术前 PET-MRI 提示前列腺外周带左侧病灶侵犯精囊，
FDG 代谢未见异常，PSMA 代谢显著升高

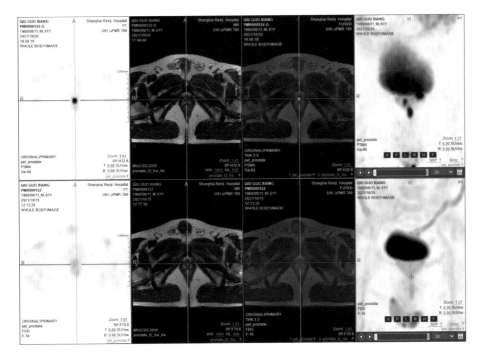

病例 16 图 5　术前 PET-MRI 提示尿道膜部结构信号未见异常，
FDG 代谢未见异常，PSMA 代谢升高

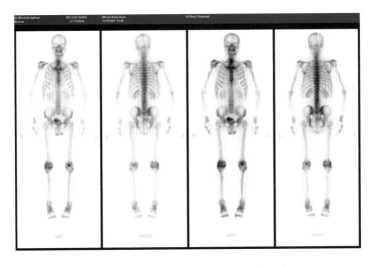

病例 16 图 6　骨扫描未见明显骨转移灶

2．临床诊断

前列腺恶性肿瘤（$T_{3b}N_0M_0$ ISUP 2）。

3．诊疗经过

患者于 2021 年 12 月 7 日收入我院泌尿外科病房。完善术前评估，于 2021 年

12 月 8 日全麻下行机器人辅助下腹腔镜前列腺癌根治术＋盆腔淋巴结清扫术，术中见前列腺约 4.0cm×3.7cm×3.5cm 大小，前列腺包膜完整，与直肠无明显粘连，双侧精囊及双侧输精管未见明显异常，盆腔未见明显肿大淋巴结。手术过程顺利，术后病理示前列腺腺癌多灶，最大径 0.2 ~ 1cm，Gleason 评分 4 + 3 = 7 分，累及包膜，神经束见侵犯。左精囊腺见癌累及，膀胱颈切缘、尿道切缘、右精囊腺、左右输精管均阴性，左髂血管闭孔旁淋巴结（0/6），右髂血管闭孔旁淋巴结（0/8）患者于术后第四天出院，术后尿控可。

4. 随访

患者术后四周复查 PSA 提示 < 0.01ng/ml。

二、病例分析

该例患者为中老年男性，PSA 升高五年余，本次因 PSA 再次升高于我院就诊，近期 PSA 为 22.01ng/ml，较以往显著上升，PSADT > 0.15，且近期于外院复查前列腺 MRI 增强提示前列腺左侧外周带异常信号灶（PI-RADS 4 级），对照 2019 年 10 月 17 日 MRI 病灶增大。值得注意的是，患者既往于外院行三次前列腺穿刺活检术病理均提示为良性结果，末次穿刺为 2019 年 11 月。因此，该患者在前列腺癌的诊断上具有一定困难，决定了临床诊疗决策的特殊性。如何提高该患者的诊断准确性，以及是否需要再次行前列腺穿刺活检术等问题，是该病例临床决策的关键点。

为了明确诊断，本中心予该患者行 PSMA PET-MRI 检查，结果提示前列腺癌累及左侧精囊可能，考虑为局部进展前列腺癌。一方面，PSMA PET-MRI 作为新型分子影像诊断手段将 MRI 高软组织分辨率、多参数、多序列成像的优势与 PET 高灵敏性的优势结合，使其优于传统的影像学检查如 MRI、CT、骨扫描等，可以更好地显示腺体及前列腺外受累情况，有助于前列腺癌局部分期及转移灶的评估；另一方面，PSMA PET-MRI 能够准确显示病灶，引导超声实时融合靶向穿刺，可准确判别靶病灶并行精准穿刺，尤其当患者的既往活检结果为阴性时，PSMA PET-MRI 能更好地发挥排疑作用。因此，本中心根据 PET/MR 并结合 B 超引导下融合前列腺穿刺活检术，最终明确了该患者为前列腺癌，结合 PSA 与影像学结果，考虑为局部进展性前列腺癌。对于局部进展性前列腺癌，结合患者健康状况及预期寿命，以根治性手术为基础的综合治疗是目前有效的治疗方式。因此，本中心针对该患者采用了机器人辅助腹腔镜下前列腺癌根治术及盆腔淋巴结清扫术。病理结果提示前列腺癌 Gleason 评分 4 + 3 = 7 分，较前列腺穿刺 Gleason 评分升高，病灶累及包膜，神经束见侵犯，左精囊腺见癌累及，双侧淋巴结均阴性。

由于局部进展性前列腺癌存在不良病理因素，易导致疾病复发。因此，在手术治疗以外可予以必要的术后辅助治疗。目前认为术后辅助放疗或是早期挽救性放疗两者在控制疾病复发的作用相近。根据 2020 年 EAU 指南推荐，对于术后 PSA 降至不可检出且合并高危病理特征如 pT3/R1/ISUP 4 级或 5 级，可待其尿控功能恢复即予以辅助外放疗抑或等待 PSA 超过 0.5ng/ml 时予以早期挽救性放疗。因此，本例患者可待其尿控恢复后并根据其术后 PSA 决定后续治疗方案。

综上所述，本例患者在前列腺癌诊断方面具有一定的特殊性和罕见性，借助特异性分子影像技术与融合靶向穿刺，有效明确了局部进展性前列腺癌的诊断，具有前列腺癌根治手术治疗指征。同时，在手术基础上，结合术后辅助放疗等综合治疗手段，达到了令人满意的肿瘤控制效果。

三、疾病介绍

1. 局部进展性前列腺癌　近年来，前列腺癌已经成为我国男性泌尿生殖系统最常见的恶性肿瘤，且发病率逐年上升[1]。在我国，其中超过一半患者就诊时已是晚期前列腺癌[2]。晚期前列腺癌主要包括高危局部进展性前列腺癌、寡转移性前列腺癌及转移性前列腺癌。2020 版 NCCN 指南将临床分期为 T_{3b} 或 T_4，主要 Gleason 评分为 5，以及超过 4 针 Gleason 分组为 4 或 5 的患者定义为极高危（局部进展性）前列腺癌[3]；而 2020 年 EAU 指南将临床分期为 $T_{3 \sim 4}$ 或 N+，任何 PSA，任何 Gleason 评分定义为局部进展性前列腺癌[4]。以往针对高危局部进展期前列腺癌的治疗方式，临床多采用放疗与内分泌治疗，而根治手术常因肿瘤无法完全切除及手术并发症等原因而较少采用[5]。由于前列腺癌术前临床分期和术后病理分期之间存在差异，这使得一部分局限性 pT_2 患者可能由于术前临床过度分期，失去了根治手术的机会[6]。

目前认为，对于高危局部进展期前列腺癌，开展积极的根治性治疗有利于提高患者的预后，其五年肿瘤特异性生存率为 75% ~ 98%[7, 8]。近年来，以根治性前列腺切除术为代表的外科综合治疗方案总体呈现上升趋势[9]。多项回顾性研究表明，对于预期寿命长、健康状况良好的 LAPC，以根治手术为基础的多学科综合治疗是有益的，并且可能在生存预后等方面优于外放疗联合 ADT 治疗[10 ~ 11]。一项回顾性研究纳入 2935 例接受 EBRT 或根治性手术 LAPC 患者，通过对比发现，接受 EBRT 的 LACP 患者肿瘤特异死亡率与总体死亡率均更高[12]。相比于开放手术，机器人辅助腹腔镜前列腺癌根治术对患者创伤较小、学习曲线短，具有操作精细、创伤小、术中失血量少等优点。同时，利用机器人辅助手术利于术后早期尿控功能的恢复。一项多中心回顾性研究中，机器人辅助腹腔镜前列腺癌根治性术及扩大盆腔淋巴结清扫术治疗局部进展性前列腺癌在减少住院时间、术中失血量、围术期并发症发生率、术后 1 年尿失禁率等指标中均有良好的效果[13]。尽管如此，目前认为不同手术方式对于肿瘤学预后及功能性预后无显著差异。对于局部进展性前列腺癌，前列腺癌包膜外侵犯是保留 NVB 手术的相对禁忌证，术中快速病检及术前 mpMRI 有助于判断[14, 15]。

由于局部进展性前列腺癌术后淋巴结转移风险可达到 15% ~ 40%，因此在局部进展性前列腺癌的手术治疗中，建议行扩大淋巴结清扫术，可有助于准确的术后病理分期及切除微小的淋巴转移灶，并对辅助治疗的选择有重要的指导价值[16,17]。研究表明，扩大盆腔淋巴结清扫能够对 94% 以上的前列腺癌淋巴结转移进行准确分期，并且能对 75% 以上前列腺癌淋巴结转移进行完整清扫[18]。扩大淋巴结清扫术对患者肿瘤学预后的影响尚存争议，并可能增加手术并发症风险[17]。扩大盆腔淋巴结清扫应包括髂外动静脉、髂内动脉内侧及闭孔旁淋巴结。需要注意的是，高危局部进展期前列腺癌术后复发率高，尤其对于恶性程度更高、肿瘤负荷更大的极高危局部进展期前列腺癌，术后 3 年内生化复发率可达 50%[19]，在此情况下，手术联合辅助或新辅助治疗成为改善此类患者生存预后的探索方向。

2. 新辅助治疗 既往临床研究结果证实 RP 术前行新辅助内分泌治疗能够降低肿瘤分期、减小肿瘤体积、降低切缘阳性率，但无法延长患者无进展生存期或总生存期[20]。由于多西他赛化疗联合内分泌治疗在转移性去势敏感性前列腺癌患者中显示出显著的疗效。因此，多项研究积极探索了新辅助化疗联合内分泌治疗（NCHT）结合 RP 在前列腺癌患者中的疗效[21 ~ 23]。上海仁济医院回顾性分析了单中心 177 例分别行 NCHT ＋ 5RP、新辅助内分泌治疗＋ RP 和单纯 RP 治疗的极高危局部进展期前列腺癌患者的资料，结果显示尽管 NCHT ＋ RP 组有更高的初诊 PSA 水平、Gleason 分级和 TNM 分期，但 NCHT ＋ RP 组较新辅助内分泌治疗＋ RP 组和单纯 RP 组的 bRFS 显著延长（中位生存期分别为 19.26 个月、13.24 个月、8.95 个月）。本研究中 NCHT 组较 RP 组有更高的初诊 PSA 水平、ISUP 分级分组和临床 TNM 分期，而最终 NCHT 组较 RP 组展现出了更优的肿瘤降期率、更低的切缘阳性率及更长的 bRFS。且亚组分析结果提示，NCHT ＋ RP 较单纯 RP 在不同临床 T 分期、临床 N 分期中均有更低的生化复发风险[21]。尽管 NCHT 在早期临床探索中展现了对局部进展期肿瘤的疾病控制和 bRFS 的改善，但其对患者总生存期的改善有待进一步验证。CALGB 90203 研究是一项正在进行的多中心前瞻性随机对照研究，共纳入 788 例高危局限性（$T_{1 \sim 3a}N_xM_0$）前列腺癌患者随机接受 6 个周期新辅助内分泌治疗联合多西他赛＋雌莫斯汀化疗或单纯行 RP，结果显示新辅助治疗组较直接手术组的 3 年无生化复发生存率差异无统计学意义，但仍显示出 bRFS、无转移生存期和总生存期获益的趋势[24]。需要注意的是，CALGB 90203 研究所纳入患者多为高危局限性前列腺癌，而在极高危局部进展期前列腺癌中新辅助化疗的效果有待更多证据支持。近年来，新型内分泌治疗药物如恩杂鲁胺、阿比特龙、阿帕他胺等不仅在晚期前列腺癌中发挥重要作用，在前列腺癌新辅助治疗中新型内分泌治疗效果同样显著优于传统内分泌治疗。既往研究表明，新型内分泌新辅助治疗在高危前列腺的病理缓解中具有显著优势[25]。2020 年 EAU 指南中，一项新辅助新型内分泌治疗联合 ADT 的研究对比新辅助新型内分泌治疗联合 ADT 与新辅助 ADT 用于高危局限性前列腺癌患者的疗效，结果显示，与单独新辅助 ADT 治疗相比，联合治疗方案显著降低肿瘤体积。同时，超过 4 年随访结果显示，新辅助治疗后肿瘤体积越小的患者，生化复发率（BCR）越低（$P = 0.0014$）。目前，包括 PROTEUS，ACDC 等新型内分泌新辅助治疗 RCT 研究正在开展，未来将会有更多证据指导新辅助治疗。

3. 辅助治疗　局部进展性前列腺癌术后常常存在切缘阳性、淋巴结转移，可增加肿瘤复发风险，因此手术切除并非一劳永逸。目前多项 RCT 研究结果表明，术后辅助放疗可改善具有术后不良病理患者的生化复发可能，其中一项 RCT 研究（SWOG 8794）提示了术后辅助放疗可提高患者 OS[26~28]。根据美国 ASTRO/AUA 和欧洲 ESTRO 的推荐，对于合并一项或多项高危因素包括切缘阳性、精囊侵犯或包膜外侵犯的前列腺癌患者在根治术后予以辅助放疗一直是标准方案之一，辅助放疗能有效控制疾病复发，改善患者预后，尤其对于包膜外受侵和切缘阳性的患者生存获益最为明显。值得注意的是，目前认为术后辅助放疗或是早期挽救性放疗两者在控制疾病复发的作用相近[29]。根据 2020 年 EAU 指南推荐，对于术后 PSA 降至不可检出且合并高危病理特征如 pT3/R1/ISUP 4 级或 5 级，可待其尿控功能恢复即予以辅助外放疗抑或等待 PSA 超过 0.5ng/ml 时予以早期挽救性放疗。局部进展性前列腺癌术后约有 15%～40% 患者存在淋巴结阳性。对于该部分患者，2020 年 NCCN 指南推荐行术后早期辅助 ADT 治疗（1 类推荐）或适时予以盆腔 EBRT（2B 类推荐）。前瞻性 RCT 研究结果显示，辅助内分泌治疗能够显著提高 pN_1 患者肿瘤特异性生存率及总生存率[30]。此外，局部进展性前列腺癌术后约有 5%～20% 患者存在 PSA 未达到根治水平的情况，其中 74% 的患者会出现 PSA 持续进展，增加肿瘤复发转移的风险[31~33]。对于术后 PSA 未达到根治水平的患者，术后早期辅助放疗联合或不联合 ADT 治疗可能改善患者 PFS，但仍需要更多证据支持[33]。

四、专家点评

本病例患者 6 年内经 3 次前列腺前列腺穿刺活检均提示良性前列腺增生，而临床特征（PSA 及多参数磁共振）提示仍存在前列腺肿瘤可能。PSMA PET-MR 作为新型分子影像诊断手段将 MRI 高软组织分辨率、多参数、多序列成像的优势与 PET 高灵敏性的优势结合，对于多次前列腺穿刺结果阴性的隐匿性病灶有很强的辨识能力，有助于实现真正意义上的精准靶向穿刺。在此病例，PSMA PET-MR 对于疾病的最终诊断起到了关键作用。

既往临床研究结果证实 RP 术前行新辅助内分泌治疗能够降低肿瘤分期、减小肿瘤体积、降低切缘阳性率，但无法延长患者无进展生存期或总生存期。而基于多西他赛的化疗及新型内分泌治疗的问世，使我们不得不重新审视新辅助治疗在局部进展期前列腺肿瘤中的价值。2021 年 EAU 指南已经对基于新型内分泌治疗的新辅助治疗方案进行了阐释，随着前瞻性随机对照研究结果的不断发布，全新的新辅助治疗方案可望成为局部进展期前列腺肿瘤综合治疗中的重要环节。未来，分子分型指导的前列腺癌精准诊疗，可望为前列腺癌的新辅助治疗提供更美好的前景。

局部进展性前列腺癌手术难度大，术中情况多变，术后常常存在切缘阳性、淋巴结转移，PSA 无法降至根治水平以下等问题，术后辅助治疗是其综合治疗中重要的组成部分。术后辅助治疗包括辅助内分泌治疗和辅助外放疗。术后辅助放疗可改善具有术后不良病理患者的生化复发率及远期预后。目前的研究显示，术后即刻辅助放疗或早期挽救性放疗两者在控制疾病复发的作用相近。

（点评专家：薛 蔚 上海交通大学医学院附属仁济医院）

（病例提供：潘家骅 薛 蔚 上海交通大学医学院附属仁济医院）

参考文献

[1] 郑荣寿，孙可欣，张思维，等 .2015 年中国恶性肿瘤流行情况分析 [J]. 中华肿瘤杂志，2019，41（1）：19-28.

[2] 孙颖浩 . 前列腺癌诊治进展 [J]. 上海医学，2011，34（7）：487-488.

[3]Schaeffer E，Srinivas S，Antonarakis ES，et al.Nccn guidelines insights：

prostate cancer, version 1.2021[J].J Natl Compr Canc Netw, 2021, 19（2）: 134-143.

[4]Mottet N, van den Bergh RCN, Briers E, et al.Eau-eanm-estro-esur-siog guidelines on prostate cancer-2020 update.Part 1: screening, diagnosis, and local treatment with curative intent[J].Eur Urol, 2021, 79（2）: 243-262.

[5]Makino T, Izumi K, Iwamoto H, et al.Treatment strategies for high-risk localized and locally advanced and oligometastatic prostate cancer[J].Cancers（Basel）, 2021, 13（17）: 4470.

[6]Kang HW, Jung HD, Lee JY, et al.Prediction of organ-confined disease after robot-assisted radical prostatectomy in patients with clinically locally-advanced prostate cancer[J].Asian J Surg, 2019, 42（1）: 120-125.

[7]Tilki D, Chen MH, Wu J, et al.Surgery vs radiotherapy in the management of biopsy gleason score 9-10 prostate cancer and the risk of mortality[J].JAMA Oncol, 2019, 5（2）: 213-220.

[8]Sandler KA, Cook RR, Ciezki JP, et al.Clinical outcomes for patients with gleason score 10 prostate adenocarcinoma: results from a multi-institutional consortium study[J].Int J Radiat Oncol Biol Phys, 2018, 101（4）: 883-888.

[9]Moris L, Cumberbatch MG, Van den Broeck T, et al.Benefits and risks of primary treatments for high-risk localized and locally advanced prostate cancer: an international multidisciplinary systematic review[J].Eur Urol, 2020, 77（5）: 614-627.

[10]Jang TL, Patel N, Faiena I, et al.Comparative effectiveness of radical prostatectomy with adjuvant radiotherapy versus radiotherapy plus androgen deprivation therapy for men with advanced prostate cancer[J].Cancer, 2018, 124（20）: 4010-4022.

[11]Mitchell CR, Boorjian SA, Umbreit EC, et al.20-Year survival after radical prostatectomy as initial treatment for cT3 prostate cancer[J].BJU Int, 2012, 110（11）: 1709-1713.

[12]Feldman AS, Meyer CP, Sanchez A, et al.Morbidity and mortality of locally advanced prostate cancer: a population based analysis comparing radical prostatectomy versus external beam radiation[J].J Urol, 2017, 198（5）: 1061-1068.

[13]Gandaglia G, De Lorenzis E, Novara G, et al.Robot-assisted radical prostatectomy and extended pelvic lymph node dissection in patients with locally-advanced prostate cancer[J].Eur Urol, 2017, 71（2）: 249-256.

[14]Beyer B, Schlomm T, Tennstedt P, et al.A feasible and time-efficient adaptation of neuroSAFE for da vinci robot-assisted radical prostatectomy[J].Eur Urol, 2014, 66（1）: 138-144.

[15]Rud E, Baco E, Klotz D, et al.Does preoperative magnetic resonance imaging reduce the rate of positive surgical margins at radical prostatectomy in a randomised clinical trial？ [J].Eur Urol, 2015, 68（3）: 487-496.

[16]Briganti A, Larcher A, Abdollah F, et al.Updated nomogram predicting lymph node invasion in patients with prostate cancer undergoing extended pelvic lymph node dissection: the essential importance of percentage of positive cores[J].Eur Urol, 2012, 61（3）: 480-487.

[17]Chalouhy C, Gurram S, Ghavamian R.Current controversies on the role of lymphadenectomy for prostate cancer[J].Urol Oncol, 2019, 37（3）: 219-226.

[18]Joniau S, Van den Bergh L, Lerut E, et al. Mapping of pelvic lymph node metastases in prostate cancer[J].Eur Urol, 2013, 63（3）: 450-458.

[19]Yuh B, Artibani W, Heidenreich A, et al.The role of robot-assisted radical prostatectomy and pelvic lymph node dissection in the management of high-risk prostate cancer: a systematic review[J].Eur Urol, 2014, 65（5）: 918-927.

[20]Shelley MD, Kumar S, Wilt T, et al.A systematic review and meta-analysis of randomised trials of neo-adjuvant hormone therapy for localised and locally advanced prostate carcinoma[J].Cancer Treat Rev, 2009, 35（1）: 9-17.

[21]Pan J, Chi C, Qian H, et al.Neoadjuvant chemohormonal therapy combined with radical prostatectomy and extended PLND for very high risk locally advanced prostate cancer: a retrospective comparative study[J].Urol Oncol, 2019, 37（12）: 991-998.

[22]Thalgott M, Horn T, Heck MM, et al.Long-term results of a phase Ⅱ study with neoadjuvant docetaxel chemotherapy and complete androgen blockade in locally advanced and high-risk prostate cancer[J].J Hematol Oncol, 2014, 7（1）: 20.

[23]Narita S, Nara T, Kanda S, et al.Radical prostatectomy with and without neoadjuvant chemohormonal pretreatment for High-Risk localized prostate cancer: a comparative propensity score matched analysis[J].Clin Genitourin Cancer,2019,17（1）: 113-122.

[24]Eastham JA，Heller G，Halabi S，et al.Cancer and leukemia group B 90203（Alliance）: radical prostatectomy with or without neoadjuvant chemohormonal therapy in localized，High-Risk prostate cancer[J].J Clin Oncol，2020，38（26）: 3042-3050.

[25]McKay RR，Montgomery B，Xie W，et al.Post prostatectomy outcomes of patients with high-risk prostate cancer treated with neoadjuvant androgen blockade[J].Prostate Cancer Prostatic Dis，2018，21（3）: 364-372.

[26]Bolla M，van Poppel H，Tombal B，et al.Postoperative radiotherapy after radical prostatectomy for high-risk prostate cancer : long-term results of a randomised controlled trial（EORTC trial 22911）[J].Lancet，2012，380（9858）: 2018-2027.

[27]Wiegel T，Bartkowiak D，Bottke D，et al.Adjuvant radiotherapy versus wait-and-see after radical prostatectomy : 10-year follow-up of the ARO 96-02/AUO AP 09/95 trial[J].Eur Urol，2014，66（2）: 243-250.

[28]Thompson IM，Tangen CM，Paradelo J，et al.Adjuvant radiotherapy for pathological T3N0M0 prostate cancer significantly reduces risk of metastases and improves survival : long-term followup of a randomized clinical trial[J].J Urol，2009，181（3）: 956-962.

[29]Kneebone A，Fraser-Browne C，Delprado W，et al.A phase Ⅲ multicentre randomised trial comparing adjuvant versus early salvage radiotherapy following a radical prostatectomy : results of the TROG 08.03 and ANZUP "RAVES" trial[J].Int J Radiat Oncol Biol Phys，2019，105（1）: S37-S38.

[30]Ghavamian R，Bergstralh EJ，Blute ML，et al.Radical retropubic prostatectomy plus orchiectomy versus orchiectomy alone for pTxN + prostate cancer : a matched comparison[J].J Urol，1999，161（4）: 1223-1227 ; discussion 1227-1228.

[31]Ploussard G，Staerman F，Pierrevelcin J，et al.Predictive factors of oncologic outcomes in patients who do not achieve undetectable prostate specific antigen after radical prostatectomy[J].J Urol，2013，190（5）: 1750-1756.

[32]Wiegel T，Bartkowiak D，Bottke D，et al.Prostate-specific antigen persistence after radical prostatectomy as a predictive factor of clinical relapse-free survival and overall survival : 10-year data of the ARO 96-02 trial[J].Int J Radiat Oncol Biol Phys，2015，91（2）: 288-294.

[33]Preisser F，Chun FKH，Pompe RS，et al.Persistent prostate–specific antigen after radical prostatectomy and its impact on oncologic outcomes[J].Eur Urol，2019，76（1）：106–114.

病例 17　局限期前列腺癌的治愈性放疗

一、病例摘要

1．基本信息

患者 82 岁，因"PSA 升高 5 年余，前列腺癌确诊 2 周"就诊。患者于 5 年前体检发现 PSA 升高，伴尿频、尿急，夜尿 2 ~ 3 次 / 晚，无尿痛，无肉眼血尿，发热、恶心呕吐等其他不适。未特殊诊治。2020 年 1 月来我院泌尿科门诊，2020 年 1 月 11 日 MRI 提示前列腺外周带左侧 3 ~ 5 点可见 T_2WI 异常信号，DWI 上信号轻度增高，增强后可见明显早期强化。双侧精囊腺未见明显异常，膀胱精囊角存在。膀胱腔内未见明显异常信号影。2020 年 2 月 28 日复查 PSA ＝ 6.11ng/ml，查体 PE：前列腺 Ⅱ 度，质韧，左侧叶上尖部可及结节，约 1.0cm×1.0cm。2 周前在静脉麻醉下行经会阴前列腺穿刺活检术。术中 B 超引导下经会阴前列腺穿刺活检 12 针，病理："前列腺穿刺 7、8、10、12"前列腺腺癌，Gleason 评分 3 ＋ 4 ＝ 7。"前列腺穿刺 1、2、3、4、5、6、9、11"未见癌组织。肿瘤细胞（H）：PSA（＋），NKX3.1（＋），AmACR（＋）；周围基底细胞：P63（－），34βE12（－）。为进一步诊疗来我科就诊。

回顾系统病史，患者平素血压正常，偶有天冷时血压稍高，未服药。有主动脉硬化、冠脉硬化病史。否认糖尿病病史，否认药物过敏史，否认遗传病病史，否认手术史及外伤史，否认吸烟、饮酒个人史。

2．临床诊断

前列腺腺癌（$cT_{2a}N_0M_0$，Gleason3 ＋ 4 ＝ 7 分，Ⅱ B 期）

3．诊疗经过

考虑患者高龄，根治性手术治疗风险较高。经多学科讨论后，完善骨扫描等全身检查，排除远处转移后，于 2020 年 4 月 23 日至 2020 年 6 月 2 日行前列腺癌根治性外放射治疗，针对前列腺区＋精囊腺区行中等分割调强放疗（IMRT 治疗），靶区处方剂量：2.5Gy/Fx×28Fx（图例 17 图 1）。

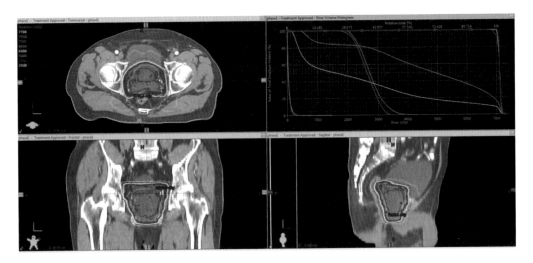

病例 17 图 1　前列腺癌放疗靶区及计划示意图

病例 17 表 1　危及器官剂量限值

危及器官	体积	剂量	最大剂量
膀胱	25%	75Gy	–
	30%	70Gy	–
	50%	65Gy	–
小肠	2%	50Gy	54Gy
	25%	45Gy	54Gy
直肠	15%	75Gy	–
	25%	70Gy	–
	35%	65Gy	–
	50%	60Gy	–
尿道球部	平均体积（Mean）	52.5Gy	–
股骨头	25%	45Gy	50Gy
	40%	40Gy	50Gy

4. 随访

盆腔 MRI 增强（2020-06-17）：前列腺体积增大，向上突向膀胱底，T_2WI 上前列腺移行带呈结节、斑片样混杂信号，左侧叶多发异常信号，注入对比剂后见不均匀强化，前列腺双侧周围带信号欠均匀。

盆腔 MRI 增强（2020-11-20）：较前片相仿。

盆腔 MRI 增强（2021-06-07）：前列腺外周带与移行带分界不清，前列腺左侧叶可见多发异常信号，T_2WI 呈低信号，DWI 序列可见弥散受限表现。左侧精囊腺 T_1WI 高信号，膀胱精囊角存在。直肠肠壁水肿增厚。

盆腔 MRI 增强（2021-09-21）：前列腺左侧叶多发信号异常，较前 2021-06-07 范围相仿。

治疗前后 PSA 变化及影像学检查见病例 17 表 2、病例 17 图 2、病例 17 图 3。

病例 17 表 2　治疗前后 PSA 变化

日期	总 PSA（ng/ml）
2020-05-07	5.24
2020-05-21	3.64
2020-06-05	2.72
2020-07-29	0.8
2020-08-25	0.73
2020-11-06	0.65
2020-12-05	0.44
2021-02-01	0.32
2021-06-23	0.23
2021-08-19	0.19
2021-09-22	0.22

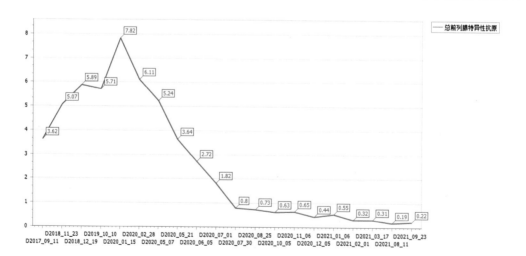

病例 17 图 2　治疗前后 PSA 变化水平

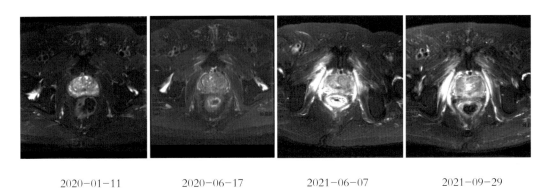

2020-01-11　　　　2020-06-17　　　　2021-06-07　　　　2021-09-29

病例 17 图 3　治疗前后病灶 MRI ＋影像学变化

二、病例分析

该例患者为老年男性，因"体检发现 PSA 升高，伴尿频、尿急"就诊。MRI 示前列腺外周带左侧 3 ~ 5 点可见 T_2WI 异常信号，DWI 上信号轻度增高，增强后可见明显早期强化。双侧精囊腺未见明显异常，考虑前列腺恶性肿瘤。进一步完善前列腺穿刺，病理诊断：前列腺腺癌，Gleason 评分 3 ＋ 4 ＝ 7。排除远处骨转移及盆腔淋巴转移。根据预后分组标准，该患者属于预后好中危局限期前列腺癌（预期寿命＜ 10 年），放疗和手术及等待观察均为可选择的方式，患者治疗意愿强烈，如何降低治疗风险是该患者诊疗方案的关键点。

根治性外放射治疗与根治性前列腺切除术相似，是前列腺癌患者最重要的根治性治疗手段之一。外照射放疗避免了与手术相关的并发症，如出血和输血相关的影响，以及与麻醉相关的风险，如心肌梗死和肺栓塞。对于高龄前列腺癌患者建议首选根治性外放射治疗。调强适形放疗（intensity modulated radiotherapy，IMRT）、图形引导下放射治疗（image guided radiation therapy，IGRT）等技术，目前已成为放射治疗的主流技术。目前，根治性外放射治疗首选的分割方式为中等分割，照射前列腺＋精囊腺，剂量为 60 ~ 70.2Gy/20 ~ 28F。考虑该患者盆腔淋巴结转移风险低，故不予以盆腔淋巴结引流区预防性照射。

治疗期间，应该密切关注患者的不良反应。放疗引起的不良反应与单次剂量和总剂量、放疗方案和照射体积有关。急性期常见的不良反应包括尿频、血尿、腹泻、便血等，放疗结束后数周基本消失。晚期不良反应包括直肠出血、放射性膀胱炎出血等。采用适形放疗和调强放疗技术治疗后上述并发症发生率显著降低，但盆腔放疗可能增加患者患直肠癌或膀胱癌等第二原发肿瘤的风险。胃肠道急性反应常有腹泻、腹痛、里急后重、直肠出血等，可用解痉镇痛剂，饮食应少渣、低脂。必要时需暂停放疗晚期可能出现直肠炎、乙状结肠炎，严重者须行手术切除。泌尿系统反应常见尿频、夜尿增多、排尿困难、血尿等，可能继发尿路感染。主要采用保守治疗，如抗感染、止血及对症处理。

综上所述，该例患者具有明确的根治性外射治疗指征。治疗的目标是在有效控制肿瘤的基础上，尽可能保留器官功能，降低并发症风险，保证患者的生活质量。

三、疾病介绍

前列腺癌是欧美男性发病率第二的恶性肿瘤。在中国，随着人均寿命的延长和 PSA 检查的广泛应用，发病率逐年攀升，目前发病率居第 6 位。前列腺癌发病率与年龄密切相关，随着年龄的增长，50 岁以上其发病率呈指数增加。前列腺癌的普查和早期检查方法包括血清 PSA、直肠指检、经直肠超声。普查对象为年龄超过 50 岁的男性[1]。

前列腺癌肿瘤分级和预后关系密切，最常见的分级方法为 Gleason 评分和 WHO 分级。肿瘤分级是指导前列腺癌治疗和预后的重要指标，是常规的病理检查方法。Gleason 分级：腺体的生长方式是指从腺体分化好至分化差，分为 5 个等级（1 ~ 5 级）。根据肿瘤不同区域结构的差异，将肿瘤的生长方式分为主要和次要两种方式，主要生长方式指最占优势面积的生长方式，次要生长方式是指不占主要面积，但至少占 5% 以上面积的生长方式；若肿瘤结构单一，则可看作主要和次要生长方式相同。Gleason 分级总分为两种生长方式评分相加之和，前部组织学计分范围为 2 ~ 10 分。2 ~ 4 分表示分化好的腺癌，5 ~ 6 分为中分化腺癌，7 分为中低分化腺癌，8 ~ 10 分为低分化腺癌。Gleason 分级和肿瘤的临床分期、淋巴结转移率、总生存率和癌症专项生存率密切相关，是影响前列腺癌的重要预后因素[2]。

前列腺癌的预后分组：①局限期前列腺癌极低危组：T_{1c} 和病理 1 级和 < 3 个穿刺区域阳性，且每区域中肿瘤成分 ≤ 50% 和 PSA 密度 < 0.15ng/（ml·g）。②低危组 $T_{1 ~ 2a}$ 和病理 1 级和 PSA < 10ng/ml。③中危组：无高危或者极高危特征，且含有 ≥ 1 个中危因素（IRF）：$T_{2b ~ 2c}$，病理 2 级或者 3 级，PSA 10 ~ 20ng/ml（预后好的中危：1 个 IRF 和病理 1 级或者 2 级，< 50% 穿刺区域阳性；预后差的中危：2 ~ 3 个高危因素和/或病理 3 级和/或 ≥ 50% 穿刺区域阳性）。④高危组：T_{3a} 或病理 4 级或者 5 级或者 PSA > 20ng/ml。⑤极高危组：$T_{3b ~ 4}$ 或病理 5 级或者 > 4 个穿刺区域病理 4 或者 5 级。⑥盆腔淋巴结转移组：任何 T，N_1，M_0。⑦远处转移组：任何 T，任何 N，M_1。

　　预后好的中危组局限期前列腺癌的总体治疗原则：①预后好的中危组（预期寿命 ≥ 10 年）：随访观察；或者外照射 / 近距离照射；或者根治性前列腺切除术 ± 盆腔淋巴结清扫术（淋巴结转移概率 > 2%）。②预后好的中危组（预期寿命 < 10 年）：外照射 / 近距离照射；或者随访观察。

　　外照射放疗和根治性前列腺切除术是治疗局限性前列腺癌的有效方法。外照射放疗治疗原发性前列腺癌比根治性前列腺切除术有几个明显的优点。外照射放疗避免了与手术相关的并发症，如出血和输血相关的影响，以及与麻醉相关的风险，如心肌梗死和肺栓塞。IMRT（调强放疗）技术广泛应用，适用于各种年龄的患者。外照射放疗具有尿失禁和狭窄的低风险和良好的短期保存勃起功能的机会。最近，在多项随机试验中分析了中等分割图像引导的 IMRT 治疗方案（每组 2.4 ~ 4Gy，持续 4 ~ 6 周），中等分割与传统分割 IMRT 相比等效或不劣于。一项试验显示，中等分割方案的治疗失败率更低。在大部分的临床试验中，中等分割和常规方案的毒性相似，但不是所有的试验[3 ~ 13]。

　　一项由 2550 名预后好的中危前列腺癌患者组成的多中心队列研究表明，在有利的中间风险组中，将 ADT 添加到治疗选项中，获益的可能性不大[14]。

　　NCCN 指南放疗推荐剂量见病例 17 表 3。

病例 17 表 3　NCCN 指南放疗推荐剂量

方案	首选剂量 / 分割	NCCN 危险分组（√ 提示合适的放疗方案）					
		极低危 / 低危组	预后好的中危组	预后差的中危组	高危 / 极高危组	区域淋巴结转移 N1	寡转移 M1a
EBRT							
中等大分割	3Gy×20F						
	2.7Gy×26F	√	√	√	√	√	
	2.5Gy×28F						
	2.75Gy×20F						√
常规分割	1.8 ~ 2Gy×37 ~ 45F	√	√	√	√	√	
超大分割	7.25 ~ 8Gy×5F	√	√	√	√		
	6.1Gy×7F						
	6Gy×6F						√

四、专家点评

前列腺癌发病率呈明显持续增长趋势，已成为严重影响男性健康的泌尿系恶性肿瘤。特别是老年前列腺癌患者，一般全身并发症较多，体力状态欠佳，如何为患者提供最合理的治疗方式，以控制肿瘤、延长患者生命、改善患者生活质量是泌尿外科医师需要面对的重要临床问题。本例患者为高龄早期局限性前列腺癌患者，全身一般情况较好，且不存在明显的排尿梗阻症状，对于此类患者，根治性外放疗 ± 内分泌治疗是首选的治疗方案。随着 IMRT 及 IGRT 在前列腺癌放射治疗中的广泛应用，中等分割放疗与传统分割方式相比缩短了治疗疗程，疗效相当，成为目前标准的治疗方式之一。对于高龄的中危局限期前列腺癌患者，中等分割方式的根治性外放射治疗可以改善的预后。与此同时，合理的放射剂量选择，精准的放疗范围分割，根据肿瘤危险程度决定的个体化淋巴引流区域照射，最大程度避免了外放疗风险及并发症。

（点评专家：薛　蔚　上海交通大学医学院附属仁济医院）
（病例提供：沙建军　薛　蔚　上海交通大学医学院附属仁济医院）

参考文献

[1]Siegel RL，Miller KD，Fuchs HE，et al.Cancer Statistics[J].CA Cancer J Clin，2021，71（1）：7-33.

[2]Sehn JK.Prostate cancer pathology：recent updates and controversies[J].Mo Med，2018，115（2）：151-155.

[3]Allaf ME，Palapattu GS，Trock BJ，et al.Anatomical extent of lymph node dissection：impact on men with clinically localized prostate cancer[J].J Urol，2004，172（5 Pt 1）：1840-1844.

[4]Pollack A，Walker G，Horwitz EM，et al.Randomized trial of hypofractionated external-beam radiotherapy for prostate cancer[J].J Clin Oncol，2013，31（31）：3860-3868.

[5]Arcangeli S，Strigari L，Gomellini S，et al.Updated results and patterns of failure in a randomized hypofractionation trial for high-risk prostate cancer[J].Int J

Radiat Oncol Biol Phys，2012，84（5）：1172-1178.

[6]Arcangeli G，Saracino B，Arcangeli S，et al.Moderate hypofractionation in High-Risk，Organ-Confined prostate cancer：final results of A phase Ⅲ randomized trial[J].J Clin Oncol，2017，35（17）：1891-1897.

[7]Incrocci L，Wortel RC，Alemayehu WG，et al.Hypofractionated versus conventionally fractionated radiotherapy for patients with localised prostate cancer（HYPRO）：final efficacy results from a randomised，multicentre，open-label，phase 3 trial[J].Lancet Oncol，2016，17（8）：1061-1069.

[8]Dearnaley D，Syndikus I，Mossop H，et al.Conventional versus hypofractionated high-dose intensity-modulated radiotherapy for prostate cancer：5-year outcomes of the randomised，non-inferiority，phase 3 CHHiP trial[J].Lancet Oncol，2016，17（8）：1047-1060.

[9]Aluwini S，Pos F，Schimmel E，et al.Hypofractionated versus conventionally fractionated radiotherapy for patients with prostate cancer（HYPRO）：acute toxicity results from a randomised non-inferiority phase 3 trial[J].Lancet Oncol，2015，16（3）：274-283.

[10]Lee WR，Dignam JJ，Amin MB，et al.Randomized phase Ⅲ noninferiority study comparing two radiotherapy fractionation schedules in patients with low-risk prostate cancer[J].J Clin Oncol，2016，34（20）：2325-2332.

[11]Catton CN，Lukka H，Gu CS，et al.Randomized trial of a hypofractionated radiation regimen for the treatment of localized prostate cancer[J].J Clin Oncol，2017，35（17）：1884-1890.

[12]Hoffman KE，Voong KR，Levy LB，et al.Randomized trial of hypofractionated，dose-escalated，intensity-modulated radiation therapy（IMRT）versus conventionally fractionated IMRT for localized prostate cancer[J].J Clin Oncol，2018，36：2943-2949.

[13]Bruner DW，Pugh SL，Lee WR，et al.Quality of life in patients with low-risk prostate cancer treated with hypofractionated vs conventional radiotherapy：A phase 3 randomized clinical trial[J].JAMA Oncol，2019，5（5）：664-670.

[14]Berlin A，Moraes FY，Sanmamed N，et al.International multicenter validation of an intermediate risk subclassification of prostate cancer managed with radical treatment without hormone therapy[J].J Urol，2019，201（2）：284-291.

第二节

疑 难 病 例

病例 18　转移性激素敏感性前列腺癌（mHSPC）的综合治疗

一、病例摘要

1. 基本信息

患者为 61 岁男性，主因"腰痛伴右下肢酸痛 1 个月余"就诊，2018 年 5 月于外院行 MRI 提示 L_2 椎体前缘椎管内占位，拟"椎管占位"收住脊柱外科。有尿频尿急、排尿不畅病史 1 年余，未就诊就治。无血尿、发热。体检：神清精神好，体型偏瘦，腹平软，无压痛，未及包块。肛检：前列腺稍大，左侧叶可扪及一直径约 1.5cm 质硬结节。入院后发现 PSA 224.7ng/ml，怀疑前列腺癌，请泌尿科会诊。TRUS ＋超声造影示前列腺两侧周缘区异常增强，前列腺癌可能，建议穿刺。胸部 HRCT 示两肺轻度气肿，两下肺纤维灶，T_{11}、T_{12} 椎体见骨质破坏。肝胆胰脾、肾输尿管膀胱超声未见异常。前列腺增强 MRI 示前列腺癌侵犯包膜，详见病例 18 图 1。前列腺穿刺病理示前列腺腺泡腺癌，Gleason 评分 4 ＋ 5 ＝ 9，8/13 阳性，分布于左右两侧叶，尖端（－）。PSMA-PET/CT 提示前列腺癌伴全身多发骨转移，详见病例 18 图 2。

既往体健，无家族前列腺癌病史，无重大疾病史。

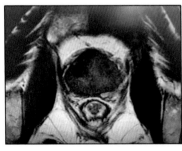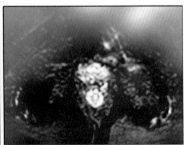

病例 18 图 1　前列腺增强 MRI

左图 T_2WI：左右两侧叶移行带、外周带弥漫性减低，前列腺包膜欠光整，局部见尖角状突起。右图 DWI：左右两侧叶移行带、外周带小片状高信号，增强后见强化。精囊未见侵犯，未见明显淋巴结肿大

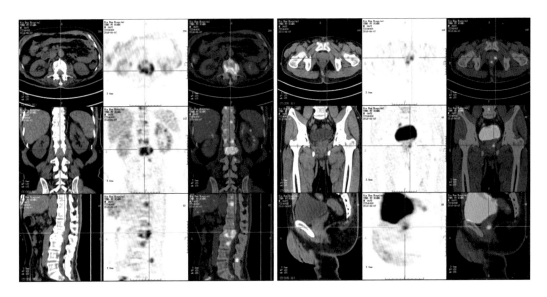

病例 18 图 2　PSMA PET/CT

①前列腺两侧叶 PSMA 高代谢结节，恶性可能；②全身多发骨转移，累及胸骨、脊柱多骨、骶骨、
左侧髂骨、髋臼、双侧股骨，其中 L_2 病灶突入椎管腔。

2．临床诊断

前列腺腺泡腺癌伴多发骨转移，高负荷（bmPCa）$T_{3a}N_0M_{1b}$。

3．诊疗经过

患者明确诊断后转泌尿外科治疗。予以亮丙瑞林＋比卡鲁胺去势治疗的基础上，予以多西他赛 $75mg/m^2$，1 次 /21 天＋泼尼松 5mg、2 次 / 日口服化疗。并予以唑来膦酸针 4mg、1 次 /4 周静脉注射，西乐葆止痛治疗。

治疗 4 周后复查 PSA 降至 98.33ng/ml，但腰痛伴右腿疼痛症状无明显缓解，且在治疗过程中出现尿潴留而留置导尿。复查腰椎 MRI 提示 L_2 椎体周围大块软组织突入椎管，详见病例 18 图 3。考虑患者有椎管压迫及负重骨骨折风险，与放疗科 MDT 讨论后，决定在继续上述治疗方案的基础上，行腰椎及股骨转移灶放疗。具体方案为：L_2 椎体病灶：EDGE（速锋刀）立体定放疗，18Gy/1F，其他椎体、股骨病灶：24Gy/3F，隔天一次。

患者在接受放疗 1 周后疼痛即开始缓解，PSA 继续快速下降，其曲线变化见病例 18 图 4 所示，治疗 3 个月时 PSA 降至 0.18ng/ml。放疗后 2 个月，疼痛完全缓解，复查腰椎 MRI 提示 L_2 椎体周围软软组织有明显缩小，骨扫描结果与治疗前 PET-CT 比较，转移灶变小，活性下降。如病例 18 图 5 所示。

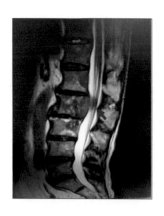

病例 18 图 3　腰椎 MRI

① T_{11}、T_{12} 及 $L_{1~4}$ 椎体及附件、骶骨多发骨转移；② L_2 椎体周围大块软组织突入椎管

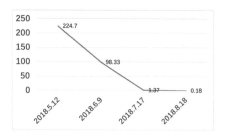

病例 18 图 4　治疗前后 PSA 变化曲线

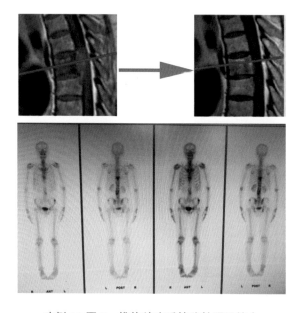

病例 18 图 5　椎体放疗后转移灶明显缩小

图 1：腰椎 MRI 提示 L_2 椎体旁软组织明显缩小；

图 2：骨扫描结果与治疗前 PET/CT 比较，转移灶变小，活性下降

患者在完成 6 次多西他赛化疗后，PSA 降至 0.04ng/ml，无明显骨痛，但仍存在尿潴留，多次试拔尿管失败。患者有较强烈的手术意愿，经 MDT 讨论后，于 2018 年 10 月 19 日行腹腔镜下减瘤性前列腺根治性切除术（cytoreductive radical prostatectomy，cRP）。术后病理：前列腺腺泡腺癌，Gleason 评分 4 + 5 = 9，侵犯包膜，切缘阴性，盆腔淋巴结均阴性。术后 2 个月 PSA 降至最低值 0.001ng/ml。

4. 随访

术后 3 个月尿控基本恢复。术后维持亮丙瑞林治疗近两年，PSA 一直保持在 0.001 ~ 0.002ng/ml。2020 年 3 月停用 ADT 治疗，后 PSA 有轻微回升，2021 年 7 月最后一次复查 PSA 0.02ng/ml。目前无骨痛，生活质量良好，停药观察中。

二、病例分析

该病例是一例以腰腿痛为首要主诉而入住骨科的全身多发骨转移的前列腺癌病例，明确诊断时处于对雄激素剥夺治疗敏感状态，即所谓的转移性激素敏感性前列腺癌（metastatic hormone-sensitive prostate cancer，mHSPC）。mHSPC 患者往往因忽视不严重的下尿路症状并且缺乏 PSA 体检导致病程进入到晚期，出现骨痛症状才就诊，该病例为典型的 mHSPC 就诊过程。

对于 mHSPC 患者，在初诊时即已失去根治的机会，治疗上以系统治疗为主，原则以雄激素剥夺治疗（androgen deprivation therapy，ADT）为基础，加用多西化赛化疗或阿比特龙或新型抗雄治疗。如何选择上述三种方案，首先应该考虑转移负荷，多西他赛化疗相对另两种方案对高负荷的患者有更好的生存获益，特别是对年轻、身体条件好的患者，更适合选择多西他赛化疗方案[1, 2]。该病例在 ADT ＋多西他赛化疗治疗后，效果良好，PSA 快速下降，且在后续的三年时间里尚未转入其他方案的治疗，说明 mHSPC 患者在选择合适的治疗方案后完全是可以长期高质量生存。如果经济条件允许，在治疗开始前，应该进行基因检测，可以更准确地帮助医生选择治疗方案。

在系统治疗之外，医生和患者都非常关注是否应该进行原发灶或转移灶的局部治疗。这个问题尚存在较多争论，很多重大的研究都在持续关注这个问题，也是我们进一步提高这类患者生存时间和生存质量的关键问题。该患者在系统治疗获得良好的 PSA 响应后，骨痛没有缓解，可能存在脊髓压迫和负重骨骨折风险，我们及时给予患者转移灶的放疗，迅速地抑制了椎体和股骨转移病灶的活性，骨痛得到了完全的缓解，极大地提高了患者的生存期和生存质量。对存在脊髓压迫或骨折风险、骨痛不能缓解的患者进行转移灶的放疗已经成为共识。

是否要对原发灶进行局部治疗，也是目前国内外关注的焦点问题。对于低转移负荷（只有骨转移，且转移灶 ≤ 3 处）的 mHSPC 患者进行原发灶治疗，包括减瘤性前列腺切除（CRP）和放疗会给患者带来生存获益，目前基本已成为共识。但对高转移负荷的 mHSPC 患者进行原发灶治疗是否会有生存获益，目前没有共识。对这类患者进行原发灶，应该在严格的临床试验中进行，或者仅在为了解除严重的下尿路症状，如尿潴留、严重血尿为目的的情况下进行，并且应该在取得良好的全身治疗效果的前提下，充分告知患者这种治疗的局限性和探索性质。该患者在 PSA 反应良好的情况下，同时存在无法解除的尿潴留，在充分告知的情况下实施了 CRP，实践发现术后不仅解除了尿潴留，而且 PSA 得到进一步明显降低，并且长期维持在接近 0 的水平，取得了良好的实际效果，又没有增加明显的不良反应。但值得注意的是，这类患者往往前列腺肿瘤存在局部进展，手术难度较大，应该由经验丰富的医生来实施这种手术。

总之，这是一例高转移负荷晚期前列腺癌患者，在经过合适的系统治疗＋转移灶放疗＋原发灶切除后，获得了较长时间的高质量生存，在治疗三年后 PSA 仍维持在接近 0 的水平，且目前已完全停药观察一年，预期会有更长的生存时间，治疗非常成功。

三、疾病介绍

转移性激素敏感性前列腺癌（mHSPC）是前列腺癌的晚期阶段，是患者进入前列腺癌的终末阶段——转移性去势抵抗性前列腺癌（mCRPC）前非常关键的阶段，合理地治疗将极大延长患者进入终末期的时间，从而获得更长的生存时间和更好的生活质量。

2020 年美国国立癌症研究所发布的前列腺癌数据表明，在美国初诊的前列腺癌患者仅有 6% 存在转移，而我国学者报道，2014 年中国前列腺癌联盟（CPCC）成员医院的初诊前列腺癌患者有 30% 存在转移[3, 4]。提高对 mHSPC 的认识和更合理地治疗 mHSPC 患者在中国变得尤为重要和迫切。

mHSPC 患者大部分是因为不重视相关症状、没有规律的体检从而导致初诊即为转移的前列腺癌，少部分是非转移性前列腺癌经过一段时间治疗后发生转移，但仍保持对雄激素剥夺治疗敏感的患者。前列腺癌最常转移的部位是骨，尤以腰椎、骨盆、肋骨等最为常见，其次是肺、肝等内脏器官。患者可能有前列腺增大导致的下尿路症状，除有尿频、尿急、尿痛或血尿等症状外，还会出现转移部分的疼痛、骨折及转移灶压迫症状。也有部分患者无明显上述症状，因 PSA 升高而诊断。

mHSPC 诊断首先是明确诊断前列腺癌，并对雄激素剥夺治疗敏感，相关内容在前述章节已经详细阐述，在此不再赘述。目前对前列腺癌转移灶的诊断主要依靠全身骨扫描、磁共振、CT 及 PET-CT，各有优缺点，对难以判断的转移灶应结合不同的检查手段综合判断。近年来出现的 PSMA-PET/CT 进一步提高了对前列腺癌转移灶检出的敏感性和特异性，能检出更多以往传统技术无法检出的转移病灶，但因示踪剂制备要求较高，目前国内仅在少数大的前列腺癌治疗中心有开展，且很多处于临床试验阶段 [5, 6]。随着检查技术的不断提高，人们对非转移前列腺癌的诊断开始进行更深入的思考，特别是对高 PSA、高 Gleason 评分而传统检查未发现转移灶的前列腺癌患者，应该更警惕这类患者可能存在目前检查手段尚未发现的转移灶。

近年来在 mHSPC 领域很重要的一个进展是强调对 mHSPC 患者进行转移负荷和风险状态评估及预期寿命和体能评估。转移负荷的分级标准有很多，目前较为广泛接受的标准是 CHAARTED 研究中所采用的标准：存在内脏转移和（或）≥ 4 个骨转移且至少 1 个盆腔外或脊柱外转移为高转移负荷 [1]。2019 年 CUA 指南确立的高危疾病风险标准为满足以下 3 个危险因素中的 2 个：Gleason 评分≥ 8 分，骨转移病灶 3 处，存在内脏转移；低危疾病风险具备不超过 1 个上述危险因素。完成对患者转移负荷和风险状态评估及预期寿命和体能评估后，可以更准确地选择后续治疗方案。

mHSPC 的治疗以系统治疗为主。雄激素剥夺治疗（ADT）是 mHSPC 最主要的标准治疗方式，且常需贯穿患者后续治疗的始终。ADT 包括去势治疗和抗雄治疗，单纯的抗雄治疗方案已不被推荐，因其可能转变为雄激素受体激动剂从而加速耐药产生。去势治疗联合一代抗雄药物如氟他胺、比卡鲁胺的治疗与单纯去势治疗相比，并无明显的生存获益，未来可能也将逐步淘汰 [7~9]。多数 mHSPC 患者在经过 12 ~ 18 个月的 ADT 治疗后，会不可避免地进展到 mCRPC，中位总生存期不足 3 年。

将 ADT 联合化疗或新型内分泌治疗药物方案提前到 mHSPC 阶段应用是近年来 mHSPC 治疗领域最重要的进展 [1, 2]。以药物或手术去势为基础的联合治疗已成为国内外各大指南的优先推荐方案。尽管如此，各种新型的联合用药方案带来的相关药物毒性反应及经济负担需要加以重视，并作为临床决策重要的参考。必须在确定治疗方案前完成对患者转移负荷和风险状态评估及预期寿命和体能评估，才能在保证疗效、平衡毒性不良反应和节约医疗资源之间取得最好的平衡。总的来说，联合多西他赛化疗的方案对高转移负荷的患者有更大的生存获益，但对高龄、体弱的患者，联合新型内分泌治疗药物会有更好的总体治疗效果。对有糖尿病、心脑血管疾病等基础疾病的患者，或者地处偏远、随诊困难的患者，更优先推荐联合新型抗雄药物的治疗 [1, 2, 10~26]。有条件的患者可以在确定治疗方案前进行基因检测有助于方案的确定。联合方案的序贯治疗是有效的，但何种序贯方案更优尚无定论。

在系统治疗的基础上，是否需要对 mHSPC 患者进行局部治疗的研究是目前 mHSPC 领域的热点问题，可能是进一步提高 mHSPC 患者生存时间和生活质量的关键。mHSPC 的局部治疗包括对原发灶和转移灶的治疗，手段上主要包括手术切除和放疗。2014 年首次报道了接受减瘤性前列腺根治切除（CRP）的 mHSPC 患者的 5 年生存率显著高于未接受局部治疗的患者（55% VS 21%），开启了对 mHSPC 局部治疗的研究浪潮[27~31]。2018 年发表的几个重要 CRT 研究导致了目前国际多个重要指南对 mHSPC 的局部治疗的重要修改[32~34]。目前比较一致的认识包括：①对低转移负荷的患者进行原发灶放疗；②对有潜在脊骨髓压迫或骨折风险的患者进行骨转移灶的局部治疗［放疗和（或）手术切除］；③对高转移负荷的患者，可在临床试验或以控制症状为目的，对原发灶进行局部治疗（放疗或 CRP）。现阶段，对低转移负荷患者进行局部治疗的认识趋于一致，但对高转移负荷患者进行局部治疗尚无一致意见，大部分学者持反对意见，但也有学者认为在严格选择的条件下，局部治疗可能使这部分更致命性的疾病得到更长时间的缓解。国内学者潘春武等提出对合适的高转移负荷患者进行最大限度的局部治疗（maximal local therapy，MLT）的概念，即在有效系统治疗的前提下，能通过放疗或手术的方法最大限度地去除肿瘤病灶，通过最大限度地去除继续播撒种子的源头，尽可能把多发转移转变成寡转移，从而获得生存获益。对高转移负荷患者进行局部治疗的方案尚缺乏高级别的研究证据。

四、专家点评

该病例是一个典型的高负荷转移性激素敏感性前列腺癌的病例，诊断明确，且在初始诊断阶段即应用了 PSMA-PET/CT 评估了全身转移情况。诊断明确后，鉴于患者病理为 Gleason 评分 4 + 5 = 9 分前列腺癌，肿瘤分化较差，可能存在 AR 轴突变，故考虑采用 ADT 联合多西他赛的系统治疗方案，该治疗方案基于 Chaarted 研究结果，也是各大指南推荐的 mHSPC 的一线治疗方案，取得了良好的治疗效果。在系统治疗取得良好效果的前提下，进一步针对腰椎及股骨转移灶进行了放疗，成功抑制制了骨转移病灶，降低了骨髓压迫和骨折风险，并完全缓解了骨痛，使患者的生存时间和生活质量得到极大地延长和提高。完成上述治疗后，该病例仍存在无法解除的尿潴留，根据国内外最新的研究进展，并与患者作充分沟通后，对患者实施了 CRP 手术，解除了尿潴留，进一步提高了生活质量。

该病例在治疗过程中，既遵循了指南的推荐意见，又结合了国内外最新的研究进展，运用了多种治疗手段，控制了高负荷 mHSPC 患者的病情，改善了其生活质量，是一个治疗非常成功的病例，预计在后续随访中会有一个较长的生存时间。此外，目前有越来越多的临床研究及临床指南提示，对于 mHSPC，早期进行基于组织及血液的基因检测，明确肿瘤的分子生物学背景，寻找可能存在的治疗靶点，可望为患者提供更精准的治疗方案，取得满意的治疗结果。

（点评专家：薛　蔚　上海交通大学医学院附属仁济医院）

（病例提供：潘春武　薛　蔚　上海交通大学医学院附属仁济医院）

参考文献

[1]Harris RP，Helfand M，Woolf SH，et al.Current methods of the US preventive services task force：a review of the process[J].Am J Prev Med，2001，20（3）：21–35.

[2]Shea BJ，Reeves BC，Wells G，et al.AMSTAR 2：a critical appraisal tool for systematic reviews that include randomised or non–randomised studies of healthcare interventions，or both.BMJ，2017，358.

[3]Methods Guide for Effectiveness and Comparative Effectiveness Reviews.AHRQ Publication No.10（14）–EHC063–EF.Rockville，MD：Agency for Healthcare Research and Quality.January 2014. Chapters available at：www.effectivehealthcare.ahrg.gov[J]. Accessed on August 15，2018.

[4]Faraday M，Hubbard H，Kosiak B，et al.Staying at the cutting edge：a review and analysis of evidence reporting and grading；the recommendations of the American Urological Association[J].BJU Int，2009，104（3）：294–297.

[5]Hsu C，Sandford BA.The delphi technique：making sense of consensus.Practical Assessment，Research & Evaluation，2007，12（10）：1–8.

[6]Siegel RL，Miller KD，Jemal A.Cancer statistics，2019[J].CA Cancer J Clin，2019，69（1）：7–34.

[7]Moreira DM，Howard LE，Sourbeer KN，et al.Predicting time from metastasis to overall survival in castration–resistant prostate cancer：results from SEARCH[J].Clin Genitourin Cancer，2017，15（1）：60–66.

[8]Sanda MG，Cadeddu JA，Kirkby E，et al.Clinically localized prostate cancer：AUA/ASTRO/SUO Guideline.part Ⅱ：recommended approaches and details of specific care options[J].J Urol，2018，199（4）：990-997.

[9]Sweeney CJ，Chen YH，Carducci M，et al.Chemohormonal therapy in metastatic hormone-sensitive prostate cancer[J].N Engl J Med，2015，373（8）：737-746.

[10]James ND，Sydes MR，Clarke NW，et al.Addition of docetaxel，zoledronic acid，or both to first-line long-term hormone therapy in prostate cancer（STAMPEDE）：survival results from an adaptive，multiarm，multistage，platform randomised controlled trial[J].Lancet，2016，387（10024）：1163-1177.

[11]Montgomery RB，Mostaghel EA，Vessella R，et al.Maintenance of intratumoral androgens in metastatic prostate cancer：a mechanism for castration-resistant tumor growth[J].Cancer Res，2008，68（11）：4447-4454.

[12]Mohler JL，Titus MA，Bai S，et al.Activation of the androgen receptor by intratumoral bioconversion of androstanediol to dihydrotestosterone in prostate cancer[J].Cancer Res，2011，71（4）：1486-1496.

[13]Hussain M，Fizazi K，Saad F，et al.Enzalutamide in men with nonmetastatic，castration-resistant prostate cancer[J].N Engl J Med，2018，378（26）：2465-2474.

[14]Smith MR，Saad F，Chowdhury S，et al.Apalutamide treatment and metastasis-free survival in prostate cancer[J].N Engl J Med，2018，378（15）：1408-1418.

[15]Fizazi K，Shore N，Tammela TL，et al.Darolutamide in nonmetastatic，castration-resistant prostate cancer[J].N Engl J Med，2019，380（13）：1235-1246.

[16]Xie W，Regan MM，Buyse M，et al.Metastasis-free survival is a strong surrogate of overall survival in localized prostate cancer[J].J Clin Oncol，2017，35（27）：3097-3104.

[17]NUBEQA®（darolutamide）plus androgen deprivation therapy achieved the secondary endpoint of overall survival（OS）in men with non-metastatic castration-resistant prostate cancer.https：//bayer2019tf.q4web.com/news/news-details/2020/NUBEQA-darolutamide-Plus-Androgen-Deprivation-Therapy-Achieved-the-Secondary-Endpoint-of-Overall-Survival-OS-in-Men-with-Non-Metastatic-Castration-Resistant-Prostate-Cancer/default.aspx[J].Accessed February，2020.

[18]Xtandi®（enzalutamide）demonstrates significant improvement in overall survival

in phase 3 prosper trial of patients with nmcrpc.https : //www.pfizer.com/news/press-release/ press-release-detail/xtandi_enzalutamide_demonstrates_significant_improvement_in_ overall_survival_in_phase_3_prosper_trial_of_patients_with_nmcrpc[J].Accessed February, 2020.

[19]Tannock IF，de Wit R，Berry WR，et al.Docetaxel plus prednisone or mitoxantrone plus prednisone for advanced prostate cancer[J].N Eng J Med，2004，351（15）: 1502- 1512.

[20]Petrylak DP，Tangen CM，Hussain MHA，et al.Docetaxel and estramustine compared with mitoxantrone and prednisone for advanced refractory prostate cancer[J].N Engl J Med，2004，351（15）: 1513-1520.

[21]Scher HI，Fizazi K，Saad F，et al.Increased survival with enzalutamide in prostate cancer after chemotherapy[J].N Eng J Med，2012，367（13）: 1187-1197.

[22]De Bono JS，Logothetis CJ，Molina A，et al.Abiraterone and increased survival in metastatic prostate cancer[J].N Engl J Med，2011，364（21）: 1995-2005.

[23]Kantoff PW，Higano CS，Shore ND，et al.Sipuleucel-T immunotherapy for castration-resistant prostate cancer[J].N Engl J Med，2010，363 : 411-422.

[24]de Bono JS，Oudard S，Ozguroglu M，et al.Prednisone plus cabazitaxel or mitoxantrone for metastatic castration-resistant prostate cancer progressing after docetaxel treatment : a randomized open-label trial[J].Lancet，2010，376（9747）: 1147-1154.

[25]Parker C，Nilsson S，Heinrich D，et al.Alpha emitter radium-223 and survival in metastatic prostate cancer[J].N Engl J Med，2013，369（3）: 213-223.

[26]Oefelein MG，Feng A，Scolieri MJ，et al.Reassessment of the definition of castrate levels of testosterone : implications for clinical decision making[J].Urology，2000，56（6）: 1021-1024.

[27]Gravis G，Boher JM，Joly F，et al.Androgen deprivation therapy（ADT）plus docetaxel versus ADT alone in metastatic non castrate prostate cancer : impact of metastatic burden and long-term survival analysis of the randomized phase 3 GETUG-AFU15 trial[J]. Eur Urol，2016，70（2）: 256-262.

[28]Fizazi K，Tran N，Fein L，et al.Abiraterone plus prednisone in metastatic， castration-sensitive prostate cancer[J].N Engl J Med，2017，377（4）: 352-360.

[29]Finianos A，Gupta K，Clark B，et al.Characterization of differences between

prostate cancer patients presenting with de novo versus primary progressive metastatic disease[J].Clin Genitourin Cancer，2017，16（1）：85-89.

[30]Vickers AJ，Brewster SF.PSA velocity and doubling time in diagnosis and prognosis of prostate cancer[J].Br J Med Surg Urol，2012，5（4）：162-168.

[31]Giovacchini G，Incerti E，Mapelli P，et al.[11C]Choline PET/CT predicts survival in hormone-naive prostate cancer patients with biochemical failure after radical prostatectomy[J].Eur J Nucl Med Mol Imaging，2015，42（6）：877-884.

[32]Calais J，Fendler WP，Eiber M，et al.Impact of 68Ga-PSMA-11 PET/CT on the management of prostate cancer patients with biochemical recurrence[J].J Nucl Med，2018，59（3）：434-441.

[33]Akin-Akintayo OO，Jani AB，Odewole O，et al.Change in salvage radiotherapy management based on guidance with FACBC（fluciclovine）PET/CT in postprostatectomy recurrent prostate cancer[J].Clin Nucl Med，2017，42（1）：22-28.

[34]Emmett L，van Leeuwen PJ，Nandurkar R，et al.Treatment outcomes from 68Ga-PSMA PET/CT-informed salvage radiation treatment in men with rising PSA after radical prostatectomy：prognostic value of a negative PSMA PET[J].J Nucl Med，2017，58（12）：1972-1976.

[35]Halabi S，Lin CY，Small EJ，et al.Prognostic model predicting metastatic castration-resistant prostate cancer survival in men treated with second-line chemotherapy[J].J Natl Cancer Inst，2013，105（22）：1729-1737.

[36]Bournakis E，Efstathiou E，Varkaris A，et al.Time to castration resistance is an independent predictor of castration-resistant prostate cancer survival[J].Anticancer Res，2011，31：1475.

[37]Koo KC，Park SU，Kim KH，et al.Prognostic impacts of metastatic site and pain on progression to castrate resistance and mortality in patients with metastatic prostate cancer[J].Yonsei Med J，2015，56（5）：1206.

[38]Nakabayashi M，Hayes J，Taplin ME，et al.Clinical predictors of survival in men with castration-resistant prostate cancer：evidence that gleason score 6 cancer can evolve to lethal disease[J].Cancer，2013，119（16）：2990-2998.

[39]Mateo J，Carreira S，Sandhu S，et al.DNA-repair defects and olaparib in metastatic prostate cancer[J].N Engl J Med，2015，373（18）：1697-1708.

[40]Marcus L，Lemery SJ，Keegan P，et al.FDA approval summary：pembrolizumab for the treatment of microsatellite instability-high solid tumors[J].Clin Cancer Res，2019，25（13）：3753-3758.

[41]Catalona WJ，Smith DS.5-year tumor recurrence rates after anatomical radical retropubic prostatectomy for prostate cancer[J].J Urol，1994，152（5 Pt 2）：1837-1842.

[42]Røder MA，Berg KD，Loft MD，et al.The CPC Risk Calculator：a new app to predict prostate-specific antigen recurrence during follow-up after radical prostatectomy[J].Eur Urol Focus，2018，4（3）：360-368.

[43]Cooperberg MR，Hilton JF，Carroll PR.The CAPRA-S score：a straightforward tool for improved prediction of outcomes after radical prostatectomy[J].Cancer,2011,117（22）：5039-5046.

[44]Kattan MW，Zelefsky MJ，Kupelian PA，et al.Pretreatment nomogram for predicting the outcome of three-dimensional conformal radiotherapy in prostate cancer[J].J Clin Oncol，2000，18（19）：3352-3359.

[45]Pompe RS，Bandini M，Preisser F，et al.Contemporary approach to predict early biochemical recurrence after radical prostatectomy：update of the Walz nomogram[J].Prostate Cancer Prostatic Dis，2018，21（3）：386-393.

[46]Van den Broeck T，van den Bergh RCN，Arfi N，et al.Prognostic value of biochemical recurrence following treatment with curative intent for prostate cancer：a systematic review[J].Eur Urol，2019，75（6）：967-987.

[47]Tilki D，Preisser F，Graefen M，et al.External validation of the european association of urology biochemical recurrence risk groups to predict metastasis and mortality after radical prostatectomy in a European cohort[J].Eur Urol，2019，75（6）：896-900.

[48]Kane CJ，Amling CL，Johnstone PA，et al.Limited value of bone scintigraphy and computed tomography in assessing biochemical failure after radical prostatectomy[J].Urology，2003，61（3）：607-611.

[49]Seltzer MA，Barbaric Z，Belldegrun A，et al.Comparison of helical computerized tomography，positron emission tomography and monoclonal antibody scans for evaluation of lymph node metastases in patients with prostate specific antigen relapse after treatment for localized prostate cancer[J].J Urol，1999，162（4）：1322-1328.

[50]Odewole O，Tade F，Nieh P，et al.Recurrent prostate cancer detection with anti-3（18）

F-FACBC PET/CT : comparison with CT[J].Eur J Nucl Med Mol Imaging，2016，44（10）：1773-1783.

[51]National Cancer Institute.Stat Facts : Prostate Cancer.Available at : https : //seer.cancer.gov/statfacts/html/prost.html. Accessed Feb 23，2020.

[52] 陈垒，潘春武，刘海龙，齐隽 . 老年前列腺癌患者预期寿命评估的研究进展 [J]. 中华泌尿外科杂志，2021，42（4）：316-320.

病例 19　无转移的去势抵抗前列腺癌（nmCRPC）行原发灶放疗联合新型内分泌治疗

一、病例摘要

1. 基本信息

患者为 75 岁男性，8 个月前体检发现 PSA 升高，最高为 36ng/ml，盆腔增强 MRI 可见前列腺双侧叶外周带及基底带异常信号，侵犯包膜，侵犯双侧精囊腺根部，盆腔未见肿大淋巴结。骨扫描未见转移。行经直肠超声引导下前列腺穿刺活检，共穿刺 13 针，其中 10 针可见前列腺腺泡腺癌，Gleason 评分 4 ＋ 5 ＝ 9 分，免疫组化:NSE（-），CgA（+），CD56（±），PSMA（+++），PTEN（+++），ERG（-），Ki-67 局　部 20%，MLH1（++），MSH2（-），MSH6（+），PMS2（++）。初诊诊断和分期为：前列腺癌 $cT_{3b}N_0M_0$ 局限期极高危。

明确诊断和分期之后,患者开始内分泌治疗（戈舍瑞林＋比卡鲁胺）,5 个月后 PSA 降至 2.5ng/ml（最低），之后逐渐升高，1 个月前 PSA 升至 8.6ng/ml，睾酮 0.12ng/ml。完善影像学检查（PSMA PET-CT、FDG PET-CT、Dotatate PET-CT 及全身核磁）可见前列腺局部高代谢灶，未见淋巴结转移及骨转移征象（病例 19 图 1 至病例 19 图 3）。HRR 基因检测未见 BRCA1/2 突变。

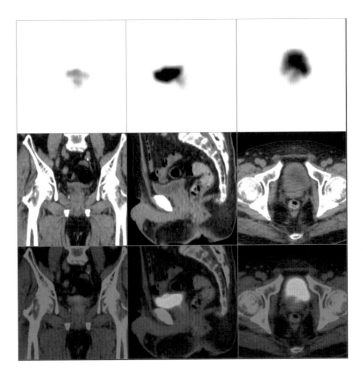

病例 19 图 1　PSMA PET-CT 提示前列腺内局灶性高表达灶

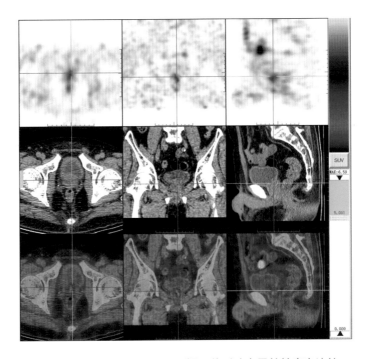

病例 19 图 2　FDG PET-CT 提示前列腺内局灶性高表达灶

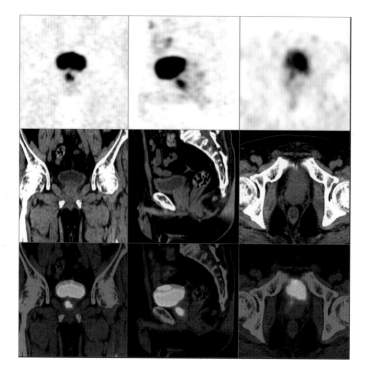

病例 19 图 3　Dotatate PET-CT 提示前列腺内局灶性高表达灶

2．诊断

前列腺癌 cT3bN0M0 nmCRPC

3．诊疗经过

根据患者诊断和分期，经我院泌尿肿瘤 MDT 会诊，从局部治疗和全身药物治疗两方面进行调整。局部治疗方面，由于前列腺局部在 PET-CT 上仍有高代谢病灶，建议对前列腺行局部根治性放疗。全身药物治疗方面，将内分泌治疗方案调整为 GnRHa ＋阿帕他胺。首先行局部放疗，前列腺区予以 70Gy/25F，盆腔淋巴结引流区预防照射 47.5Gy/25F。放疗期间停用比卡鲁胺。放疗结束后开始服用阿帕他胺。

4．随访

目前放疗结束 2 个月。放疗结束 1 个月时复查 PSA 降至 1.54ng/ml，2 个月时 PSA 降至 0.83ng/ml。

二、病例分析

这例患者初诊为前列腺癌 $cT_{3b}N_0M_0$ 局限期极高危组，按照治疗规范，初始治疗应给予原发灶放疗联合内分泌治疗。但是该患者未在初始时行放疗，且雄激素剥夺治疗后 PSA 下降不理想，5 个月时 PSA 最低值降至 2.5ng/ml 后便开始升高，提示预后不良。

该患者在内分泌治疗 7 个月后 PSA 升至 8.6mg/ml，此时及时地完善了三种不同显像剂的 PET-CT 以及全身核磁，均未见远处转移，nmCRPC 诊断明确。根据现有临床数据和指南推荐，结合药物可及性、价格及不良反应，最终选择将药物治疗方案由比卡鲁胺更改为阿帕他胺。另外，因患者前列腺内有明显高代谢病灶，对前列腺行根治性放疗，能够起到局部减瘤和改善预后的作用。

三、疾病介绍

非转移性去势抵抗性前列腺癌（nmCRPC）是介于非转移性激素敏感性前列腺癌（nmHSPC）和转移性去势抵抗性前列腺癌（mCRPC）之间的一种状态，是指经内分泌治疗后发展至 CRPC，但是缺乏影像学上可见的转移灶。CRPC 的诊断标准：血清睾酮 < 50ng/dl 或 1.7nmol/l 基础上出现生化指标或影像学进展。生化指标进展定义为 PSA 水平连续 3 次增加，间隔 1 周，较最低值升高 > 50% 且 PSA > 2ng/ml。通常来说，nmCRPC 是一种人为制造的状态，提示了前期治疗的不足或不规范。

诊断 nmCRPC 受到影像学检查手段的影响，随着目前影像检查手段的进步，特别是 PET-CT 领域多种新型示踪剂的涌现，对转移灶诊断的敏感度大大超过传统影像手段，使得 nmCRPC 人群越来越少。

nmCRPC 患者容易进展至 mCRPC，在传统影像学时代，34% 患者 2 年内进展至 mCRPC，60% 患者 5 年内进展至 mCRPC，而且多数都在前 3 年内 [1]。因此对于这类人群，需要及时干预治疗。对 nmCRPC 的治疗，自 2018 年后，随着临床多项高级别临床研究数据的公布，推荐对 PSA 倍增时间（PSADT）≤ 10 个月的高危 nmCRPC 患者，在 GnRHa 基础上联合新型内分泌治疗药物，可选择药物包括：①恩扎卢胺（PROSPER 研究）[2]。②阿帕他胺（SPARTAN 研究）[3]。③达罗他胺（ARAMIS 研究）[4]。

这三项 RCT 研究入组的均为高转移风险的 nmCRPC 患者，即 PSADT ≤ 10 个月的患者。对于 PSADT 超过 10 个月的患者，是否需要开始新一代抗雄药物，目前存在争议，需要更多的临床研究和数据。

原发灶治疗方面，虽然目前缺乏高级别循证医学证据证明放疗或手术治疗能否为 nmCRPC 带来生存获益，但是目前对 mHSPC 患者，基于 STAMPEDE 研究结果 [5]，自 2019 年起，原发灶放疗已写入 NCCN 等指南。因此，对于 nmCRPC 阶段，对原发灶进行局部治疗是一个值得期待的治疗手段。

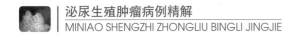

四、专家点评

这是一例局部晚期前列腺癌（$cT_{3b}N_0M_0$）采用单纯内分泌治疗后较短时间进入去势抵抗阶段的病例。对于局部晚期且为极高危组的前列腺癌组，初始治疗以采用联合治疗为主，如原发灶放疗联合内分泌治疗，或者内分泌治疗联合前列腺根治切除。该患者初始采用联合雄激素阻断的方法（戈舍瑞林＋比卡鲁胺），在 5 个月时 PSA 最低值仅降至 2.5ng/ml 后便开始进行性升高，PET-CT 以及全身核磁未发现远处转移，为无转移的去势抵抗性前列腺癌（nmCRPC），根据现有临床指南和临床实践的推荐，可对前列腺原发灶行放疗，同时改用新型雄激素受体靶向的药物，如阿帕他胺、恩扎卢胺或达罗他胺等，也可使用阿比特龙。密切随访睾酮和 PSA 的变化。

（点评专家：姜昊文 复旦大学附属华山医院）

（病例提供：高献书 亓 昕 虞 巍 北京大学第一医院）

参考文献

[1]Scher HI，Solo K，Valant J，et al.Prevalence of prostate cancer clinical states and mortality in the united states：estimates using a dynamic progression model[J].PLoS One，2015，10（10）：e0139440.

[2]Hussain M，Fizazi K，Saad F，et al.Enzalutamide in men with nonmetastatic, castration-resistant prostate cancer[J].N Engl J Med，2018，378（26）：2465-2474.

[3]Smith MR，Saad F，Chowdhury S，et al.Apalutamide treatment and metastasis-free survival in prostate cancer[J].N Engl J Med，2018，378（15）：1408-1418.

[4]Fizazi K，Shore N，Tammela TL，et al.Darolutamide in nonmetastatic, castration-resistant prostate cancer[J].N Engl J Med，2019，380（13）：1235-1246.

[5]Parker CC，James ND，Brawley CD，et al.Radiotherapy to the primary tumour for newly diagnosed，metastatic prostate cancer（STAMPEDE）：a randomised controlled phase 3 trial[J].Lancet，2018，392（10162）：2353-2366.

病例 20　转移性去势抵抗性前列腺癌（mCRPC）的综合治疗

一、病例摘要

1. 基本信息

患者为 46 岁男性，因"排尿不畅 1 周"就诊，查 tPSA 3499.6ng/ml；直肠指检提示前列腺增大 Ⅱ 度，质硬；前列腺 MRI 提示前列腺精囊形态不规则，盆腔多发肿大淋巴结，骨盆骨质内多发病灶，考虑前列腺癌可能；前列腺穿刺病理提示经会阴系统穿刺，9/12（＋），Gleason 评分 4 ＋ 5 ＝ 9 分；免疫组化：PSA（＋）、ERG（－）、AmACR（＋），周围缺乏表达 P63、34 β E12 的基底细胞；PET-CT 提示前列腺癌累及精囊伴右盆底转移，全身多区域淋巴结转移及全身多发骨转移。患者诊断为转移性激素敏感性前列腺癌（Ⅳ 期，$cT_4N_1M_1$），高转移负荷，接受内分泌治疗联合 6 个疗程多西他赛化疗。治疗 1 个月 PSA 降至 20.4ng/ml，疗程中 PSA 最低降至 13.37ng/ml；于第 4 次化疗开始，PSA 逐渐上升；接受第 6 次化疗后，PSA 升至 28.85ng/ml；复查盆腔 MRI 提示盆底偏右侧异常强化结节灶，考虑转移灶，较前增大，可疑累及直肠壁。

2. 临床诊断

转移性去势抵抗性前列腺癌（mCRPC）。

3. 诊疗经过

患者诊断为 mCRPC 后，首先接受了 3 个疗程药物去势治疗联合铂类化疗（顺铂联合依托泊苷）。患者 PSA 进行性上升，接受末次铂类化疗后复查 PSA 65.82ng/ml，复查前列腺 MRI 示盆腔转移灶较前增大，患者主诉盆底疼痛症状加重。综合临床症状、PSA 变化和影像学变化，考虑患者 mCRPC 一线治疗铂类化疗原发耐药。

为缓解患者盆底疼痛症状，同时明确患者耐药后前列腺癌基因突变特征，遂行前列腺癌原发病灶和直肠旁转移病灶的穿刺活检和冷冻消融治疗。手术后患者盆底疼痛症状明显减轻。肿瘤原发灶组织基因检测结果示：CDK12 及 PALB2 体细胞突变；直肠旁软组织转移灶检测结果示：CDK12 体细胞突变；原发灶与转移灶组织中均未检测出 AR 轴基因改变；血液 ctDNA 基因检测示：CDK12 体细胞突变，AR 体细胞突变。

自 2018 年 12 月至 2019 年 3 月，患者接受 3 个月新型内分泌药物阿比特龙联合泼尼松治疗。患者 PSA 自 60 ～ 70ng/ml 升至 98.3ng/ml，前列腺 MRI 示盆底转移灶较前增大，考虑患者 mCRPC 二线治疗新型内分泌治疗阿必特龙快速治疗抵抗。

2019 年 3 月起，考虑携带高频的同源重组修复基因通路 CDK12 基因突变，患者接受了奥拉帕利治疗，300mg，2 次 / 日口服。治疗期间盆底疼痛症状加重，盆底偏右侧异常强化结节灶增大，PSA 进行性升高，至 2019 年 6 月 PSA > 100ng/ml，考虑患者 mCRPC 三线治疗 PARP 抑制剂奥拉帕利治疗原发耐药。

考虑 CDK12 基因突变可能导致 mCRPC 肿瘤细胞基因组不稳定，新抗原增加，T 细胞聚集增加，可能对免疫检查点抑制剂治疗敏感，遂调整方案为 PD-1 抑制剂为主的免疫治疗。接受 3 个疗程免疫治疗后，患者盆底疼痛症状显著改善，盆底偏右侧异常强化结节灶略缩小。在后续免疫治疗期间，进一步尝试了免疫联合盆腔放疗、转移灶放疗、抗血管生成靶向药物治疗和新型内分泌治疗等多种联合方案。自 2019 年 6 月接受免疫治疗开始至 2019 年 11 月，PSA 由 186ng/ml 降至治疗 6 个月后的 21.3ng/ml，至 2020 年 8 月，PSA 维持在 26.3ng/ml，患者临床症状明显改善，影像学复查原发病灶和转移病灶保持稳定，患者能够正常工作与生活，获得了较高生活质量的生存，疗程中转移病证演变情况和 PSA 的变化情况见病例 20 图 1、病例 20 图 2。

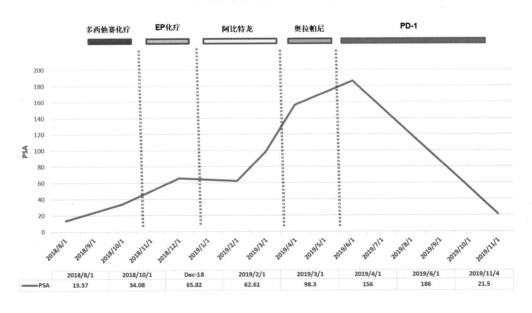

病例 20 图 1　疗程中 PSA 的变化情况

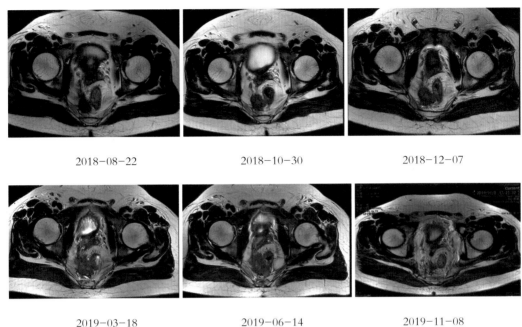

| 2018-08-22 | 2018-10-30 | 2018-12-07 |

| 2019-03-18 | 2019-06-14 | 2019-11-08 |

病例 20 图 2　疗程中通过前列腺 MRI 监测盆底转移灶的演变情况

二、病例分析

该患者 46 岁发病，发病年龄极早，诊断时 PSA 为 tPSA 3499.6ng/ml；影像学检查示前列腺癌累及精囊伴右盆底转移，全身多区域淋巴结转移及全身骨转移，考虑高危 / 高瘤负荷转移性激素敏感性前列腺癌，该类患者具有发病年龄早、肿瘤进展快、常规治疗手段疗效不佳的特点。

既往研究显示对于高肿瘤负荷转移性激素敏感性前列腺癌患者，早期给予内分泌治疗联合多西他赛化疗能够延长患者总生存期，死亡风险降低近 30%，因而对该患者我们首先建议采取内分泌治疗联合多西他赛化疗，接受治疗后，患者 PSA 短期内出现下降趋势，最低至 13.37ng/ml，后再次出现 PSA 上升。结合病史及对内分泌治疗及多西他赛化疗的反应，该患者肿瘤呈高度侵袭性且内分泌治疗及多西他赛化疗效果不理想，对于此类侵袭性变异型前列腺癌（AVPC）患者，既往研究提示可能对含铂化疗敏感，故更改治疗方案为内分泌治疗联合含铂化疗。但疗程中，患者 PSA 仍进行性上升，盆底转移灶较前增大，且患者盆底疼痛症状明显加重。

由于不同病情和不同阶段的前列腺癌患者的基因突变特征存在差异，基于前列腺癌目前临床诊疗实践及药物研发现状，多项临床诊疗指南推荐基于遗传咨询和治疗决策为目的的基因检测。因患者肿瘤出现快速进展，为明确患者肿瘤组织基因突变情况，根据基因特征及生物标志物指导后续个体化诊疗方案，在充分告知患者及家属目前病情并经患者及家属同意后，对患者肿瘤原发灶及盆底转移灶再次行穿刺活检，对获取的组织标本进行基因检测，同时为缓解患者盆底疼痛症状，对原发灶及转移灶进行冷冻消融治疗，术后患者盆底疼痛症状明显减轻。患者基因检测结果示在肿瘤原发灶、转移灶及血液 ctDNA 中均检测出 CDK12 突变。CDK12 基因突变的前列腺癌是晚期前列腺癌的一个特异性分子亚群，其临床特征提示其具有更强的侵袭性、进展至 CRPC 的时间短、一线 AR 通路抑制剂治疗后 PSA 进展时间更短，该患者存在此类患者的典型临床表现，这一基因检测结果为后续诊疗路径的制定及预后判断提供了依据。

考对于此类既往多西他赛化疗失败且未经新型内分泌治疗患者，根据诊疗指南对 mCRPC 的治疗推荐，给予新型内分泌药物阿比特龙治疗，治疗过程中患者 PSA 仍无明显下降，在治疗 3 个月时间内，患者持续出现 PSA 上升，符合 CDK12 突变前列腺癌患者的临床特征。

由于患者目前多西他赛化疗及新型内分泌治疗失败，且患者肿瘤组织基因检测结果显示同源重组修复基因 CDK12 突变，故从 2019 年 3 月起给予奥拉帕利单药治疗。然而，治疗过程中，患者短期内再次出现 PSA 上升，盆底转移病灶增大，考虑该患者对 PARPi 原发耐药。

近期研究发现，具有 CDK12 基因突变的 CRPC 患者可能对免疫检查点抑制剂治疗敏感，因而自 2019 年 5 月起，给予患者免疫联合治疗方案，包括免疫检查点 PD-1 抑制剂联合奥拉帕利、PD-1 抑制剂联合新型内分泌治疗和局部放疗，接受 14 个月以免疫检查点抑制剂为主的联合方案治疗后，患者 PSA 由 186ng/ml 下降至 26.3ng/ml，临床症状明显缓解，生活质量显著改善。

对于转移性激素敏感性前列腺癌患者目前推荐采取以 ADT 为基础的联合治疗方案，而到了去势抵抗性前列腺癌阶段，治疗选择包括新型内分泌治疗、化疗、PARP 抑制剂、核素治疗、免疫检查点抑制剂等。由于肿瘤本身的异质性，不同的前列腺癌患者，甚至是同一患者在疾病不同的治疗阶段会呈现出不同的基因突变特征，根据患者的不同基因型特征制订个体化的治疗方案正逐渐成为临床诊疗的发展方向。免疫检查点抑制剂由于在前列腺癌中的有效率较低，目前主要用于转移性去势抵抗性前列腺癌患者的后线治疗，然而，存在部分患者对免疫检查点抑制剂治疗敏感，现有的标记物包括 CDK12 突变、MSI-H、d-MMR 等标志物可能提示了一部分免疫检查点抑制剂潜在的获益人群。如何筛选合适的治疗人群、免疫检查点抑制剂治疗时机的选择以及如何选择合适的治疗方案值得后续进一步探索。

三、疾病介绍

前列腺癌（prostate cancer，PCa）是男性泌尿生殖系统最常见的恶性肿瘤，在美国男性癌症患者中其发病率居于首位，死亡率仅次于肺癌[1]。近年来我国前列腺癌发病率快速上升，目前在男性恶性肿瘤中位于第 6 位[2]，而且初治患者中局部进展性和转移性患者占一半以上[3, 4]。大部分转移性前列腺癌患者首先接受以内分泌治疗（androgen deprivation therapy，ADT）为主的系统性治疗，但绝大多数患者都将进展为转移性去势抵抗性前列腺癌（metastatic castration resistant prostate cancer，mCRPC）[5]，在 mCRPC 阶段，肿瘤会出现快速进展，中位生存期约 2.5 年[6]。

随着对前列腺癌发生去势抵抗及转移的分子机制的认识不断提高，针对晚期 mCRPC 患者的治疗选择也随之增加。在最新的指南中，阿比特龙、恩扎卢胺、多西他赛等药物被列为 mCRPC 患者的一线治疗用药，此外放射性核素镭–223，卡巴他赛、PARP 抑制剂等药物也被证实可使 mCRPC 患者取得生存获益[7]。虽然目前针对 mCRPC 患者的治疗方案众多，但仍然存在对上述治疗方案不敏感、部分患者易发生快速抵抗、不良反应大等诸多问题，对于上述方案治疗失败的患者，目前后线治疗方案的选择十分有限。另一方面，对 mCRPC 现有治疗方案的选择、不同治疗方案使用的先后缺乏一个合适的标准，临床实践中药物的选择和使用更多依靠医生的个人经验与偏好。令人庆幸的是，这一情况随着二代测序技术在临床诊疗中的推广正逐渐发生改变。

二代测序技术能够通过检测不同患者肿瘤的基因突变特征提示肿瘤患者的预后。目前已知基因突变是前列腺癌发病的相关风险因素之一[8]，前列腺癌患者的一级亲属发生前列腺癌的风险是普通人的 2 倍，而存在胚系 BRCA1 或 BRCA2 基因突变者前列腺癌发病风险分别是普通人的 4 倍及 9 倍[9, 10]。在最近的一项研究中，研究者对 200 例局限期前列腺癌、140 例转移性激素敏感性前列腺癌及 164 例 mCRPC 患者的前列腺癌的组织标本进行二代测序，结果发现肿瘤组织中相关基因体细胞突变的发生率增加，例如 PI3K 信号通路基因突变发生率为 24%，DDR 基因突变的发生率为 22%，Wnt 通路基因突变的发生率为 15%，MMR 基因突变的发生率为 3%[11]。大多数 mCRPC 肿瘤组织都存在一种或多种基因突变可能在提示患者预后。例如，存在 BRCA2 胚系突变患者肿瘤往往具有更高的侵袭性，生存率相较非基因携带者显著降低[12]，另外，肿瘤组织 RB1、AR 等基因突变也与更差的预后相关[13]。

基因检测结果不仅能用于提示患者死亡风险，同时也可用于制订治疗策略，包括现有药物的选择及药物的治疗顺序。目前研究发现，TP53 基因突变提示患者对阿比特龙或恩扎卢胺治疗不敏感[14]。另外，在PROREPAIR-B研究中发现，存在BRCA2胚系突变的患者接受一线阿比特龙或恩扎卢胺治疗相较一线多西他赛化疗肿瘤特异性生存期及疾病无进展生存期显著延长[15]。除此之外，有研究发现在mCRPC肿瘤组织中存在AR突变与扩增，这一基因突变能够导致AR信号通路改变，是发生去势抵抗的可能机制。在治疗早期发现这类AR基因突变可能提示对AR靶向药物不敏感[16]。

目前，多个前列腺癌诊疗指南推荐对进展期或高危前列腺癌患者进行胚系及（或）体细胞基因突变检测。对于mCRPC患者推荐进行包括HRR基因突变、MSI-H、dMMR在内的肿瘤组织基因检测，用于指导后续PARP抑制剂以及免疫检查点抑制剂的使用[17~19]。

PARP抑制剂能够通过合成致死机制杀伤肿瘤细胞，研究发现，存在DDR基因突变的患者可能对PARP抑制剂治疗敏感[17~19]，既往接受过新型内分泌治疗的存在BRCA1/2、ATM突变的患者在接受PARP抑制剂治疗后，肿瘤进展风险降低64%，死亡风险降低30%[20]。另一方面，根据结直肠癌的研究结果，肿瘤组织存在MMR基因突变患者对免疫检查点抑制剂帕博利珠单抗治疗敏感[21]，因此，免疫检查点抑制剂可能为大约3%存在MMR突变患者提供额外的治疗选择[22]。

在近十余年时间里，人们对肿瘤免疫的机制及免疫治疗策略愈发关注。其中靶向细胞毒性T淋巴细胞相关蛋白4（CTLA-4），程序性死亡受体1（PD-1）和程序性死亡配体1（PD-L1）的免疫检查点抑制剂（CPI）治疗是近代肿瘤治疗的里程碑，这一类免疫检查点抑制剂通过与抗原提呈细胞、肿瘤细胞及肿瘤浸润免疫细胞表面的免疫检查点分子相结合，阻断免疫抑制信号的传递，从而激发并维持机体的抗肿瘤免疫应答[23]，在多种晚期肿瘤中都显示出了其抗肿瘤活性及其可控的安全性。在前列腺癌领域，现有研究对于前列腺癌PD-L1表达水平检测的结果不尽相同。在样本量最大的一项研究中，只有大约8%的原发性前列腺癌表达PD-L1，然而在mCRPC样本中PD-L1表达阳性率可达到32%[24]，因而有学者提出PD-1/PD-L1信号轴可能是去势抵抗性前列腺癌细胞逃脱免疫监视的可能机制，这也为对mCRPC患者给予免疫检查点抑制剂治疗提供了理论依据。

可惜的是，免疫检查点PD-1抑制剂单药在mCRPC患者中的疗效不令人满意，多队列Ⅱ期临床研究keynote-199研究中纳入了既往接受过化疗以及新型内分泌治疗的mCRPC患者，分为PD-L1阳性队列，PD-L1阴性队列以及骨转移无论有无PD-L1表达队列，均给予帕博利珠单抗单药治疗，研究结果显示，无论PD-L1表达与否，免疫检查点PD-1抑制剂帕博利珠单抗单药的治疗效果都不尽如人意，在PD-L1阳性以及 PD-L1 阴性队列中，客观缓解率分别为 6%、3%，中位总生存期分别为 10 个月、8 个月 [25]。对于前列腺癌对免疫检查点抑制剂治疗不敏感的原因目前存在多种推论，其中包括前列腺癌特征性的低肿瘤突变负荷以及免疫抑制性肿瘤微环境等 [26~28]，令人欣喜的是，研究发现以免疫为基础的联合疗法能够打破免疫检查点抑制剂单药的治疗局限，明显提高治疗效果。

在一项纳入 104 名既往接受过新型内分泌治疗未接受过多西他赛化疗的 mCRPC 患者的研究中，帕博利珠单抗联合多西他赛化疗客观缓解率达 18%，另外 28% 患者出现 PSA 下降，中位无进展生存期为 8.3 个月，中位总生存期为 20.4 个月 [29]。在另一纳入 102 名阿比特龙治疗失败且未接受过化疗的队列中，帕博利珠单抗联合恩扎卢胺的生化缓解率达 22%，客观缓解率达 12%，中位无进展生存期为 6.1 个月，中位总生存期为 20.4 个月 [30]。而在一项 Ⅲ 期 IMbassador250 研究中探索了免疫检查点 PD-L1 抑制剂阿替利珠单抗在 mCRPC 患者中的疗效，研究发现阿替利珠单抗联合恩扎卢胺相较恩扎卢胺单药在既往接受过阿比特龙及多西他赛治疗进展的 mCRPC 患者中无显著总生存期改善，研究因未达到主要研究终点而提前终止，在亚组分析中，结果显示即使是 PD-L1 高表达组也未显示生存获益 [31]。免疫检查点抑制剂与 PARP 抑制剂也存在潜在的协同作用，在一项 Ⅱ 期研究中纳入了 17 名存在 DDR 基因突变的 mCRPC 患者，对入组患者给予 PD-L1 抑制剂德瓦鲁单抗联合 PARP 抑制剂奥拉帕利治疗，其中有 9 名患者达到影像学缓解，中位无进展生存期为 16.1 个月 [32]。

值得一提的是，在治疗 mCRPC 的过程中，无论是免疫单药抑或是免疫联合治疗都有一部分患者得到长期生存获益，因而确定精准的免疫治疗疗效预测生物标志物，最大限度地降低对可能不敏感患者的伤害，同时尽可能分选出能从免疫治疗中获益的患者群体是当前主要面临的问题。

目前免疫治疗最广泛使用的生物标志物之一是肿瘤 PD-L1 的表达，在非小细胞肺癌或黑色素瘤治疗中，PD-L1 表达水平已被用做预测免疫检查点抑制剂疗效的标志物 [33~35]，然而 PD-L1 表达水平是否能够作为预测免疫检查点抑制剂疗效的理想标志物仍在争论中，因为一部分肿瘤组织 PD-L1 表达阴性的患者也可以从免疫检查点抑制剂的治疗中获益。

在近期研究中发现了一个新的前列腺癌分子亚型，CDK12 突变型前列腺癌 [36]，CDK12 是一种抑癌基因编码细胞周期蛋白依赖性激酶 12，其功能与维持基因稳定相关 [37]。在 mCRPC 患者中，CDK12 突变的发生率为 5%~7%，存在 CDK12 突变的前列腺癌一般具有高度侵袭性，发病年龄较早，Gleason 评分极高或伴有多种组织类型，多数情况下在诊断时已经出现肿瘤转移。该类患者对 ADT 治疗、新型内分泌药物阿比特龙、恩扎卢胺、紫杉醇类化疗治疗不敏感。研究发现，CDK12 能够通过调节同源重组修复基因 BRCA1、FANCD2、ATR 参与促进 DNA 的损伤修复过程，因而，CDK12 失活可能导致肿瘤对 PARP 抑制剂治疗敏感 [38]，这一结果在卵巢癌的治疗中得到验证 [38]，与此相矛盾，研究显示 CDK12 突变 mCRPC 患者接受 PARP 抑制剂治疗后只有不到 5% 患者出现 PSA 下降或影像学缓解 [18, 39]。另一方面，最近的研究发现，CDK12 参与了 DNA 复制相关修复通路，CDK12 突变能够诱导新抗原的产生，这被认为与免疫检查点抑制剂治疗敏感性相关 [36]。CDK-12 突变的肿瘤组织微环境中存在免疫细胞高度浸润，这也意味着这部分患者可能对免疫检查点抑制剂治疗敏感 [40]。目前一项针对 CDK12 突变的 mCRPC 患者的 II 期临床研究正在进行中，研究主要目的是探索免疫检查点抑制剂在这部分患者中的有效性。

综上所述，目前对于 mCRPC 患者的治疗目前仍缺乏一个统一的标准，通过二代测序技术能够帮助临床医生了解肿瘤基因突变特征，并且根据基因突变特征为肿瘤患者制订个体化的治疗方案。另外，根据近期前列腺癌的免疫治疗相关研究结果可以看出，虽然免疫检查点抑制剂在绝大多数 mCRPC 患者的治疗结果不太理想，但是仍存在一部分如 MSI-H、dMMR、CDK12 突变患者对免疫检查点抑制剂的治疗敏感，如何根据基因检测结果合理选择现有药物的治疗顺序将是未来 mCRPC 研究的方向。

四、专家点评

虽然 PSA 检查的普及使得越来越多的患者在前列腺癌发展早期得到及时诊断，仍有许多患者在诊断时肿瘤已经出现进展及转移。转移性激素敏感性前列腺癌患者在接受内分泌治疗后绝大多数均能获得很好的控制，然而随着治疗的进行，前列腺癌会逐渐从激素敏感进展为去势抵抗。随着对发生去势抵抗机制的不断深入探究，新型内分泌药物如阿比特龙、恩扎卢胺等已成为 mCRPC 患者除了多西他赛化疗外的又一治疗方案，除此以外，包括 PARP 抑制剂、镭-223 在内多种药物也为前列腺癌患者提供了更多的治疗选择。然而，在实际临床诊疗中，mCRPC 治疗方案的选择、不同治疗方案的介入时机并没有一个统一的标准。

21 世纪初随着快速、高通量第二代测序技术的出现给肿瘤的治疗模式带来巨大的改变，通过基因检测可以确认肿瘤的基因特征及治疗的潜在靶标，从而判断患者肿瘤类型并且制订治疗方案。在前列腺癌的诊疗过程中，基因检测技术同样也在逐步普及。目前多个前列腺癌诊疗指南均推荐对 mCRPC 患者进行胚系及体细胞突变检测，用于指导后续包括 PARP 抑制剂、免疫检查点抑制剂等治疗方案的选择。

在该病例中，患者肿瘤呈高度侵袭性，表现为发病年龄早，病情发展快，在诊断时肿瘤已出现全身多发转移。对于该患者无论是在激素敏感阶段给予雄激素剥夺治疗联合化疗，抑或是在去势抵抗阶段给予的新型内分泌治疗，治疗效果均不理想，这些表现说明该患者可能属于一种独特的前列腺癌类型，通过基因检测发现该患者肿瘤组织存在 CDK12 突变。根据目前的研究报道，CDK12 突变前列腺癌恶性程度高，对内分泌治疗、化疗均不敏感，而由于 CDK12 突变能够诱导新抗原产生，因而免疫检查点抑制剂可能对这类患者起到较好的治疗作用。该患者在接受免疫检查点抑制剂治疗后，患者的 PSA 迅速下降，PSA 缓解持续时间长，且肿瘤病灶显著缩小，症状显著缓解，该结果打破了以往对于前列腺癌作为"冷肿瘤"的常规认知。

这一病例提示，在 mCRPC 患者的诊疗过程中可以采取基因检测技术，根据肿瘤的基因突变类型，制订个体化的治疗方案，从而给患者带来最佳的生存获益。

（点评专家：薛 蔚 上海交通大学医学院附属仁济医院）

（病例提供：董柏君 薛 蔚 上海交通大学医学院附属仁济医院）

参考文献

[1]Siegel RL，Miller KD，Fuchs HE，et al.Cancer Statistics，2021[J].CA Cancer J Clin，2021，71（1）：7-33.

[2]郑荣寿，孙可欣，张思维 .2015 年中国恶性肿瘤流行情况分析 [J]. 中华肿瘤杂志，2019，41（1）：19-28.

[3]Chen W，Zheng R，Baade PD，et al.Cancer statistics in China，2015[J].CA Cancer J Clin，2016，66（2）：115-132.

[4]Qi D，Wu C，Liu F，et al.Trends of prostate cancer incidence and mortality in Shanghai，China from 1973 to 2009[J].Prostate，2015，75（14）：1662-1668.

[5]Attard G，Parker C，Eeles RA，et al.Prostate cancer[J].Lancet，2016，387（10013）：70-82.

[6]Smith MR，Saad F，Oudard S，et al.Denosumab and bone metastasis-free survival in men with nonmetastatic castration-resistant prostate cancer : exploratory

analyses by baseline prostate-specific antigen doubling time[J].J Clin Oncol，2013，31（30）：3800-3806.

[7]Cornford P，van den Bergh RCN，Briers E，et al.EAU-EANM-ESTRO-ESUR-SIOG guidelines on prostate cancer.Part Ⅱ -2020 update：treatment of relapsing and metastatic prostate cancer[J].Eur Urol，2021，79（2）：263-282.

[8]Mucci LA，Hjelmborg JB，Harris JR，et al.Familial risk and heritability of cancer among twins in nordic countries[J].JAMA，2016，315（1）：68-76.

[9]Kote-Jarai Z，Leongamornlert D，Saunders E，et al.BRCA2 is a moderate penetrance gene contributing to young-onset prostate cancer：implications for genetic testing in prostate cancer patients[J].Br J Cancer，2011，105：1230-1234.

[10]Leongamornlert D，Mahmud N，Tymrakiewicz M，et al.Germline BRCA1 mutations increase prostate cancer risk[J].Br J Cancer，2012，106（10）：1697-1701.

[11]Abida W，Armenia J，Gopalan A，et al.Prospective genomic profiling of prostate cancer across disease states reveals germline and somatic alterations that may affect clinical decision making[J].JCO Precis Oncol，2017，（1）：1-16.

[12]Cui M，Gao XS，Gu X，et al.BRCA2 mutations should be screened early and routinely as markers of poor prognosis：evidence from 8988 patients with prostate cancer[J].Oncotarget，2017，8（25）：40222-40232.

[13]Mateo J，Seed G，Bertan C，et al.Genomics of lethal prostate cancer at diagnosis and castration resistance[J].J Clin Invest，2020，130（4）：1743-1751.

[14]De Laere B，Oeyen S，Mayrhofer M，et al.TP53 outperforms other androgen receptor biomarkers to predict abiraterone or enzalutamide outcome in metastatic castration-resistant prostate cancer[J].Clin Cancer Res，2019，25（6）：1766-1773.

[15]Castro E，Romero-Laorden N，Del Pozo A，et al.PROREPAIR-B：a prospective cohort study of the impact of germline DNA repair mutations on the outcomes of patients with metastatic castration-resistant prostate cancer[J].J Clin Oncol，2019，37：490-503.

[16]Crona DJ，Milowsky MI，Whang YE.Androgen receptor targeting drugs in castration-resistant prostate cancer and mechanisms of resistance[J].Clin Pharmacol Ther，2015，98（6）：582-589.

[17]de Bono J，Mateo J，Fizazi K，et al.Olaparib for metastatic castration-

resistant prostate cancer[J].N Engl J Med，2020，382（24）：2091-2102.

[18]Mateo J，Porta N，Bianchini D，et al.Olaparib in patients with metastatic castration-resistant prostate cancer with DNA repair gene aberrations（TOPARP-B）：a multicentre，open-label，randomised，phase 2 trial[J].Lancet Oncol，2020，21（1）：162-174.

[19]Mateo J，Carreira S，Sandhu S，et al.DNA-Repair defects and olaparib in metastatic prostate cancer[J].N Engl J Med，2015，373（18）：1697-1708.

[20]Hussain M，Mateo J，Fizazi K，et al.Survival with olaparib in metastatic castration-resistant prostate cancer[J].N Engl J Med，2020，383：2345-2357.

[21]Le DT，Uram JN，Wang H，et al.PD-1 blockade in tumors with mismatch-repair deficiency[J].N Engl J Med，2015，372（26）：2509-2520.

[22]Robinson D，Van Allen E，Wu YM，et al.Integrative clinical genomics of advanced prostate cancer[J].Cell，2015，162（2）：1215-1228.

[23]Sharma P，Allison JP.The future of immune checkpoint therapy[J].Science，2015，348（6230）：56-61.

[24]Haffner MC，Guner G，Taheri D，et al.Comprehensive evaluation of programmed Death-Ligand 1 expression in primary and metastatic prostate cancer[J].Am J Pathol，2018，188（6）：1478-1485.

[25]Antonarakis ES，Piulats JM，Gross-Goupil M，et al.Pembrolizumab for treatment-refractory metastatic castration-resistant prostate cancer：multicohort，open-label phase Ⅱ KEYNOTE-199 study[J].J Clin Oncol，2020，38（5）：395-405.

[26]Berger MF，Lawrence MS，Demichelis F，et al.The genomic complexity of primary human prostate cancer[J].Nature，2011，470（7333）：214-220.

[27]Lundholm M，Hagglof C，Wikberg ML，et al.Secreted factors from colorectal and prostate cancer cells skew the immune response in opposite directions[J].Sci Rep，2015，5（1）：15651.

[28]Kiniwa Y，Miyahara Y，Wang HY，et al.CD$_8^+$ Foxp$_3^+$ regulatory T cells mediate immunosuppression in prostate cancer[J].Clin Cancer Res，2007，13（23）：6947-6958.

[29]Kolinsky MP，Gravis G，Mourey L，et al.KEYNOTE-365 cohort B updated results：pembrolizumab（pembro）plus docetaxel and prednisone in abiraterone（abi）

or enzalutamide（enza）–pretreated patients（pts）with metastatic castrate–resistant prostate cancer（mCRPC）[J].Journal of Clinical Oncology，2020，38（6）：103.

[30]Berry WR，Fong PCC，Piulats JM，et al.KEYNOTE–365 cohort C updated results：pembrolizumab（pembro）plus enzalutamide（enza）in abiraterone（abi）–pretreated patients（pts）with metastatic castrate–resistant prostate cancer（mCRPC）[J].Journal of Clinical Oncology，2020，38（6）：102.

[31]Sweeney CJ GS，Rathkopf D，Matsubara N，et al.IMbassador250：a phase III trial comparing atezolizumab with enzalutamide vs enzalutamide alone in patients with metastatic castration–resistant prostate cancer（mCRPC）.Presented at：american association for cancer research（AACR）virtual annual meeting I 2020；April 27–28，2020.Abstract CT014.

[32]Karzai F，VanderWeele D，Madan RA，et al.Activity of durvalumab plus olaparib in metastatic castration–resistant prostate cancer in men with and without DNA damage repair mutations[J].J Immunother Cancer，2018，6（1）：141.

[33]Hamanishi J，Mandai M，Iwasaki M，et al.Programmed cell death 1 ligand 1 and tumor–infiltrating CD_8^+ T lymphocytes are prognostic factors of human ovarian cancer[J].Proc Natl Acad Sci U S A，2007，104（9）：3360–3365.

[34]Wu C，Zhu Y，Jiang J，et al.Immunohistochemical localization of programmed death–1 ligand–1（PD–L1）in gastric carcinoma and its clinical significance[J].Acta Histochem，2006，108（1）：19–24.

[35]Nomi T，Sho M，Akahori T，et al.Clinical significance and therapeutic potential of the programmed death–1 ligand/programmed death–1 pathway in human pancreatic cancer[J].Clin Cancer Res，2007，13（7）：2151–2157.

[36]Wu YM，Cieslik M，Lonigro RJ，et al.Inactivation of CDK12 delineates a distinct immunogenic class of advanced prostate cancer[J].Cell，2018，173（7）：1770–1782.

[37]Antonarakis ES.Cyclin–Dependent Kinase 12，Immunity，and Prostate Cancer[J].N Engl J Med，2018，379（11）：1087–1089.

[38]Bajrami I，Frankum JR，Konde A，et al.Genome–wide profiling of genetic synthetic lethality identifies CDK12 as a novel determinant of PARP1/2 inhibitor sensitivity[J].Cancer Res，2014，74（1）：287–297.

[39]Abida W，Campbell D，Patnaik A，et al.Non-BRCA DNA damage repair gene alterations and response to the PARP inhibitor rucaparib in metastatic castration-resistant prostate cancer：analysis from the phase Ⅱ TRITON2 study[J].Clin Cancer Res，2020，26（11）：2487-2496.

[40]Schweizer MT，Ha G，Gulati R，et al.CDK12-Mutated prostate cancer：clinical outcomes with standard therapies and immune checkpoint blockade[J].JCO Precis Oncol，2020，4（4）：382-392.

病例 21　局限性前列腺癌的 MRI 引导高能聚焦超声治疗

一、病例摘要

1．基本信息

患者为 61 岁男性，因"查体发现 PSA 升高"就诊。门诊复查 PSA 6.35ng/ml，f/t 0.14。行盆腔 MRI 检查（病例 21 图 1）示"前列腺尖部及前列腺外侧 4 ～ 5 点钟方向高 DWI 信号，考虑恶性可能。"

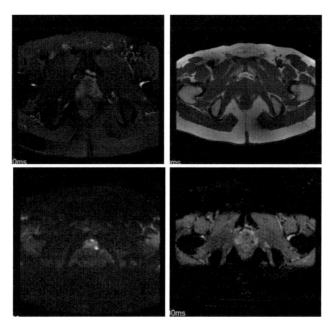

病例 21 图 1　前列腺 mpMRI 示移行区 1 点及外周带 4 ～ 5 点病灶

患者遂于我院行 MRI 引导下前列腺靶向穿刺活检术，对两个目标病灶均行 2 针穿刺活检（病例 21 图 2）。术后病理汇报：穿刺 1 ~ 2 针，前列腺腺泡腺癌，Gleason 评分 3 + 4 = 7 分；穿刺 3 ~ 4 针，慢性前列腺炎。

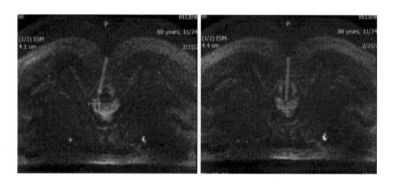

病例 21 图 2　MRI 引导下前列腺靶向穿刺活检

后患者接受 PSMA-PET/MRI 检查（病例 21 图 3），发现全身无转移迹象，前列腺局部可见 PSMA 高摄取病灶。

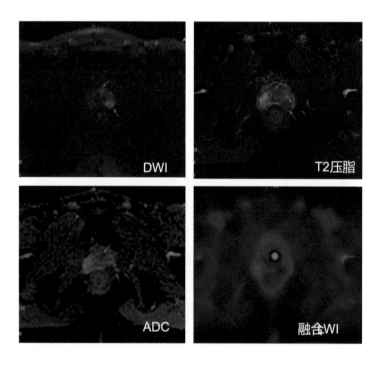

病例 21 图 3　PSMA PET-MRI 示移行区 1 点高 PSMA 表达病灶

2．临床诊断

前列腺腺泡腺癌（$T_{2b}N_0M_0$）。

3．诊疗经过

患者在诊断明确后，反复表达了强烈的保留性功能愿望，并表示可接受病灶残留风险。在反复评估和患者沟通后，决定对患者行 MRI 引导下的前列腺高能聚焦超声（MRgFUS）治疗。术前在制订治疗方案时，虽然穿刺病理和 PSMA PET 均怀疑患者为单个病灶，但不能完全除外 MRI 上同叶另一个病灶有低度恶性可能，并且两个病灶可以一期进行损毁，因此决定同期将 MRI 上两个病灶进行治疗（病例21图4，病例21图5）。

术前患者行耻骨上膀胱穿刺造瘘术，术中行全身麻醉，患者取俯卧位进行 MRI 定位。手术时间 2 小时，病灶损毁彻底（病例21图6）。

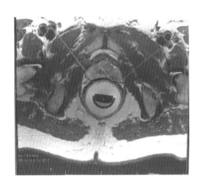 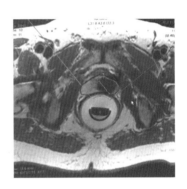

病例 21 图 4　术中 MRI 下病灶勾画　　　　病例 21 图 5　术中能量监测

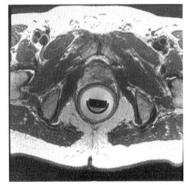 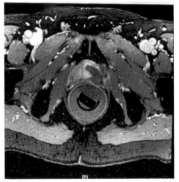

病例 21 图 6　术前及术后病灶损毁范围对比

术后患者恢复良好，2 小时后恢复活动及饮食，当晚即恢复排尿，术后首晨出现晨勃，次日拔除尿管出院。

门诊复诊患者表示无任何感觉异常，性功能保留完好，术后 3 个月复查，PSA 降

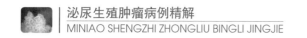

低至 2.43ng/ml。MRI 提示局部无明显复发征象。

二、病例分析

该例患者为中年男性，查体发现前列腺癌，病灶局限，风险为中危，以指南推荐首选治疗方案为根治性前列腺癌切除术，可选方案为根治性前列腺放疗术。该患者对生活质量和性功能有强烈的保护要求，虽然保留双侧神经的前列腺癌根治术已是比较普遍的术式，但术后性功能保留的成功率依然较低。而根治性前列腺放疗也需要联合中 – 短期的内分泌治疗，对性功能有一定影响，且术后会有放疗性膀胱炎和直肠炎等并发症风险[1]。该患者病灶局限、年龄较轻，且对性功能要求很高，因此如何制订患者满意的治疗方案是十分重要的。

术前患者 MRI 上可明确看到单侧叶两个病灶，而本中心具有全国唯一可行 MRI 引导下前列腺靶向穿刺的能力，因此分别对两个病灶进行了靶向穿刺，且取得了病理学证据。术前行 PSMA PET/MRI 对病灶再次进行评估，明确前列腺内为单个病灶，与靶向穿刺结果相符。以上的检查为后续治疗开展提供了充分的证据。

高能聚焦超声消融治疗（high intensity focused ultrasound，HIFU）是前列腺癌局灶治疗的一种方式，其通过使目标肿瘤受热发生凝固性坏死达到肿瘤损毁的目的[2]。传统的高能聚焦超声是以超声定位，其安全性可靠性有限，而以来 MRI 的病灶敏感性，能量传输可以更加精准，实现更准确的病灶损毁[3～4]。其效果在其他实体肿瘤，如子宫肌瘤的治疗中已趋于完善[5]，但在前列腺癌的治疗应用中仍处于探索阶段。目前，已有部分研究的中期随访结果报道了其安全性和有效性。Guillaumier 等[6]报道了 HIFU 治疗前列腺癌的结果，中位随访 56 个月，患者 1 年和 5 年无治疗失败生存率分别高达 99% 和 88%。Ghai 等[7]报道了 8 例接受 MRgFUS 治疗的前列腺癌患者的治疗效果，在术后 6 个月的重复穿刺中，60% 的治疗灶未见肿瘤复发。

本中心作为北方唯一可开展 MRgFUS 治疗的中心，该治疗方案对单侧叶的局限性病灶损毁效果十分理想，并且对于性功能和尿控有非常理想的保留能力，完美符合患者的手术要求。在向患者反复说明了 MRgFUS 治疗可能存在的病灶损毁不完全和肿瘤复发的风险后，患者表示完全接受并最终选择了 MRgFUS 治疗。而虽然穿刺病理和 PSMA PET 均怀疑患者为单个病灶，但并不能完全除外 MRI 上同叶另一个病灶有低度恶性可能，并且两个病灶可以一期进行损毁，因此决定同期将 MRI 上两个病灶进行治疗，这样可以减少术后肿瘤的残留和复发可能。

术中患者由于损毁范围位于尿道 12 点方向，因此术中无法留置尿管，需要采用术前膀胱穿刺造瘘的方案。术中患者采用俯卧位，需置入经直肠的探头，且在损毁前进行 MRI 快速扫描进行病灶定位和靶区勾画。为了保证患者术中的体位固定，患者需要接受全身麻醉。为了保证 MRI 下全麻的可行性，我院麻醉科有可在磁场环境下工作的全套麻醉和监测设备。术中设备可以对局部病灶的损毁程度和温度进行随时监测，保证损毁范围的可控性和手术安全性。术后患者即可恢复饮食和活动，性功能保留完整，在恢复排尿后即拔除造瘘。

由于前列腺癌具有多灶性发生的特点，因此局灶治疗具有一定的病灶损毁不完全和肿瘤复发的可能，术后需要定期进行 PSA 监测和影像学复查。患者术后 PSA 下降理想，MRI 未发现明显病灶，在术后一年还需要接受原病灶区的再次穿刺活检来确定是否有病灶的残留。

综上所述，对于病灶局限于单侧叶，风险为中－低危且有强烈保留性功能和尿控功能的患者，MRgFUS 治疗是可选择的治疗方案之一。其优势在于创伤小、恢复快、避免性功能和尿控功能的丧失。但同时也具有对患者病灶位置要求高、术后病灶损毁不完全和存在一定复发风险的问题。因此，对于特定的患者，我们可以选择 MRgFUS 作为治疗方案之一，术前需向患者充分说明后续需要的长期密切随访及可能的肿瘤复发风险。

四、专家点评

前列腺局灶治疗（focal therapy）作为非根治性疗法，其作用始终存在各种争议。其中以高能聚焦超声、激光消融治疗和冰冻治疗为主要治疗方案。不可否认由于前列腺的多灶性及术前影像评估的局限，局灶治疗后患者需要面对病灶损毁不完整、复发可能性高及反复穿刺的风险，但对于患者功能的保留是其他治疗无法比拟的优势。目前，随着对前列腺癌认识的加深，临床上不再一味以肿瘤控制为唯一目标，而是在肿瘤控制的前提下为患者提供更优质的生活质量。这种趋势在欧美人群中更为显著，其人群对主动监测和等待观察接受程度更高。而我国人群，尤其是老年人群一直以来对功能要求相对较低，同时对疾病认知不足因而导致对肿瘤相对恐惧，因此我国前列腺癌治疗始终以根治性治疗方案为主。但随着人们对生活质量的追求日益升高，对疾病认识更加客观，部分患者开始出现对功能保留方面的高要求。在这种前提下，对于中－低危局限性的前列腺癌患者，局灶治疗是符合其病情和个人要求的方案。目前，国内已有部分中心在开展局灶高能聚焦超声和冷冻治疗，其安全性及可靠性均有较好的表现。相比根治性疗法，局灶治疗对功能几乎无影响，患者术后即可恢复性功能和尿控功能，相对创伤小并发症发生率低，因此可以作为特定患者的治疗方案之一。但患者的选择、病灶勾画、损毁范围及术后监测是局灶治疗更为注意的点。尤其是对于可能存在病灶留存，或重复穿刺发现病灶复发的患者，如何去进一步治疗也是重中之重。

作为非常规治疗手段，局灶治疗无疑在国内处于探索性的阶段，但该技术也为满足一部分前列腺癌患者的治疗要求提供了新的方案，符合我们前列腺癌个体化治疗的发展趋势。

（点评专家：刘　明　北京医院）

（病例提供：侯惠民　刘　明　北京医院）

参考文献

[1]van Tol-Geerdink JJ，Leer JW，van Oort IM，et al.Quality of life after prostate cancer treatments in patients comparable at baseline[J].Br J Cancer，2013，108（9）：1784-1789.

[2]Perera M，Krishnananthan N，Lindner U，et al.An update on focal therapy for prostate cancer[J].Nat Rev Urol，2016，13（11）：641-653.

[3]刘禹，高杰，汪维，等.靶向穿刺与靶向联合系统穿刺对前列腺 PI-RADS 评分 4～5 分患者的诊断效能比较 [J]. 中华泌尿外科杂志，2021，42（3）：192-196.

[4]王良，陈敏，沈钧康，等.基于 PI-RADS 指南的多参数 MRI 指导前列腺穿刺解读 [J]. 中华放射学杂志，2021，55（5）：465-469.

[5]Gizzo S，Saccardi C，Patrelli TS，et al.Magnetic resonance-guided focused ultrasound myomectomy：safety，efficacy，subsequent fertility and quality-of-life improvements，a systematic review[J].Reprod Sci，2014，21（4）：465-476.

[6]Guillaumier S，Peters M，Arya M，et al.A multicentre study of 5-year outcomes following focal therapy in treating clinically significant nonmetastatic prostate cancer[J].Eur Urol，2018，74（4）：422-429.

[7]Ghai S，Perlis N，Lindner U，et al.Magnetic resonance guided focused high frequency ultrasound ablation for focal therapy in prostate cancer-phase 1 trial[J].Eur Radiol，2018，28（10）：4281-4287.

第三节

少见病例

病例 22　前列腺肉瘤的外科治疗

一、病例摘要

1. 基本信息

患者为 48 岁男性，因"排尿困难检查发现前列腺占位 2 个月余"就诊。患者于 2021 年 9 月 4 日无明显诱因出现排尿困难进行性加重，伴尿频尿急，无明显尿痛、肉眼血尿、发热等不适主诉，急诊予以留置导尿。我院前列腺 MRI（2021-09-11，病例 22 图 1）示"前列腺体积增大，向上突向膀胱底，前列腺左份可见团块样异常信号，延续至下游尿道周围，T_2WI 呈稍高信号，DWI 明显高信号，可见坏死区，提示前列腺占位，PI-RADS 5 分，考虑前列腺癌。"查肿瘤标记物（2021-09-16）示 tPSA 0.86ng/ml，fPSA 0.16ng/ml。我院行前列腺穿刺活检术（2021-09-24），术后病理为："前列腺穿刺 1（10%）、5（90%）、6（90%）、7（90%）、8（80%）、10（80%）、12（80%）"前列腺间质肿瘤，瘤细胞中度异型，核分裂可见，见坏死，前列腺间质肉瘤不能排除；免疫组化结果为 CK（－）,Ki-67（40%+）,VIM（＋）,Desmin（－）,SMA（－）,S-100（－）,CD10（－）,Bcl2（＋）,Calponin（－）,Actin（－）,CD117（－）,CD34（＋）,DOG-1（－）,INI-1（＋）。我院 PET-CT 示（2021-10-13,病例 22 图 2):前列腺增大伴 FDG 代谢增高，考虑恶性病变；双侧髂血管周围及双侧腹股沟区小淋巴结；双侧肺内见多发斑点、小结节及纤维条索灶，部分 FDG 代谢增高，建议抗感染治疗后随访。门诊拟诊"前列腺间质肉瘤"，为行手术治疗收入我科。

回顾系统病史，患者否认高血压、冠心病、糖尿病病史，否认脑血管病病史，否认传染病史。外伤及手术史:2018 年因工作导致左手示指、中指、无名指被切割机切断，行左手断指再植（示指、中指、无名指）术。否认吸烟、饮酒个人史。

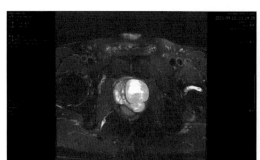 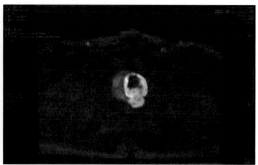

T₂WI   DWI

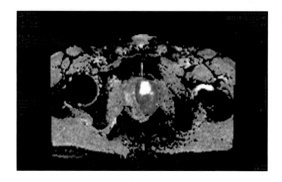

ADC

病例 22 图 1　患者术前 MRI 图像

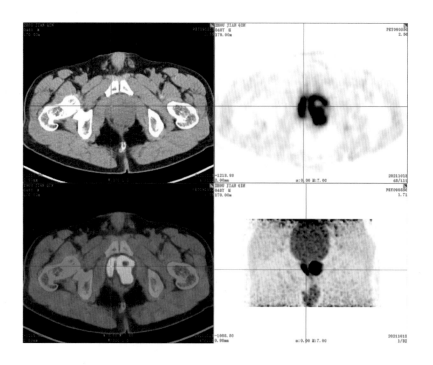

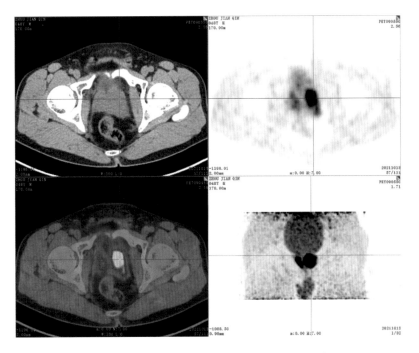

病例 22 图 2　患者术前 PET-CT

2．临床诊断

（1）前列腺恶性肿瘤（$cT_{2c}N_0M_0$）。

（2）多指不全切断术后。

（3）肺结节待查。

3．诊疗经过

患者于 2021 年 11 月 1 日收入我院泌尿科病房。完善术前评估，与患者充分沟通后，患者表达了手术的强烈意愿。2021 年 11 月 2 日在全麻下行达芬奇机器人辅助下根治性前列腺切除术，术中见前列腺约 6.0cm×5.5cm×5.5cm 大小，前列腺包膜完整，肿瘤侵犯左侧血管神经束，突向直肠，与直肠无明显粘连，双侧精囊及双侧输精管未见明显异常，盆腔未见明显肿大淋巴结（病例 22 图 3）。手术过程顺利。

术后病理示：胚胎性横纹肌肉瘤（最大径 6cm），横纹肌母细胞成分＜10%。膀胱颈切缘、尿道切缘、左右输精管、左右精囊腺均阴性。免疫组化示：胚胎性横纹肌肉瘤。肿瘤细胞呈 CK（－），VIM（＋），SMA（－），Ki-67（60%＋），Desmin（＋），DOG-1（－），CD10（＋），NSE（－），CD99（－），CD34（－），MyoD1（＋），S-100（软骨灶＋），ERG（－），SATB2（－），SOX10（－），EMA（－），Myogenin（＋），WT-1（－），CD56（＋），PD-L1（－）。病理诊断：前列腺胚胎性横纹肌肉瘤（$pT_{2c}N_0M_0$）。基因测序

结果提示：对 MYOD1 基因常见突变热点（L122R）测序分析结果：上述位点未见突变。

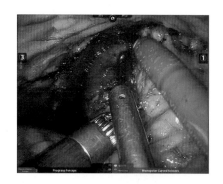 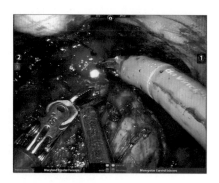

前列腺左侧叶肿块，与盆壁稍粘连　　　　　　　肿块将尿道推向右侧

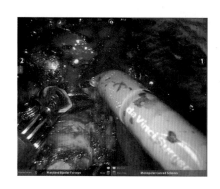

完整切除延伸至尿道后方的肿块

病例 22 图 3　患者术中图像

患者术后出现腹胀、停止排气排便等症状，2021 年 11 月 5 日行腹部 CT 检查提示前列腺恶性肿瘤术后改变，盆壁皮下积气，盆腹腔散在少量渗出积液，盆腔引流管留置中；小肠梗阻，横结肠稍积气扩张。予以禁食补液等综合治疗，同时鼓励患者活动，2021 年 11 月 9 日复查腹部 CT 检查提示小肠梗阻、横结肠积气扩张基本缓解，观察无特殊后于 2021 年 11 月 14 日拔管出院。

4. 随访

患者目前正在术后随访中。

二、病例分析

该例为中年男性，因排尿困难就诊，进一步检查发现前列腺占位，结合前列腺穿刺结果，考虑前列腺间质肉瘤可能性大。前列腺肉瘤是相对少见的泌尿生殖系统肿瘤，其罕见性也决定了临床诊疗决策的特殊性。鉴于患者疾病的特殊性，并且患者具有较强烈的手术意愿，如何制订手术方案是该患者诊疗的关键点。

经过术前仔细阅片，主诊医生判断肿瘤虽然体积较大，但是肿瘤包膜完整，未侵犯周围重要脏器，结合目前广泛开展的达芬奇机器人手术技术，计划行达芬奇机器人辅助下根治性前列腺切除术。考虑患者较为年轻，仅行根治性前列腺切除可以较好地保持患者生活质量，避免了全膀胱根治性切除术及全盆腔根治性切除术给患者带来的巨大创伤及生活质量降低的打击。但是这需要手术医生精细操作，术中保证肿瘤切除的完整性，才能达到较好的预后。术后经病理检查证实，该患者为前列腺横纹肌肉瘤，切缘均阴性，与术前判断相符合。

前列腺肉瘤存在较高的复发进展可能，因此强调患者应具有较高的依从性，在短期内需接受较密集的随访复查（每 3 个月左右），并且术前患者肺部 CT 及 PET-CT 均提示肺部小结节，存在转移可能性，需定期接受包括泌尿系影像学检查和肺部 CT 的动态监测，监测肿瘤控制效果和是否出现远处转移灶。一旦发现可疑肿瘤复发或转移，应及时就诊，立即行补救性治疗，目前可选择的主要有放射治疗、免疫治疗、靶向治疗等。

该例患者术后出现小肠梗阻，可能因经腹腔手术对胃肠道功能产生一定的影响，也可能因为腹腔引流管与胃肠道绞索导致机械性肠梗阻。经过对症支持补液、拔除引流管、鼓励患者活动后，患者症状明显缓解后出院。

综上所述，该例患者具有明确的根治性手术治疗指征，同时兼具强烈的手术意愿和较好的依从性。在根治性手术的基础上，仍需坚持较为密集的随访，必要时需及时进行辅助治疗，以控制肿瘤进展情况。

三、疾病介绍

前列腺的原发性肉瘤极为罕见，起源于前列腺基质的非上皮间充质成分，大约占所有前列腺恶性肿瘤的 0.1%[1~3]。前列腺肉瘤起源于生殖束的中胚层（包括苗勒管及午非管的终末部分），可以发生于泌尿生殖窦之外的胚层。病因及机制目前尚不明确，胚胎的发生发育畸形及前列腺炎可能与肉瘤的发病相关，也有前列腺腺癌肉瘤样去分化的报道[4, 5]。

前列腺肉瘤的病理类型包括平滑肌肉瘤、横纹肌肉瘤、纤维肉瘤、梭形细胞肉瘤、恶性间质瘤、血管肉瘤、恶性外周神经鞘瘤等。Lowsley 最早将前列腺肉瘤的病理分为 3 类：①肌肉瘤：横纹肌肉瘤和平滑肌肉瘤；②梭形细胞肉瘤：包括纤维肉瘤和梭形细胞肉瘤；③其他肉瘤：黏液肉瘤、脂肪肉瘤、骨肉瘤、神经源性肉瘤等[6]。对于成年患者，平滑肌肉瘤较为常见，而横纹肌肉瘤对于青少年患者更为常见 [7 ~ 9]。最常见的临床表现包括尿路梗阻、盆腔或会阴部疼痛、尿频和尿潴留 [8, 10]。

目前，关于前列腺肉瘤队列主要来自美国 [2, 7, 8, 11, 12]、欧洲 [3, 13] 及亚洲 [9, 14]，因为疾病的发病率较低，即使是最大型的研究也仅仅包含几十例病例。并且，这些病例的收集时间相对较长，有的病例甚至可以追溯到 20 世纪七八十年代，这些研究为我们进一步了解前列腺肉瘤奠定了基础。但是，近几十年来，手术管理、化学治疗、放射治疗，尤其是免疫及靶向治疗的发展，给前列腺肉瘤的治疗带来了新的选择，手术技术及围术期护理水平的提高，也为前列腺肉瘤的治疗提供了多种可能 [7, 15]。

因其病例数很少，目前尚缺少前列腺肉瘤统一、规范的治疗方法。前列腺肉瘤的侵袭性强，预后极差，复发、转移非常常见 [16 ~ 18]，治疗效果通常比较有限，长期存活率较低 [11]，目前认为手术仍然是主要的治疗选择 [19]，手术方式的选择主要包括根治性前列腺切除术、全膀胱根治性切除术及全盆腔根治性切除术 [8]。手术时患者是否出现转移及术后病理证实切缘是否阴性都是影响预后的重要因素 [20]。既往的研究已经证明，手术联合辅助治疗可以延长患者的生存时间，单纯性的放疗或化疗无法替代手术治疗，特别是对于病变局限于前列腺时，手术仍是第一选择 [7, 8, 12]。

已有研究指出，多学科诊疗模式（Multi disciplinary team，MDT）能够对患者的治疗提供帮助 [20]。放射科及病理科医生能够根据术前的影像学检查及穿刺的病理结果来评估肿瘤的分级分期情况，对预后进行初步的判断，在其协助之下，如有必要，术前部分患者可行新辅助放疗以达到降期的效果，增加手术的可行性 [21, 22]。对于肾功能正常的患者来说，在进行放疗的同时，仍然可进行新辅助化疗，目前可供选择的药物主要有 2- 巯基乙磺酸钠、多柔比星、异环磷酰胺等。在此基础上再次行影像学评估，如果有手术指征，外科医生可以进行手术治疗，对于术中发现的肿瘤严重侵犯血管或盆壁，可行术中放疗 [23]，术后也可在肿瘤科医生的建议下进行后续辅助治疗，如患者已出现前列腺外的转移，胸外科、普外科医生也可以一同参与 MDT，以评估手术的可能性。

在药物治疗方面，目前尚无针对前列腺肉瘤的特效靶向药物，相关靶向药物如帕唑帕尼、瑞戈非尼、纳武单抗和伊马替尼等正在进行临床试验，其对于前列腺肉瘤的治疗效果仍在进一步的评估当中。Mir O 等人进行的一项 II 期临床试验纳入了从 2013 年 8 月 5 日到 2014 年 11 月 26 日的 182 名软组织肉瘤患者，其研究发现瑞戈非尼对于软组织肉瘤（非脂肪肉瘤）具有重要的抗肿瘤作用，可提高患者无进展生存期 [24]。而在免疫治疗方面，Paoluzzi L 等人进行的研究表明 PD-1（纳武单抗）可以使得约 50%

的转移性肉瘤患者临床获益[25]，这也为我们临床用药提供了一定的思路，对于无手术机会或者手术后复发、转移的患者，可以通过系统治疗以进一步改善患者的生存时间。

此外，对于这类患者，长期的随访也尤其的重要。术后定期的影像学随访可以尽早发现肿瘤的复发、进展情况，以达到尽早治疗的目的。

总的来讲，前列腺肉瘤复发、转移较为常见，预后较差，根治性前列腺切除术是首选的治疗方式，能够延长患者的生存时间。术前应对患者肿瘤局部及全身情况进行系统性评估已明确疾病进展情况。此外，多学科的联合治疗有助于患者进一步改善预后。由于前列腺肉瘤较为罕见的疾病，仍需要更大样本量的研究以进一步明确其治疗方法。

四、专家点评

前列腺的原发性肉瘤在前列腺恶性肿瘤中非常罕见，临床一般因为肿块体积增大引起相应的尿路梗阻、盆腔或会阴部疼痛等症状就诊，容易漏诊。对于因进行性排尿困难或排便困难就诊的中青年患者，不能仅以 PSA 作为前列腺肿瘤的排除标准，直肠指检及影像学检查对于这些患者极为重要，可最大限度地避免前列腺肉瘤的漏诊及误诊。目前，对于前列腺肉瘤的治疗并无一线推荐方案，手术仍然是主要的治疗选择。术前仔细判别肿瘤侵犯程度，术中完整切除肿瘤是重中之重。如判断单纯切除前列腺存在肿瘤残留的潜在风险，应考虑联合全膀胱切除，甚或全盆腔切除，以期达到肿瘤完全切尽。前列腺肉瘤的围术期治疗，包括新辅助治疗和辅助治疗的方案仍然在探索中，期待包括放疗、化疗、免疫治疗、靶向治疗等新的治疗方案可以改善前列腺肉瘤患者的预后。

（点评专家：薛 蔚 上海交通大学医学院附属仁济医院）

（病例提供：朱寅杰 薛 蔚 上海交通大学医学院附属仁济医院）

参考文献

[1]Henry M，Britton C，Coco C，et al.Stromal sarcoma of the prostate[J].Can J Urol，2019，26（1）：9683-9685.

[2]Dotan ZA，Tal R，Golijanin D，et al.Adult genitourinary sarcoma：the 25-

year memorial sloan-kettering experience[J].J Urol，2006，176（5）：2033-2038.

[3]Mondaini N，Palli D，Saieva C，et al.Clinical characteristics and overall survival in genitourinary sarcomas treated with curative intent：a multicenter study[J]. Eur Urol，2005，47（4）：468-473.

[4]Terris MK.Transrectal ultrasound appearance of radiation-induced prostatic sarcoma[J].Prostate，1998，37（3）：182-186.

[5]Waring PM，Newland RC.Prostatic embryonal rhabdomyosarcoma in adults.A clinicopathologic review[J].Cancer，1992，69（3）：755-762.

[6]Longley J.Sarcoma of prostate and bladder[J].Trans West Sect Am Urol Assoc，1954，21：82-88；discussion，89-90.

[7]Janet NL，May AW，Akins RS.Sarcoma of the prostate：a single institutional review[J].Am J Clin Oncol，2009，32（1）：27-29.

[8]Sexton WJ，Lance RE，Reyes AO，et al.Adult prostate sarcoma：the M.D.Anderson Cancer Center Experience[J].J Urol，2001，166（2）：521-525.

[9]Sohn M，Kwon T，Jeong IG，et al.Histologic variability and diverse oncologic outcomes of prostate sarcomas[J].Korean J Urol，2014，55（12）：797-801.

[10]Herrick FC.Sarcoma of The Prostate[J].Ann Surg，1920，71（2）：168-171.

[11]Musser JE，Assel M，Mashni JW，et al.Adult prostate sarcoma：the memorial sloan kettering experience[J].Urology，2014，84（3）：624-628.

[12]Ball MW，Sundi D，Reese AC，et al.Multimodal therapy in the treatment of prostate sarcoma：the johns hopkins experience[J].Clin Genitourin Cancer，2015，13（5）：435-440.

[13]Rodeberg DA，Anderson JR，Arndt CA，et al.Comparison of outcomes based on treatment algorithms for rhabdomyosarcoma of the bladder/prostate：combined results from the Children's oncology group，german cooperative soft tissue sarcoma study，italian cooperative group，and international society of pediatric oncology malignant mesenchymal tumors committee[J].Int J Cancer，2011，128（5）：1232-1239.

[14]Wang X，Liu L，Tang H，et al.Twenty-five cases of adult prostate sarcoma treated at a high-volume institution from 1989 to 2009[J].Urology，2013，82（1）：160-165.

[15]Fuchs J，Paulsen F，Bleif M，et al.Conservative surgery with combined

high dose rate brachytherapy for patients suffering from genitourinary and perianal rhabdomyosarcoma[J].Radiother Oncol，2016，121（2）：262-267.

[16]Hicks N，Gurung PM，Deshmukh N，et al.Primary prostate sarcoma：how to manage following diagnosis at transurethral resection[J].J Surg Case Rep，2016，2016（5）：1-3.

[17]Yang W，Liu A，Wu J，et al.Prostatic stromal sarcoma：a case report and literature review[J].Medicine（Baltimore），2018，97（18）：e0495.

[18]Bannowsky A，Probst A，Dunker H，et al.Rare and challenging tumor entity：phyllodes tumor of the prostate[J].J Oncol，2009，2009（6）：241270.

[19]Shen MQ，Pan H，Wang S，et al.Prostate sarcoma：a retrospective analysis of 26 cases][J].Zhonghua Nan Ke Xue，2018，24（11）：983-986.

[20]Ding B，Zhang Y，Hu W，et al.Adult primary prostate sarcoma：a multi-center cohort study and comparison between Chinese and American cases[J].Asian J Surg，2021，44（1）：247-253.

[21]Pawlik TM，Ahuja N，Herman JM.The role of radiation in retroperitoneal sarcomas：a surgical perspective[J].Curr Opin Oncol，2007，19（4）：359-366.

[22]Pawlik TM，Pisters PW，Mikula L，et al.Long-term results of two prospective trials of preoperative external beam radiotherapy for localized intermediate-or high-grade retroperitoneal soft tissue sarcoma[J].Ann Surg Oncol，2006，13（4）：508-517.

[23]Reese AC，Ball MW，Efron JE，et al.Favorable response to neoadjuvant chemotherapy and radiation in a patient with prostatic stromal sarcoma[J].J Clin Oncol，2012，30（33）：353-355.

[24]Mir O，Brodowicz T，Italiano A，et al.Safety and efficacy of regorafenib in patients with advanced soft tissue sarcoma（REGOSARC）：a randomised，double-blind，placebo-controlled，phase 2 trial[J].Lancet Oncol，2016，17（12）：1732-1742.

[25]Paoluzzi L，Cacavio A，Ghesani M，et al.Response to anti-PD1 therapy with nivolumab in metastatic sarcomas[J].Clin Sarcoma Res，2016，6：24.

病例 23 侵犯输尿管口致继发肾积水的晚期前列腺癌（T$_4$ 期）的综合治疗

一、病例摘要

1. 基本信息

患者为 72 岁男性，主因"进行性排尿困难 1 年，发现前列腺癌 2 个月"就诊。2020 年 5 月前因尿潴留留置导尿管，外院检查发现 PSA 升高，穿刺确诊前列腺癌。2020 年 7 月就诊我院予新辅助内分泌治疗，其后行化学治疗，2021 年 2 月全麻下行经尿道前列腺切除＋输尿管支架植入术＋双侧睾丸切除术，术后再次行化学治疗＋放射治疗。

回顾系统病史，2011 年行前列腺增生切除术，2018 年患有轻微脑梗，2021 年外伤致肋骨骨折。

2. 诊断

（1）前列腺恶性肿瘤（cT$_4$N$_0$M$_0$），新辅助内分泌治疗后，新辅助化疗 3 个疗程后。

（2）前列腺增生，前列腺切除术后。

（3）腔隙性脑梗死。

（4）左侧肋骨骨折。

3. 诊疗经过

患者 2020 年 7 月主因"进行性排尿困难 1 年，发现前列腺癌 2 个月"就诊。患者 9 年前因前列腺增生行经尿道前列腺电切术，术后排尿通畅，1 年前出现进行性排尿困难，尿线变细伴尿滴沥、尿无力，伴尿等待、尿不尽，夜尿 6～8 次，无血尿，口服坦索罗辛、非那雄胺对症治疗，效果差。2020 年 5 月前因尿潴留留置导尿管，外院检查发现 PSA 升高，tPSA 7.83ng/ml，fPSA 0.76ng/ml，前列腺穿刺活检发现前列腺癌，穿刺 12 针，病理回报 7 针前列腺癌，Gleason 评分 4＋4＝8 分，因疫情影响未能手术治疗。

2020 年 7 月就诊于我院，予双腔萘酸曲普瑞林肌内注射，阿比特龙 1000mg ＋泼尼松 5mg 口服。2020 年 7 复查盆腔 MRI（病例 23 图 1）示"前列腺癌，累及左侧精囊腺及膀胱三角区左侧，左侧输尿管扩张，盆腔及腹股沟区散在小淋巴结，导尿管置入术后改变。"2020 年 10 月复查 MRI 示"前列腺癌，前列腺体积及病变范围均较前缩小，累及左侧精囊腺及膀胱三角区左侧，原左侧输尿管扩张，本次未见；盆腔及腹股沟区散在小淋巴结大致同前,原导尿管已拔出。"2020 年 11 月至 2020 年 12 月行 3 个疗程多西紫杉醇 120mg 化疗,化疗过程顺利。于 2021 年 2 月全麻下行经尿道前列腺切除＋输尿管支架植入术＋双侧睾丸切除术,术后病理示前列腺腺癌,腺泡型,Gleason 评分 5＋4＝9 分,分级分组为 5 组,伴神经内分泌分化。免疫组化 NKX3.1(＋＋＋),GATA3(－),CK34BE12(示基底细胞消失),AMACR(部分弱＋),SYN(部分＋＋),CgA(部分＋＋),Ki-67(约 1%＋),PSMA(＋＋＋)。其后再次行化学治疗(多西他赛＋顺铂)＋放射治疗。2021 年 7 复查盆腔 MRI 示:前列腺癌药物治疗后,经尿道前列腺切除＋输尿管支架植入＋双侧睾丸切除术后改变;残余前列腺体左侧异常信号影,考虑前列腺癌复发可能。

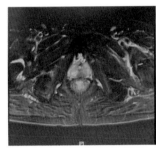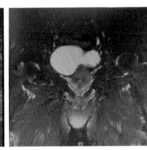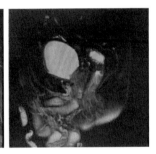

病例 23 图 1　初次就诊我院复查 MRI(2020-07-15)

4. 随访

患者于 2021 年 6 月 28 日复查血睾酮 0.00ng/ml,性激素结合球蛋白 65.94nmol/L,游离睾酮指数 0.00%。PSA 0.052ng/ml,fPSA 0.015ng/ml,PSA 0.31ng/ml。2021 年 7 月 9 日复查盆腔 MRI(病例 23 图 2)示"经尿道前列腺切除＋输尿管支架植入＋双侧睾丸切除术后改变,残余前列腺体大约 3.0cm×2.2cm×2.3cm,残余前列腺体左侧异常信号影,考虑前列腺癌复发可能。"

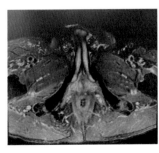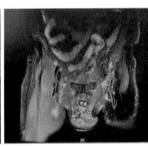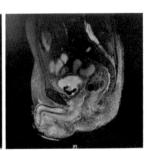

病例 23 图 2　复查盆腔 MRI(2021-07-09)

二、病例分析

该病例为老年患者，因尿潴留留置尿管发现 PSA 升高，进而穿刺确诊前列腺癌，Gleason 评分 4＋4＝8 分，未行手术治疗。就诊于我院考虑肿瘤晚期（cT₄N₀M₀），基于目前观点，新辅助内分泌治疗无法为前列腺癌患者带来生存获益。这是由于单纯内分泌治疗无法达到完全抑制组织内雄激素水平的目的，因此新辅助内分泌治疗无法对局部以外的肿瘤细胞进行杀伤。对于高危前列腺癌，多西他赛新辅助化疗联合内分泌治疗可能使者获得长期的生存获益，上海仁济医院早在 2014 年就开始了相关探索，本例患者目前适合新辅助内分泌治疗联合化疗，待肿瘤进一步控制后行姑息性经尿道前列腺切除＋输尿管支架植入术＋双侧睾丸切除术，术后病理 Gleason 评分 5＋4＝9 分，分级分组为 5 组，伴神经内分泌分化。为控制疾病进展予行辅助化疗联合放射治疗。

三、疾病介绍

早期前列腺癌通常无症状，当肿瘤侵及膀胱颈或阻塞尿道时，则会发生类似下尿路梗阻或刺激症状，严重者可能出现尿潴留、血尿、尿失禁等症状，多已达晚期。前列腺癌浸润转移较其他肿瘤相对缓慢，晚期患者仍可以长期带瘤生存。前列腺癌导致的梗阻性尿路并发症的发生率约为 3.3%～16%[1]。前列腺癌的侵犯或转移可直接导致输尿管梗阻，出现肾积水，其发生的原因主要是肿瘤直接侵犯膀胱三角区；淋巴结转移导致输尿管引流不畅；输尿管管腔内的浸润、阻塞；腹膜后转移及导致的腹膜后纤维化等[2]。

尽管前列腺癌导致的上尿路梗阻可以选择经皮肾穿刺造瘘术，但是经皮肾穿刺造瘘术会带来一些严重的并发症，如败血症、大出血、胸膜损伤、结肠损伤等。长时间留置肾造瘘管及肾造瘘管堵塞或滑脱也会给患者的生活质量带来严重影响[3]。另外，据报道雄激素剥夺治疗能够使约 58% 的前列腺癌患者上尿路梗阻得到不同程度的减轻，但是仍需要一段的时间才能起效[4]。经尿道前列腺电切术姑息性治疗晚期前列腺癌，目的是建立一个宽敞的通道，解除患者的下尿路梗阻。由于晚期前列腺癌侵犯膀胱三角区、输尿管口后，常常导致输尿管嵴解剖结构消失，因此要有熟练的电切镜操作技术，对输尿管口可能的部位心里有个大致的判断。切除的程度为关闭膀胱注水后，输尿管口敞开、尿液喷出，无需深达膀胱深肌层，避免电切过深导致膀胱输尿管反流，甚至膀胱穿孔、肠管损伤等严重并发症。术后常规留置双"J"管有利于保持输尿管通畅，避免炎症水肿导致输尿管再次梗阻。无法留置双 J 管的原因在于，切开后的输尿管口常常回缩，导致留置导丝困难；另外有部分患者前列腺癌不仅仅侵犯输尿管开口，还侵犯下段输尿管及淋巴结转移、腹膜后转移导致输尿管僵硬，管腔狭窄。

在目前前列腺癌根治手术适应证愈发拓宽的情况下，单纯新辅助内分泌治疗不能给患者带来生存方面的获益，而现有研究证据表明新辅助化疗联合内分泌治疗可能改善患者的生存结局[5]。对于姑息性手术，新辅助内分泌治疗联合化疗仍然存在生存获益。晚期前列腺癌侵犯输尿管口导致肾积水的患者采用经尿道前列腺切除术姑息性治疗均取得满意疗效。需要注意的是，尽管短期内经尿道输尿管口切开可以安全、迅速、有效地缓解晚期前列腺癌侵犯输尿管口导致的上尿路梗阻，改善患者的生活质量，但是这仅仅是一种姑息性治疗，还仍需给予最大限度雄激素阻断治疗以缩小瘤体，避免肿瘤再次侵犯输尿管口。

四、专家点评

本病例主因进行性排尿困难就诊，以排尿困难为首发症状，既而确诊为前列腺癌，疾病进展侵犯左侧输尿管口，继发肾积水。临床早期前列腺癌通常无症状，晚期前列腺癌患者在其癌症尚未危及生命时，常常因侵犯或转移可直接导致输尿管梗阻，导致肾积水、肾功能不全并发症，值得临床关注。本例患者行输尿管支架植入术解除积水，需要注意的是，尽管短期内经尿道输尿管支架管置入术可以安全、迅速、有效地缓解晚期前列腺癌侵犯输尿管口导致的上尿路梗阻，改善患者的生活质量，但是这仅仅是一种姑息性治疗，还仍需给予最大限度雄激素阻断治疗以缩小瘤体，避免肿瘤再次侵犯输尿管口。

（点评专家：刘 明 北京医院）

（病例提供：刘圣杰 刘 明 北京医院）

参考文献

[1]Oefelein MG.Prognostic significance of obstructive uropathy in advanced prostate cancer[J].Urology，2004，63（6）：1117-1121.

[2]Nariculam J，Murphy DG，Jenner C，et.al.Nephrostomy insertion for patients with bilateral ureteric obstruction caused by prostate cancer[J].Br J Radiol，2009，82

（979）：571-576.

[3] 柯坤彬，官润云，张建华，等 . 晚期前列腺癌侵犯输尿管口的腔内姑息性治疗 15 例临床分析 [J]. 昆明医科大学学报，2014，（1）：95-97.

[4]Nariculam J，Murphy DG，Jenner C，et.al.Nephrostomy insertion for patients with bilateral ureteric obstruction caused by prostate cancer[J].Br J Radiol，2009，82（979）：571-576.

[5] 刘明，侯惠民 . 新辅助化疗联合内分泌治疗在前列腺癌治疗中的进展 [J].2020，41（Z1）：14-16.

第一节

常规病例

病例 24　T_3 期肾盏尿路上皮癌（UTUC）的根治性肾输尿管全长切除术

一、病例摘要

1. 基本信息

患者为 69 岁女性，因"间歇性解全程无痛性肉眼血尿 2 个月"就诊。患者于 2 个月前无明显诱因出现间歇性无痛性全程肉眼血尿，尿中无血块，无尿频、尿急、尿痛，无腰痛、发热等症状。门诊查尿常规提示尿红细胞 1260/μl，白细胞正常；泌尿系超声提示：未见明显异常；门诊 CTU 增强：泌尿系统未见明显占位性病变，未见结石征象等。于门诊对症治疗后血尿无明显缓解，为进一步诊治，拟诊"血尿待查"收治入院。

回顾系统病史，高血压病史 2 年，平日服用"缬沙坦"降压治疗，血压控制可。否认糖尿病病史、心脑血管病史、外伤史、手术史、吸烟及饮酒个人史。

2. 诊断

（1）血尿待查。

（2）原发性高血压（2 级，中危）。

3. 诊疗经过

患者于 2019 年 5 月收入我院泌尿外科治疗。入院后局麻下行膀胱镜检查示膀胱内未见新生物，可见左输尿管口喷血。进一步完善临床评估：重新读片 CTU 示左肾集合系统上盏内占位可能，大小约 1cm，轻度强化（病例 24 图 1）。B 超示泌尿系器官及肝、胆、胰、脾均未见异常；未见腹膜后肿大淋巴结。胸部 CT 未见明显异常；尿脱落细胞检查三次均阴性；GFR：左肾 39.24ml/min，右肾 42.97ml/min；肾功能：肌酐 62μmol/L，尿素氮 9.1mmol/L。

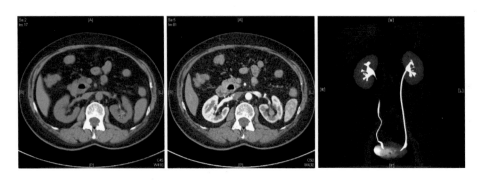

病例 24 图 1　术前 CTU 检查

左：上盏内占位，平扫，54HU；中：增强，76HU；右：肾输尿管膀胱三维成像

经与患者及家属充分沟通后，制订如下方案：全麻下行左输尿管软镜检查术，若发现左肾上盏肿瘤，同期改行根治性左肾输尿管切除术。患者于 2019 年 5 月 9 日在全麻下行左侧输尿管软镜检查术，输尿管内未见异常，于左肾上盏内见菜花样新生物，直径约 1cm，布满了整个上盏（病例 24 图 2）。遂退镜改行后腹腔镜下根治性左肾输尿管切除术（左下腹开放切口行左输尿管口周围部分膀胱袖套状切除术），手术顺利。术后病理示（肾）浸润性尿路上皮癌，高级别，侵犯肾皮质，脉管内未见癌栓，外裹脂肪囊未见癌累及，膀胱切缘未见癌累及。术后恢复良好，复查肾功能正常，术后第 4 日出院，定期随访。

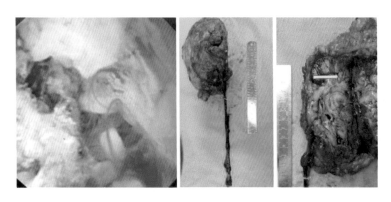

病例 24 图 2　左侧输尿管软镜检查术

左：输尿管软镜下见肾上盏内菜花样新生物；
中：肾输尿管大体标本；右：大体标本剖开见左肾上盏内新生物（黄色箭头处）

4. 随访

该患者是浸润性肿瘤，术后 2 年内每 3 个月定期查肾功能、尿脱落细胞学检查和膀胱镜检查，均正常；每 6 个月复查 CTU，对侧肾盂输尿管均无异常（病例 24 图 3）；每年复查肺部 CT 均正常。2 年后改为复查尿脱落细胞、膀胱镜检查和 CTU 每年 1 次。

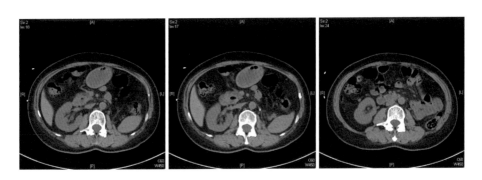

病例 24 图 3　术后随访复查 CTU 未见对侧肾盂、输尿管占位

二、病例分析

该病例为老年女性，因无痛性肉眼血尿等症状就诊，因为肿瘤较小且位置相对隐蔽，在门诊检查均未发现明显异常，入院膀胱镜检查再结合主诊医师重新阅片 CTU 后，初步诊断为"左肾上盏占位？"为进一步明确诊断，全麻下行输尿管软镜检查，术中直视下见左肾上盏内菜花样新生物，直径约 1cm。再同期行根治性左肾输尿管全长切除术。

尽管 CT 泌尿系统成像（computed tomography urography，CTU）是目前临床诊断价值最高、诊断上尿路尿路上皮癌（UTUC）准确性最高的检查，但其敏感性最高为 67% ~ 100%[1]，临床上仍然有一部分肾盂输尿管癌患者无法靠 CTU 诊断，需借助输尿管镜直视下观察上尿路系统来明确诊断。如果直视下观察到的新生物不典型，同时亦可以行输尿管镜下活检[2]，但诊断性活检的分级可能低于肿瘤本身的组织学分级且容易漏诊原位癌等。因此，应综合考虑影像学表现、尿细胞学检查、内镜检查结果进行 UTUC 诊断。另外如术前行输尿管镜检术，亦可能增加术后膀胱复发的风险[3]，需要严格定期膀胱镜检查。

目前肾脏切除的方法相对成熟，而输尿管下段切除的方式较多，术中应完成输尿管膀胱壁内段和输尿管开口的切除，并尽量保证尿路的完整性和密闭性。本病例采取后腹腔镜下根治性左肾输尿管切除术（左下腹开放切口处理输尿管下段），是较经典的术式，具有以下特点：学习曲线短，易推广，腹膜后入路为我国泌尿外科医生所熟知，对肾脏、肾脏血管及输尿管上段的处理具有巨大优势；下腹开放切口经腹膜后入路处理输尿管下段更能实现肿瘤外科操作中的无瘤原则，尽可能减少肿瘤细胞播散；减少腹腔脏器的骚扰，有利于术后肠道功能恢复。

此患者由于术前诊断依赖于输尿管软镜明确，所以术前未曾接受新辅助化疗。术后推荐行以铂类为基础的系统性化疗。一线化疗方案为 GC（吉西他滨＋顺铂）方案或 MVAC 方案（甲氨蝶呤＋长春碱＋多柔比星＋顺铂），前者耐受性更佳。该患者年龄较大，毒性反应风险很高，需与患者充分讨论病情来权衡利弊，制订个性化方案。

三、疾病介绍

肾盂和输尿管恶性肿瘤最常见的病理类型为尿路上皮癌（即移行细胞癌），两者统称上尿路尿路上皮癌（upper urinary tract urothelial cell carcinoma，UTUC），是临床较为少见的肿瘤类型，仅占所有尿路上皮癌（urothelial carcinomas，UCs）的 5% ~ 10%[4]，而在我国其发病率占尿路上皮癌的 9.3% ~ 29.9%，平均为 17.9%[5]。其中，肾盂部肿瘤发病率大约是输尿管肿瘤的两倍，且有 10% ~ 20% 病例呈多中心分布的特点[6]。随着检测手段的丰富，UTUC 发病率逐年升高，且 UTUC 患者在治疗后出现膀胱复发的概率较高，亟待临床医生提出更完善的诊疗方案[7]。

根治性肾输尿管切除术（radical nephroureterectomy，RNU）目前是 UTUC 治疗的金标准，尤其适用于具备以下高危因素的患者：肾积水、肿瘤直径＞2cm、细胞学检查提示高级别肿瘤、输尿管肾镜活检提示高级别肿瘤、多发性肿瘤、既往曾因膀胱癌做过膀胱全切手术、存在多种组织学类型。对于多灶性起病的肿瘤及肾盂和输尿管中上段肿瘤，一般推荐行根治性肾输尿管切除术[1]。

随着 1991 年 Clayman 等[8]首次报道腹腔镜下肾输尿管切除术，其凭借创伤小、术后恢复快、并发症少等优势，迅速获得泌尿外科医生的青睐并逐渐替代传统的开放手术[9, 10]。大多研究认为腹腔镜和开放根治性输尿管切除术在上尿路上皮细胞癌中具有相同的治疗效果和安全性[5]。一篇 Meta 分析[11]纳入了 21 项研究共 4328 例手术患者，比较了开放和腹腔镜输尿管切除术的围术期并发症和预后，结果表明两者手术治疗效果相当，而腹腔镜下手术并发症更少，且膀胱肿瘤复发率更低。近年来泌尿外科医生已经达成共识，在不考虑手术医生的专业技术和经验的情况下，更推荐腹腔镜下根治性肾输尿管切除术。

RNU 手术切除范围包括肾、全段输尿管及输尿管开口周围的部分膀胱。术中应注意完成输尿管膀胱壁内段和输尿管开口的切除，并保证尿路的完整性和密闭性。若出现尿液外渗（如输尿管断开）则可能出现肿瘤细胞外溢的风险。标本应完整取出，避免在体内切开肿瘤。UTUC 很少发生肾上腺转移，因此在影像学或术中未明确有肾上腺的异常时，原则上无需切除肾上腺[5]。经腹膜后或经腹行腹腔镜下肾输尿管全切除术均为治疗 UTUC 安全有效的微创治疗方法[12, 13]，两者在治疗效果和并发症方面没有明显差异。对于输尿管远端的处理方法，一些新兴的技术如拔除术、剥离术、经尿道输尿管壁内切除术及套叠内翻术[14]，由于术后复发率相对较高抑或肿瘤控制无明显差异，临床获益都不及经典的膀胱袖套状切除术[15, 16]。国内外已经有较多报道单孔腹腔镜、3D 腹腔镜、机器人辅助腹腔镜手术治疗 UTUC 等术式，可以在技术可行的条件下开展[17, 18]。

关于 RNU 是否需要行淋巴结清扫术（lymph node dissection，LND）及清扫范围尚未明确。目前的研究[19]认为 LND 的标准范围包括：肾盂及输尿管上段肿瘤应考虑清扫同侧肾门淋巴结、主动脉旁淋巴结或腔静脉旁淋巴结，输尿管下段肿瘤则考虑清扫同侧髂血管淋巴结。亦有研究表明淋巴清扫的范围对患者生存的影响可能大于切除的淋巴结数量的影响[20]。肌层浸润性 UTUC 中（$pT_2 \sim T_4$）存在较高的淋巴结转移率，阳性率高达 16% ~ 25%，推荐行 LND 术[21]，即使在淋巴结阴性的患者中，LND 也能提高患者的预后[22, 23]。而 $T_a \sim T_1$ 的上尿路上皮癌由于淋巴转移率很低，无需行淋巴结清扫术。2019 版中国泌尿外科诊治指南[5]认为基于模板的淋巴结清扫可能使肌层浸润性 UTUC 患者获益，但仍有待于前瞻性随机对照试验来确定淋巴结清扫的具体适应证和清扫范围。

RNU 术后膀胱复发率为 22% ~ 47%[24]。欧洲一项随机多中心临床研究[25]纳入了140 例上尿路肿瘤患者，发现在肾输尿管切除术后加用单次剂量的丝裂霉素 C（MMC）化疗可以降低 1 年内的膀胱复发率（16% VS 27%）。另一项 Ⅱ 期临床研究[26]显示，与仅采取观察措施相比，采用单次剂量膀胱内吡柔比星（THP）灌注化疗可以降低 2 年内膀胱复发率（17% VS 42%）。Meta 分析[27, 28]也表明，术后单剂量膀胱内灌注化疗可降低 RNU 术后 1 年内膀胱肿瘤复发的风险。除了围术期灌注化疗一次外，额外的灌注化疗不能进一步降低膀胱内复发的风险[29]。另外，对进展期患者，可选择开展以铂类为基础的辅助化疗，一线的治疗方案为 GC（吉西他滨＋顺铂）和 MVAC（甲氨蝶呤＋长春碱＋多柔比星＋顺铂）。同时要求临床医生谨慎选择患者并制订个性化方案。

由于存在异时性尿路上皮肿瘤的风险，治疗后还需定期复查膀胱镜和 CTU 对膀胱和对侧上尿路进行监测，评估是否有复发或远处转移。根治性肾输尿管切除术后，

2019 版中国泌尿外科诊疗指南[5]建议进行超过 5 年的随访检查[30]。具体随访方案为：术后 2 年内，每 3 个月复查肝肾功能、血常规、X 线胸片、膀胱镜、脱落细胞学检查，每 6 个月复查 CT 或 MRI（有条件的患者行 CTU 检查）;2 年后随访频率更改为每年 1 次。

四、专家点评

对有血尿等症状怀疑 UTUC 的病例是行输尿管镜检和活检病理，然后二期根治手术治疗还是同期完成输尿管镜检并根治手术是临床实践的难点。一方面是 CT 和 MRI 等影像诊断手段的确诊率很高，另一方面输尿管镜下取活检存在取材量少不能真实反映病灶情况及文献报告的可能增加膀胱腔内种植的风险，上述二方面需要临床医生仔细的评估。本例患者有血尿症状，CTU 发现肾上盏占位，选择了输尿管软镜的检查并做了同期根治切除的准备，是合理的考虑。对于根治性肾输尿管全长切除（RNU）是采用腹腔镜或机器人辅助的一体位还是负荷体位的方式，根据术者的经验和设备条件选择，术式的选择并不影响治疗的预后。病理为浸润性尿路上皮癌，高级别并侵犯肾皮质。对于这类患者推荐术后辅助化疗，并规则的随访膀胱以及对侧肾输尿管的情况。

（点评专家：姜昊文 复旦大学附属华山医院）

（病例提供：温 晖 复旦大学附属华山医院）

参考文献

[1]Roupret M，Babjuk M，Burger M，et al.European association of urology guidelines on upper urinary tract urothelial carcinoma：2020 update[J].Eur Urol，2021，79（1）：62-79.

[2]Rojas CP，Castlie SM，Lianos CA，et al.Low biopsy volume in ureteroscopy does not affect tumor biopsy grading in upper tract urothelial carcinoma[J].Urol Oncol，2013，31（8）：1696-1700.

[3]Guo RQ，Hong P，Xiong GY，et al.Impact of ureteroscopy before radical nephroureterectomy for upper tract urothelial carcinomas on oncological outcomes：a meta-analysis[J].BJU Int，2018，121（2）：184-193.

[4]Siegel RL，Miller KD，Fuchs HE，et al.Cancer statistics，2021[J].CA Cancer

J Clin，2021，71（1）：7-33.

[5] 黄健，等.中国泌尿外科和男科疾病诊断治疗指南（2019版）[M].北京：科学出版社，2020.

[6]Green DA，Rink M，Xylinas E，et al.Urothelial carcinoma of the bladder and the upper tract：disparate twins[J].J Urol，2013，189（4）：1214-1221.

[7]Xylinas E，Rink M，Margulis V，et al.Multifocal carcinoma in situ of the upper tract is associated with high risk of bladder cancer recurrence[J].Eur Urol，2012，61（5）：1069-1070.

[8]Clayman RV，Kavoussi LR，Soper NJ，et al.Laparoscopic nephrectomy：initial case report[J].J Urol，1991，146（2）：278-282.

[9]Rassweiler JJ，Schulze M，Marrero R，et al.Laparoscopic nephroureterectomy for upper urinary tract transitional cell carcinoma：is it better than open surgery？ [J] Eur Urol，2004，46（6）：690-697.

[10]Walton TJ，Novara G，Matsumoto K，et al.Oncological outcomes after laparoscopic and open radical nephroureterectomy：results from an international cohort[J].BJU Int，2011，108（3）：406-412.

[11]Ni S，Tao WY，Chen QY，et al.Laparoscopic versus open nephroureterectomy for the treatment of upper urinary tract urothelial carcinoma：a systematic review and cumulative analysis of comparative studies[J].Eur Urol，2012，61（6）：1142-1153.

[12]陈高亮，李响，魏强，等.经腹膜后与经腹腹腔镜对治疗上尿路尿路上皮癌的临床应用分析 [J].中国肿瘤临床，2019，46（3）：130-132.

[13]Ye K，Zhong ZH，Zhu L，et al.Modified transperitoneal versus retroperitoneal laparoscopic radical nephroureterectomy in the management of upper urinary tract urothelial carcinoma：best practice in a single center with updated results[J].J Int Med Res，2020，48（6）：1-9.

[14]Fragkoulis C，Pappas A，Papadopoulos GI，et al.Transurethral resection versus open bladder cuff excision in patients undergoing nephroureterectomy for upper urinary tract carcinoma：operative and oncological results[J].Arab J Urol，2017，15（1）：64-67.

[15]Xylinas E，Rink M，Cha EK，et al.Impact of distal ureter management on oncologic outcomes following radical nephroureterectomy for upper tract urothelial

carcinoma[J].Eur Urol，2014，65（1）：210-217.

[16]Xylinas E，Kluth L，Passoni N，et al.Prediction of intravesical recurrence after radical nephroureterectomy：development of a clinical decision-making tool[J].Eur Urol，2014，65（3）：650-658.

[17]Clements MB，Krupski TL，Culp SH.Robotic-Assisted surgery for upper tract urothelial carcinoma：a comparative survival analysis[J].Ann Surg Oncol，2018，25（9）：2550-2562.

[18]Rodriguez J，Packiam VT，Boysen WR，et al.Utilization and outcomes of nephroureterectomy for upper tract urothelial carcinoma by surgical approach[J].J Endourol，2017，31（7）：661-665.

[19]Matin SF，Sfakianos JP，Espiritu PN，et al.Patterns of lymphatic metastases in upper tract urothelial carcinoma and proposed dissection templates[J].J Urol，2015，194（6）：1567-1574.

[20]Kondo T，Hashimoto Y，Kobayashi H，et al.Template-based lymphadenectomy in urothelial carcinoma of the upper urinary tract：impact on patient survival[J].Int J Urol，2010，17（10）：848-854.

[21]Fajkovic H，Chromecki T，Cha EK，et al.Prognostic value of extranodal extension and other lymph node parameters in patients with upper tract urothelial carcinoma[J].J Urol，2012，187（3）：845-851.

[22]Dong F，Xu TY，Wang XJ，et al.Lymph node dissection could bring survival benefits to patients diagnosed with clinically node-negative upper urinary tract urothelial cancer：a population-based，propensity score-matched study[J].Int J Clin Oncol，2019，24（3）：296-305.

[23]Lenis AT，Donin NM，Faiena I，et al.Role of surgical approach on lymph node dissection yield and survival in patients with upper tract urothelial carcinoma[J].Urol Oncol，2018，36（1）：9.e1-9.e9.

[24]Seisen T，Colin P，Roupret M.Risk-adapted strategy for the kidney-sparing management of upper tract tumours[J].Nat Rev Urol，2015，12（3）：155-166.

[25]O'Brien T，Ray E，Singh R，et al.Prevention of bladder tumours after nephroureterectomy for primary upper urinary tract urothelial carcinoma：a prospective，multicentre，randomised clinical trial of a single postoperative intravesical dose of

mitomycin C（the ODMIT-C Trial）[J].Eur Urol，2011，60（4）：703-710.

[26]Ito A，Shintaku I，Satoh M，et al.Prospective randomized phase Ⅱ trial of a single early intravesical instillation of pirarubicin（THP）in the prevention of bladder recurrence after nephroureterectomy for upper urinary tract urothelial carcinoma：the THP monotherapy study group trial[J].J Clin Oncol，2013，31（11）：1422-1427.

[27]Hwang EC，et al.Single-dose intravesical chemotherapy after nephroureterectomy for upper tract urothelial carcinoma[J].Cochrane Database Syst Rev，2019，5：CD013160.

[28]Fang D，Li XS，Xiong GY，et al.Prophylactic intravesical chemotherapy to prevent bladder tumors after nephroureterectomy for primary upper urinary tract urothelial carcinomas：a systematic review and meta-analysis[J].Urol Int，2013，91（3）：291-296.

[29]Harraz AM，El-Shabrawy M，El-Nahas AR，et al.Single versus maintenance intravesical chemotherapy for the prevention of bladder recurrence after radical nephroureterectomy for upper tract urothelial carcinoma：a randomized clinical trial[J].Clin Genitourin Cancer，2019，17（6）：e1108-e1115.

[30]Seisen T，Granger B，Colin P，et al.A systematic review and meta-analysis of clinicopathologic factors linked to intravesical recurrence after radical nephroureterectomy to treat upper tract urothelial carcinoma[J].Eur Urol，2015，67（6）：1122-1133.

病例 25　局部进展期肾盂癌患者的综合治疗

一、病例摘要

1. 基本信息

患者为 75 岁女性，主因"发现右肾占位 2 个月入院"就诊。患者于入院前 5 个月出现无诱因全程肉眼血尿，呈洗肉水样，否认腰痛、膀胱刺激征等不适，自行接受中医药治疗未见好转，2 个月前来我院门诊就诊，CTU 检查（病例 25 图 1）提示"右肾上极占位，累及肾实质及肾盂，考虑恶性可能大；右肾门水平腹膜后肿大淋巴结，考虑转移可能大。"PET-CT 提示"右肾上部软组织密度肿块及腹膜后下腔静脉旁肿大淋巴结，葡萄糖代谢水平增高；其余部位未见显著异常。"尿液 FISH 示 CSP3、CSP7、CSP12 三项指标大于阈值，但未超过 10%，建议结合临床。外周血循环肿瘤细胞检测阳性。查体见双肾区及输尿管走行区无压痛，腹部触诊无显著异常。门诊以"右肾占位、腹膜后淋巴结转移可能"收入我科。

回顾系统病史，患者高血压病史 20 年，目前口服缬沙坦血压控制可；2 型糖尿病 10 年，口服二甲双胍，目前控制血糖水平维持在空腹 7 ~ 8mmol/L；退行性骨关节病 20 年，日常自主行动较困难，需支具协助行走。否认其他手术外伤史，否认慢性肾脏病史，否认食物药物过敏史。否认烟酒嗜好。

2. 诊断

（1）右肾盂癌（$T_{3b}N_2M_0$），腹膜后淋巴结转移。

（2）高血压。

（3）2 型糖尿病。

（4）骨关节病。

3. 诊疗经过

患者出现无痛血尿初期于当地医院就诊，接受中医药治疗，血尿症状未见显著好转。后于门诊完善影像学检查提示右肾占位伴腹膜后淋巴结肿大，考虑恶性可能大。为明确肿物的病理性质及来源，患者入院后完善了经彩超引导下肾穿刺活检，病理诊断结果示间质中见较多浆细胞浸润，请结合临床。

患者有较为强烈的根治意愿，尽管肾穿刺病理并未能明确肾占位病理性质，但考虑目前影像学证据考虑恶性肿物伴淋巴结转移可能较大。经医师与患者及家属充分交代病情及治疗方案后，患者于 2020 年 10 月 16 日接受机器人辅助下右肾输尿管全长根治性切除＋腹膜后淋巴结清扫术，术中清扫肾蒂、血管间沟、腹主动脉及下腔静脉旁淋巴结，手术过程顺利（病例 25 图 2，病例 25 图 3）。术后血肌酐轻度升高。病理回报肾盂乳头状浸润性移行性细胞癌，G3（高级别尿路上皮癌），伴腺样分化、肉瘤样分化及显著坏死，肿瘤大小 6cm×5.3cm×4cm，侵犯肾盂周围脂肪及肾实质，pT_3，手术断端净。另送下腔静脉旁及肾蒂旁淋巴结（1/5）可见转移癌，最大径约 5cm，其余腹主动脉旁、血管间沟淋巴结均未见转移癌。综上，病理分期为 $pT_3N_2M_0$。

患者于术后 1 个月门诊复查示情况恢复良好，经我院化疗病房医师评价后于 2020 年 11 月 11 日开始给予 4 个周期的吉西他滨单药辅助化疗（吉西他滨 1.8g，d1、d8，1 次 /3 周），化疗期间患者未诉特殊不适，间断出现白细胞Ⅱ度减低并给予对症升白治疗后好转；后续又于2021年2月1日接受了连续35天的辅助性放疗治疗，总体放射剂量50Gy/25F，照射范围为腹主动脉旁及髂总动脉区及瘤床，期间患者耐受性可，复查腹盆腔CT（2020-12-08）未见明确复发转移征象。

4. 随访

患者术后5天顺利拔除尿管及引流管后出院，于我院门诊每3个月规律复查。2020年12月8日、2021年7月19日复查CTU及胸部平扫CT均未见明确的复发或转移征象（病例25图1），术后半年复查膀胱镜未见明确膀胱复发。辅助治疗期间多次复查肾功能，血肌酐维持在94.0 ～ 112.0μmol/L水平。

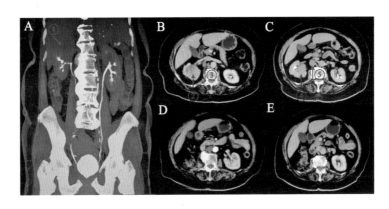

病例25图1　患者术前术后影像学（CTU）对比

A. 术前泌尿系CT显像（冠状位）：右肾占位，肾盂内可见充盈缺损；B（皮质期）、C（分泌期）：术前增强CT显像可见右肾混杂密度占位，动脉期部分强化，侵犯肾盂及肾实质，可见腹膜后主动脉旁肿大淋巴结；D、E：对应术后3个月复查泌尿系CTU，为术后表现，无复发及转移征象。

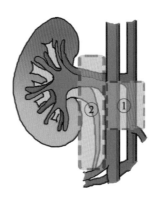

病例25图2　该患者淋巴结清扫示意图

按步骤清扫：清扫腹主动脉及下腔静脉血管间沟淋巴结（要点：适当挑起下腔静脉显露并清扫背侧淋巴结）；清扫肾蒂周及下腔静脉旁淋巴结（范围：上至肾蒂血管，下至输尿管跨髂血管水平，内至下腔静脉，外侧至沿输尿管走行区）

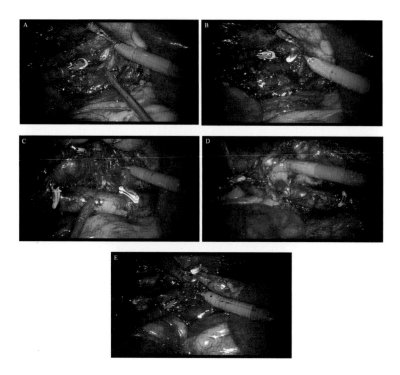

病例 25 图 3　手术摘要

A. 挑起下腔静脉，清扫下腔静脉背侧淋巴结及腹主动脉旁血管间沟淋巴结；B. 清扫至显露肾动脉根部，Hemlock 夹闭后离断肾动脉；C. 向外侧继续清扫肾蒂周围淋巴结；D. 向下显露输尿管至跨越髂血管处；E. 继续沿输尿管走行清扫下腔静脉旁及背侧淋巴结至输尿管跨髂血管水平。

二、病例分析

该病例为老年女性患者，主因"无痛性血尿半年，体检发现右肾盂占位 2 个月"来我院就诊。因术前影像学检查提示肿物侵犯右肾盂及肾实质，伴腹膜后淋巴结肿大，结合尿 FISH 阳性和 PET-CT 结果基本判定为肾盂癌伴淋巴结转移，考虑临床分期 $cT_3N_2M_0$，需尽快给予外科手术干预结合辅助性治疗以改善预后。

当前对于进展期肾盂癌患者接受新辅助化疗的适应证及规范尚无统一标准，既往的一些回顾性研究提示了新辅助化疗或许能在一定程度上改善患者的预后，并且减少了因根治性肾切除后肾功能缺损导致失去接受全剂量辅助化疗机会的风险。为此，我中心在初次接诊患者时建议新辅助化疗治疗，待适当降低肿瘤负荷及临床分期后再行手术治疗。然而穿刺活检的结果并未能协助判断肿物的病理性质，因此及时调整治疗方案为先接受根治性手术治疗，待明确病理后接受辅助性治疗。由于机器人辅助微创手术技术的逐渐普及，机器人辅助下肾输尿管全长根治性切除术已被多家研究证实是一种高效、实用的手术技术，因此为该患者选择机器人辅助下肾输尿管全长根治性切除＋腹膜后淋巴结清扫术治疗。选择经腹的手术入路以便于术中完成符合 EAU 指南推荐的模板样清扫。手术过程顺利，术中出血量约 20ml，术后患者因高龄、并发症较多入外科监护室，并于术后 5 天顺利出院。住院期间患者恢复情况良好，待排气后开始给予半流质饮食耐受可，密切检测肾功能可见血肌酐轻度升高，但仍在正常范围内。

患者术后病理诊断明确为 $pT_3N_2M_0$，肿瘤最大径 6cm，伴不良分化，属于高危类型上尿路尿路上皮癌，推荐患者在术后尽快开始接受辅助性治疗以减少术后复发风险。我中心联合多学科协作诊疗经充分评估患者病情，因考虑患者高龄，为减少全身性化疗带来的不良反应，为患者制订了 4 个周期的吉西他滨单药（d1，d8）方案联合 1 个完整治疗周期腹主动脉旁、髂总动脉旁及术区瘤床范围的局部放射性治疗。在辅助治疗期间密切检测患者的血常规、生化及有无不适主诉，并于化疗完成后复查胸腹盆 CT 未见复发或转移迹象。尽管针对进展期肾盂癌患者术后的联合性辅助治疗当前指南中仍未有推荐的标准，但回溯该患者治疗期间总体耐受性良好，仅在后两次化疗间隔期出现白细胞Ⅱ度减低的情况，并在医师指导下及时来院接受升白治疗后好转。

综上所述，对于进展期上尿路尿路上皮癌患者推荐接受根治性肾输尿管全长切除术联合术中淋巴结清扫有助于准确评价病理分期，可能使患者生存预后获益。围术期的新辅助/辅助性治疗可显著改善进展期上尿路尿路上皮癌患者无进展生存，但目前围绕辅助性化疗、放疗及联合性放化疗的治疗方案及疗效评价仍有待高质量的前瞻性研究加以验证。

三、疾病介绍

肾盂癌和输尿管癌好发于 70 ~ 90 岁男性，由于其最常见的病理来源是尿路上皮，因此统称为上尿路尿路上皮癌（upper tract urothelial carcinoma，UTUC）。目前该疾病的病因尚不明确，但既往的证据表明吸烟史、苯胺类化合物接触史、马兜铃酸类药物服用史等均可能是导致 UTUC 发病的危险因素。相比较下尿路尿路上皮癌（膀胱癌），UTUC 是较为少见的泌尿系肿瘤，仅占全部尿路上皮肿瘤的 5% ~ 10%，然而大约 2/3 的 UTUC 在首诊时已经出现肌层浸润性，这类患者往往预后较差，其 5 年特异性生存率低于 50%，若侵犯周围器官则不足 10%。绝大多数肾盂癌或输尿管癌发生于单侧，双侧同时发病者仅占 1.6% ~ 4.4%[1]。UTUC 通常为散发病例，部分患者表现出家族遗传性，目前推测可能与林奇综合征（Lynch Syndrome）相关：这类患者往往伴随着错配修复基因（MMR）的突变对应的蛋白表达缺失[2]。

　　UTUC 最常见的临床症状表现为血尿，包括肉眼血尿及镜下血尿，多起病隐匿，少数患者可伴有腰痛或全身症状。目前对于上尿路尿路上皮癌的诊断，指南推荐以超声检查作为筛查和初始评估的首选检查方式，并以 CTU 作为诊断的首选影像学方式（造影剂过敏、肾功能不全等患者可行磁共振成像替代），同时结合尿液细胞学、荧光原位杂交（FISH）等尿液检测可以有效地提高诊断准确性。超过 10% 的 UTUC 患者常合并膀胱癌，因此推荐对所有 UTUC 患者在接受手术治疗前完成膀胱镜以排查合并的膀胱肿瘤。当影像学检查结果与症状或尿细胞学检查结论不符，或存在诊断不明的情况下可对部分患者采取输尿管镜检查或局部治疗方式，但由于可能增加术后膀胱复发的风险，因此需谨慎评估输尿管镜检指征[3]。

　　目前对于可能影响 UTUC 预后的危险因素尚无统一结论，但肿瘤分级及分期是比较公认最重要的预后影响因素。此外，包含淋巴结转移、存在淋巴结脉管侵犯、不良病理分化类型、切缘阳性等也被证实是不良预后的显著预测因素[4]。UTUC 的治疗方式主要取决于术者针对患者术前疾病危险程度的评级。对于低危型 UTUC［同时满足单发肿瘤，最大径 < 2cm，CTU 或尿路造影提示非肌层浸润性（T_a/T_1），尿细胞学或输尿管镜检明确低级别肿瘤］或孤立肾的患者，保留肾单位的肿瘤切除可作为首选的外科手术治疗方案。可采取的手术方式包括适用于输尿管下段肿物的输尿管节段切除断端再植吻合术及适用于上段输尿管及肾盂肿物的多种内镜下治疗方法，如输尿管镜下电灼、经皮肾镜下肿瘤切除术等。目前已有相关证据表明，保留肾单位的局部手术与根治性手术的总体生存和肿瘤特异性生存之间无显著性差别，但局部复发率相对较高，因此仍需在术前审慎地评价适应证[5]。此外，根治性肾输尿管全长切除＋膀胱袖状切除术仍被视为多数 UTUC 患者的金标准手术治疗方案。手术的切除范围包括患侧肾脏、全段输尿管及输尿管开口处的部分膀胱。对于根治性肾输尿管全长手术最佳的手术术式目前处于百家争鸣的状态，随着腹腔镜、机器人技术逐渐的普及，微创手术的安全性和疗效得到越来越多的报道和认可。同时，主刀医师可以根据患者的 BMI、肿瘤的原发侧别、部位、有无既往腹腔手术等情况选择不同的手术入路和输尿管远端离断方式，各种术式之间的疗效和适应证有待进一步探索。此外，由于 UTUC 人群伴有极高的慢性肾脏病发病率及术后肾功能不全的发病风险，临床医师在手术前后需密切关注患者的肾功能水平及变化。

　　尽管目前尚存在争议，但已有证据表明对于局部进展期（T_3/T_4 或 N+）的 UTUC 患者接受根治性手术的同时加行淋巴结清扫（lymph node dissection，LND），可能有助于这部分患者的预后生存，更主要的是协助准确地评价患者的肿瘤分期，并为后续是否需接受辅助治疗提供指导作用[6]。然而其他的一些临床试验则认为 LND 对于患者的总生存期并无显著影响。既往的研究结果提示 UTUC 的淋巴结转移模式主要取决于患者肿瘤的侧别和原发部位，可能发生左右侧跳跃式转移及近端病变远端淋巴结受累等具有特征性的转移模式[7]。围绕术中淋巴结清扫模式的探究多集中在回顾性研究，缺乏前瞻性高等级的证据，因此对于 LND 的范围和优先级目前仍尚无统一标准，且对于术前影像学未明确提示腹膜后淋巴结肿大的患者是否有必要接受淋巴结清扫仍无较为明确的结论。目前临床普遍认同对于术前/中明确或可疑合并淋巴结肿大及术前临床分期达到 T^2 期及以上（肌层浸润性）的 UTUC 患者采取肾盂肿瘤及上段输尿管肿瘤清扫同侧肾门淋巴结、主动脉旁淋巴结或腔静脉旁淋巴结，下段输尿管肿瘤需清扫同侧髂血管淋巴结的基于模板的淋巴结清扫，但这一模式仍有待前瞻性随机研究加以验证。

既往对于进展期 UTUC 患者手术后是否需常规接受辅助性全身/局部非手术治疗目前仍存在争议。参考最新的前瞻性随机对照试验结论：对于符合任意 $T_{2\sim4}$、$N_{1\sim3}$、M_1 的 UTUC 患者，基于铂类的化疗方案［顺铂单药、卡铂或联合吉西他滨（GC 方案）］可以显著地提高 3 年无进展生存率[8]，因此目前多数指南推荐将铂类为主或联合吉西他滨的系统性化疗作为术前或术后病理明确肌层浸润性或伴淋巴结转移的 UTUC 患者常规的新辅助或辅助性治疗方案，以减少术后复发率，改善生存预后。然而，受根治性肾全长切除术后肾功能不全的影响，约 1/3 ~ 1/2 的患者可能在术后已丧失接受全剂量全身化疗的机会，进而疗效可能难以达到预期标准。与此同时，在化疗期间临床医师需密切关注患者有无显著地全身性不良反应，特别是难以纠正的免疫力损失和严重的感染。因此，部分学者既往已探索除化疗以外的辅助治疗方式如膀胱灌注化疗、辅助性放疗、免疫治疗对于进展期 UTUC 患者的疗效及安全性。目前指南已推荐对于只要不存在禁忌的 UTUC 患者在接受根治性肾输尿管全长切除术后早期接受单次膀胱灌注以减少术后膀胱复发的风险，可优先选择的灌注药物包含丝裂霉素、表柔比星、吡柔比星等。但是对于术后膀胱灌注最佳时机及灌注次数的选择，目前尚缺乏高质量的前瞻性研究提供可靠的循证医学证据。对于接受保留肾单位手术的 UTUC 患者，也可选择经造瘘管或输尿管镜在术中或术后复查时接受局部的灌注化疗，但这一方法目前在临床开展较少。有关辅助性放疗能否使进展期 UTUC 患者获益现在仍存在争议，考虑既往开展的研究均为回顾性且样本量较小，目前临床开展 UTUC 术后辅助放疗主要适用于术后病理证实 T_3/T_4 或明确术区残存病灶或因肾功能损失不适宜接受化疗治疗的患者以改善无进展生存情况，但确切的疗效和治疗模式仍有待于更高证据等级的前瞻性研究加以证实。免疫治疗作为近年来的研究热点，目前已有 PD-1/PD-L1 药物被 FDA 批准用于晚期尿路上皮癌以改善总生存，但目前存在的证据多数为基础研究的相关成果，因此有关免疫治疗的临床研究是值得期待的。除此之外，目前有关进展期及晚期 UTUC 患者出现化疗耐药或复发 / 进展后该如何选择适合的挽救治疗方案及多种辅助治疗联合的疗效及安全性也是未来亟待探究和统一的问题。

由于中国人群受含马兜铃酸类草药的影响较多，使得我国 UTUC 患者有着较西方对应人群不同的发病和预后特点[9]。同时既往的研究发现 UTUC 人群出现术后膀胱复发的主要集中在术后 4 ~ 6 个月和术后 17 ~ 19 个月两个高峰时期。因此，当前中国泌尿外科和男科疾病诊断治疗指南推荐对 UTUC 患者术后进行至少 5 年的随访，特别是最初的两年应保持 3 个月 / 次的随诊频率，以利于及早地对可能出现的膀胱复发或局部 / 远处转移加以处理。随访的内容包括血、尿常规及包含肾功能的生化检验，以及泌尿系 B 超或 CTU/MRU 及全身性胸部 X 线片、骨扫描等影像学检查来判断有无局部进展或远处转移，采用膀胱镜判断有无膀胱复发。当影像学难以判断时，可结合尿细胞学 /FISH/ 病理活检等方式加以验证。

四、专家点评

进展性上尿路尿路上皮癌（UTUC）的是否需要在术中常规接受淋巴结清扫及术后如何选择适当的辅助治疗方式仍是当前临床亟待解决的问题。尽管部分的回顾性分析指出术中常规接受淋巴结清扫可以显著地改善局部进展期 UTUC 患者的总生存预后，但后续的一些研究相继质疑了前者的结论，并且目前尚没有前瞻性随机对照试验的证据加以验证，因此目前临床当中对于淋巴结清扫的价值和必要性仍然争议较多。根据目前最新的指南推荐，针对至少满足术前临床分期肌层浸润性 UTUC 或提示腹膜后淋巴结肿大（ $\geqslant cT_2$，N_{1+}）的患者行基于模板范围的淋巴结清扫至少对于准确判断病理分期，指导术后系统性治疗具有一定潜在价值。笔者在该病例中为我们展示了局部进展期肾盂肿瘤（ $cT_3N_2M_0$ ）患者的清扫流程及范围，思路较为清晰，值得临床医生在今后的临床实践中加以借鉴。

对于进展期 UTUC 患者在接受根治性肾输尿管全长切除术前或术后接受新辅助 / 辅助性化疗显著改善预后的意义当前已被前瞻性研究加以证实，如今国内越来越多的诊疗中心逐已渐开始推广术后辅助化疗来减少这部分 UTUC 患者的术后复发风险。然而，手术带来的肾功能损失会使得部分患者失去接受全剂量化疗的治疗机会，因此探究可替代的辅助性治疗方案如放疗、免疫治疗等可能对这部分患者具有非常重要的临床意义。其次，对于接受辅助治疗后复发或进展的患者如何选择适当的挽救治疗方案行业内目前也缺乏较为规范的指南性文件。本案例中，患者在术前影像学提示浸润至肾实质，腹膜后淋巴结肿大，具备接受新辅助化疗指征，但因未能顺利通过活检取得肿瘤病理信息为此术者在术后确定病理分期后推荐患者接受了联合辅助性放疗＋化疗。尽管这种联合辅助性治疗方案目前尚无标准的治疗方案，但在观察该患者治疗过程中整体安全性较好，且术后早期随访过程中未发现进展或转移征象。由此可见，新辅助化疗治疗与术后辅助化疗、辅助放疗及术后联合辅助放化疗等方案之间的疗效及不良反应比较可能是未来几年内需着力研究的方向之一。

（点评专家：李学松 北京大学第一医院）

（病例提供：徐纯如 张崔建 北京大学第一医院）

参考文献

[1]Fang D，Xiong G，Li X，et al.Incidence，characteristics，treatment strategies，and oncologic outcomes of synchronous bilateral upper tract urothelial carcinoma in the Chinese population[J].Urologic Oncology，2015，33（2）：66.e1-11.

[2]Rouprêt M，Babjuk M，Burger M，et al.European association of urology guidelines on upper urinary tract urothelial carcinoma：2020 Update[J].European Urology，2021，79（1）：62-79.

[3]Guo RQ，Hong P，Xiong GY，et al.Impact of ureteroscopy before radical nephroureterectomy for upper tract urothelial carcinomas on oncological outcomes：a meta-analysis[J].BJU Int，2018，121（2）：184-193.

[4]Mbeutcha A，Rouprêt M，Kamat AM，et al.Prognostic factors and predictive tools for upper tract urothelial carcinoma：a systematic review[J].World Journal of Urology，2017，35（3）：337-353.

[5]Seisen T，Nison L，Remzi M，et al.Oncologic outcomes of kidney sparing surgery versus radical nephroureterectomy for the elective treatment of clinically organ confined upper tract urothelial carcinoma of the distal ureter[J].The Journal of Urology，

2016，195（5）：1354-1361.

[6]Dominguez-Escrig JL，Peyronnet B，Seisen T，et al.Potential benefit of lymph node dissection during radical nephroureterectomy for upper tract urothelial carcinoma：a systematic review by the european association of urology guidelines panel on non-muscle-invasive bladder cancer[J].European Urology Focus，2019，5（2）：224-241.

[7]Matin SF，Sfakianos JP，Espiritu PN，et al.Patterns of lymphatic metastases in upper tract urothelial carcinoma and proposed dissection templates[J].The Journal of Urology，2015，194（6）：1567-1574.

[8]Birtle A，Johnson M，Chester J，et al.Adjuvant chemotherapy in upper tract urothelial carcinoma（the POUT trial）：a phase 3，open-label，randomised controlled trial[J].Lancet（London，England），2020，395（10232）：1268-1277.

[9]周利群，李学松，熊耕砚.中国人群上尿路尿路上皮癌新进展[J].北京大学学报（医学版），2014，46（4）：504-506.

病例 26　左侧输尿管下段癌合并 T_1 期膀胱癌的综合诊疗

一、病例摘要

1．基本信息

患者为 45 岁男性，因"尿频、尿急、尿痛伴肉眼血尿 2 个月余"于外院就诊。患者于 2 个月前无明显诱因出现尿频、尿急、尿痛，伴全程肉眼血尿，无明显血块，伴有左侧腰酸不适，外院 MRI（病例 26 图 1）提示"左侧输尿管下段占位及膀胱占位"。外院 CTU（病例 26 图 2）提示"左输尿管下段占位；左侧肾盂、输尿管扩张积水；膀胱左侧壁稍增厚，考虑侵犯可能；前列腺改变：Ca？转移？增生？"随后于外院行 TURBT ＋前列腺穿刺活检，术中见左输尿管开口处大小 3～4cm 肿瘤，周围伴散在 1 枚卫星灶。术后病理提示：（膀胱）高级别尿路上皮癌，浸润固有层，未及肌层组织。（前列腺）良性前列腺组织。患者随至我院就诊，复查肌酐（2021-08-19）121μmol/L。肾图（2021-08-20）：左肾 18.07ml/（min·1.73m^2），右肾 49.20ml/（min·1.73m^2），双肾总 67.27ml/（min·1.73m^2）；左肾 GFR 减低；右肾 GFR 正常。我院 PET-CT（2021-08-23，病例 26 图 4）提示：左侧输尿管下段尿路上皮癌侵犯膀胱左后壁，伴左侧髂外血管旁淋巴结转移。我院膀胱镜（2021-08-25）示左输尿管开口处可见双J管留置，左输尿管开口处见一枚直径 4cm 宽基菜花样新生物（病例 26 图 3），触碰易出血，周围散在陈旧电切瘢痕，结合术前检查，输尿管来源考虑。2021 年 8 月 31 日经我科 MDT 意见行左肾输尿管全长切除＋膀胱部分切除术＋淋巴结清扫术。

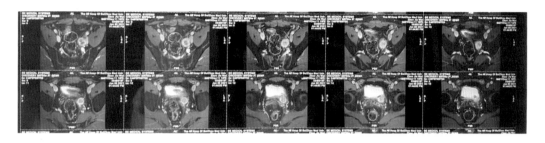

病例 26 图 1　术前膀胱 MRI 检查示左侧输尿管下段占位及膀胱占位

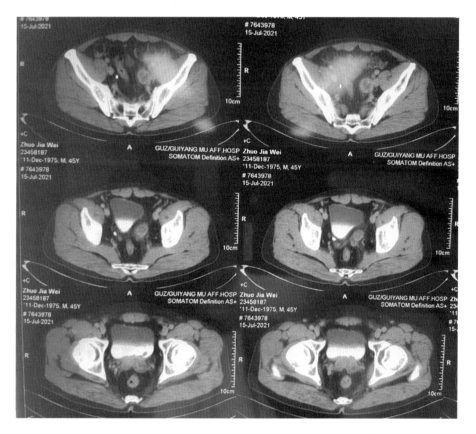

病例 26 图 2　术前 CTU 检查示左侧输尿管下段占位及膀胱占位

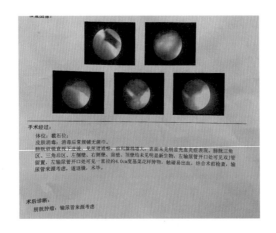

病例 26 图 3　膀胱镜检查示左输尿管开口处可见直径约 4.0cm 广基菜花样肿物

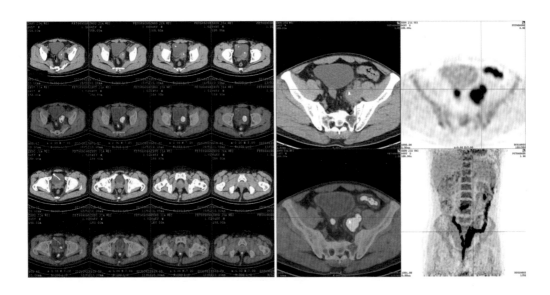

病例 26 图 4　术前 PET-CT 示左侧输尿管下段尿路上皮癌侵犯膀胱左后壁，
伴左侧髂外血管旁淋巴结转移

2．诊断

（1）左输尿管恶性肿瘤。

（2）膀胱恶性肿瘤。

（3）左肾积水。

（4）左肾功能不全。

3．诊疗经过

患者于 2021 年 9 月 6 日收治入院，完善术前评估，2021 年 9 月 7 日在全麻下行腹腔镜左肾输尿管全长切除＋膀胱部分切除＋盆腔淋巴结清扫术。术中见左输尿管扩张积水，左输尿管下段肿瘤，大小约 8cm，质硬，与腹膜粘连严重，下方肿瘤延续至膀胱。左侧髂血管旁见明显肿大淋巴结，质硬。手术过程顺利。术后首日尿量2200ml，腹腔引流 30ml，盆腔引流 100ml，术后复查肾功能示肌酐 128μmol/L，尿素氮 8.5mmol/L。术后第 2 天排气，尿量 2350ml，腹腔引流 35ml，盆腔引流 40ml；术后第 3 日予以半流质；术后第 4 天复查肾功能示肌酐 102μmol/L，尿素氮 6.5mmol/L。术后第 7 天出院。术后病理提示左输尿管高级别尿路上皮癌，大小 5cm×4cm×3cm，侵至外膜，神经束未见侵犯，脉管内未见癌栓。腹膜表面组织见癌侵犯，左髂外动脉旁淋巴结见癌转移，肾实质慢性间质性炎，肾周脂肪膀胱部分切除病理均阴性。

4. 随访

术后目前无明显不适，恢复可。拟 3 个月内安排辅助化疗。

二、病例分析

该患者为中年男性，左侧输尿管下段肿瘤，致左肾积水，左肾功能不全。患者因尿路刺激征伴有血尿就诊，于外院发现左侧输尿管下段占位合并左侧输尿管开口旁占位，结合影像学检查、膀胱镜检查，考虑输尿管来源。诊断性电切病理提示高级别尿路上皮癌，浸润固有层。外院曾拟行新辅助化疗，但是由于患者肌酐上升，当地医院予以留置 D-J 管。患者在我院就诊后，安排进入多学科 MDT 讨论，考虑患者 PET-CT 提示左侧髂外血管旁淋巴结转移，并且输尿管开口处肿瘤较大，建议患者行新辅助化疗，但患者及家属对新辅助化疗是否延误手术的最佳时机及肿瘤残余存在较大顾虑，结合患者的病情和意愿，讨论后建议患者行腹腔镜左肾输尿管全长切除＋膀胱部分切除＋盆腔淋巴结清扫术。

患者为局部进展性 UTUC，除手术治疗外，评估术后恢复情况后，予以辅助化疗和免疫治疗。定期进行膀胱镜检查，监测膀胱内是否肿瘤复发。

三、疾病介绍

尿路上皮癌（urothelial carcinomas，UCs）是发达国家第六大常见肿瘤[1]，7%～17% 的 UTUC 患者同时合并有膀胱癌[2]。在经过治疗后，22%～47% 的 UTUC 患者发生膀胱复发，主要取决于初始肿瘤级别[3]。约 2/3 的 UTUCs 患者在诊断时为侵袭性UTUC，相比之下，仅 15%～25% 膀胱癌首诊时为肌层浸润性膀胱癌[4]。可能是由于上尿路固有肌层的缺失，所以肿瘤更容易转移，约 9% 的患者在确诊时存在转移[2,5]。

影响 UTUC 的预后因素有很多，肌层浸润的 UTUCs 通常预后很差。pT_2/pT_3 的患者 5 年特异性生存率为 < 50%，pT_4 期 UTUC 5 年特异性生存率低于 10%[6~8]。手术切缘阳性与 RNU 术后较高的疾病复发相关[9]。在器官局限的 UTUC 中伴随 CIS 或者膀胱 CIS 史与较高的复发风险和肿瘤特异性死亡率[10, 11]。国内周利群教授等曾回顾性分析了 727 例性根治手术的 UTUC 的患者，其中 73 例（10%）合并 NMIBC 并行 TURBT。合并有 NMIBC 的患者，膀胱内复发风险较仅 UTUC 患者高，但对 OS、肿瘤特异生存率及对侧复发无显著影响，但 UTUC 合并 NMIBC 的 5 年无膀胱复发率（46.9%）要显著低于单纯 UTUC 的患者（69.6%）[12]。

肾盂输尿管癌的风险分级影响着治疗决策。对于非转移性的高危、浸润性上尿路肿瘤，根治性肾输尿管全长切除加膀胱袖状切除是金标准手术方式。合并 NMIBC，通常行 TURBT 处理膀胱肿瘤。本例的输尿管下段肿瘤，膀胱肿瘤面积较大，并且病理为高级别尿路上皮癌，为了降低术后切缘阳性率，降低膀胱内复发风险，我们放弃袖状切除，对患者施行了根治性肾输尿管全长切除加膀胱部分切除。同时 PET-CT 提示患侧髂外血管旁淋巴结转移可能，因此盆腔淋巴结清扫术一方面达到准确分期的目的，一方面也达到彻底切除肿瘤的目的，但关于 UTUC 的淋巴结清扫范围依旧是存在争议的地方。约 20% 的 UTUCs 存在淋巴血管侵犯（LVI），是生存的独立预测因素[13~15]。淋巴结转移患者术后生存率极低[16]，在 RNU 时进行淋巴结清扫可以获得最佳的肿瘤分期，但治疗作用仍有争议。NCCN 和 EAU 指南中都提到，对于组织学级别高、原发大（> 4cm）或肿瘤实质侵犯的患者，应进行标准的淋巴结清扫。基于标准化模板的淋巴结清扫可以改善患者 CSS，降低局部复发的风险[17]，即使在临床[28] 和病理[29] 淋巴结阴性的患者中，淋巴结清扫也能提高生存率。

根据 20 世纪 80 年代的研究，最初认为肾盂肿瘤的肾门和腹主动脉旁或下腔静脉旁淋巴结和输尿管的盆腔内淋巴结被认为是 UTUC 的区域淋巴结[20, 21]。对于右输尿管远端肿瘤，75% 的患者可进行盆腔淋巴结清扫（闭孔、髂外和髂内）。最近有研究报道，局部 LNs 受累程度受侧位和原发肿瘤的位置影响[22]。此外，超过 30% 的淋巴结转移发生在以前定义的区域淋巴结范围以外[23, 24]。因此，对 UTUC 是否需要行扩大清扫范围仍需进一步讨论。

近期一项系统性回顾研究总结了上尿路上皮癌根治性肾输尿管切除术中被切除的淋巴结数量与患者生存益处的相关性。该研究总结了 6 项回顾性病例对照研究，共纳入 33 944 例 UTUC 患者接受 RNU，其中 5071 例患者接受淋巴结清扫。在 pN_0 患者中，扩大清扫的淋巴结数量与改善的 OS 相关。然而，在 pN+ 患者中，淋巴结清扫数量在

CSS、OS 或 PFS 获益上并不明显[25]。Roscigno 等人[26] 评估了来自 13 个不同中心的 552 名接受 RNU 和 20 名接受淋巴结清扫治疗的患者。切除 13 个淋巴结，阳性检测率达 90%，而切除 8 个淋巴结可识别 75% 的 pN+ 患者。切除超过 15 个淋巴结对并没有提升阳性淋巴结的检测率。但笔者同时认为切除少于 8 个淋巴结的患者可能需要更密切的随访，因为实际阳性率可能被低估。

Winer 和同事鉴定了 442 例接受 RNU 和淋巴结清扫治疗的 21 例 UTUC 患者，切除淋巴结的中位数为 9 个（IQR 4 ~ 16）。根据整个队列的淋巴结清扫程度，未观察到无复发生存率（recurrence-free survival，RFS）或 CSS 的差异。然而，如果切除更多淋巴结，阳性淋巴结患者的 RFS 较好（HR 0.84，95% CI：0.71 ~ 0.99，$P = 0.04$）[27]。Abe 等人对 RNU 行淋巴结清扫进行分组分析：将患者分为 0 个、1 ~ 5 个或大于 5 个淋巴结，各组间 CSS 没有观察到差异。将切除的淋巴结数量按 1 ~ 5、5 ~ 10 或 10 个以上分组时，还是无法证明基于切除淋巴结的数量的生存益处[38]。同样，Cho 和同事将患者分为 0、1 ~ 6 和大于 6 个淋巴结，同样各组间在 RFS 和 CSS 方面没有发现差异。因此，用切除的淋巴结的数量来评估淋巴结清扫对患者的生存获益存在诸多问题[29]。首先，在一个给定的模板中，不同患者的淋巴结数量有显著差异。例如，在最近报道的德国膀胱癌淋巴结清扫范围随机试验中，受限臂的淋巴结计数范围为 12 ~ 26，延伸臂的淋巴结计数范围为 22 ~ 47[30]。病理检查的彻底性可能因机构而异，甚至在同一机构内也可能因标本是整体提交还是单独包装而异[31]。因此，我们更倾向于基于模板的彻底清扫，而不是依赖于切除的淋巴结数量来确定淋巴结清扫是否足够。

对于局部进展的 UTUC，一些回顾性分析研究显示，在失去肾储备之前接受新辅助化疗的患者，有希望降低病理分期并且获得完全缓解率[32 ~ 35]。此外，与单纯 RNU 相比，新辅助化疗已被证明在不影响最终外科治疗的情况下可降低疾病复发率和死亡率[35 ~ 38]。目前仍缺乏随机对照试验，但一项 II 期试验的前瞻性数据显示，高级别 UTUC 使用新辅助化疗可获得 14% 的病理完全缓解率[39]。近期，EU 上发表了一项关于 UTUC 新辅助化疗的荟萃分析研究，在 OS 方面，51% 的患者会从新辅助化疗中获益；而肿瘤特异生存率方面（cancer specific survival，CSS），与单纯 RNU 相比，新辅助联合 RNU 会使 59% 的患者在 CSS 上获益，近半数的患者（47%）的患者 PFS 能够获益，OS、CSS 和 PFS 的绝对增长分别为 11%、18% 和 13%[40]。本例患者原本在外院拟接受新辅助化疗，由于肾功能持续上升而放弃，在我院 MDT 讨论时，我们也曾建议行新辅助化疗，降低肿瘤分期后行手术治疗，但患者及家属对新辅助化疗顾虑较大，最后放弃。对于高危 UTUC，术后辅助化疗可改善患者无疾病进展生存率。一项 III 期前瞻性随机试验（$n=261$）显示：与积极监测组相比，RNU 术后 90 天内予以吉西他滨联合铂类化疗，可显著改善 $pT_2 \sim pT_4$，N（任何）或淋巴结阳性（pT，$N_{1\sim3}$）M0 UTUC 患者的无病生存率[41]。在一项回顾性研究中，UTUC 的组织学变异表现出不同的生存率，辅助化疗仅与纯尿路上皮癌患者的 OS 获益相关[42]。

PD-1 和 PD-L1 抑制剂在转移性尿路上皮癌中的应用成为研究热点。许多研究对 PD-1 和 PD-L1 抑制剂作为转移性尿路上皮癌（包括 UTUC 患者）的一线治疗进行了评估。一项Ⅲ期随机对照试验的数据表明，与仅接受支持治疗的晚期患者相比，使用阿维鲁单抗（Avelumab）联合顺铂或者卡铂维持治疗 4 ~ 6 个周期显著延长 OS，尽管在本研究中没有基于肿瘤位置进行亚组分析，但近 30% 的纳入患者患有 UTUC[43]。在一项单臂Ⅱ期实验中，Atezolizumab 使 33 例（28%）对顺铂不耐受的转移性 UTUC 患者获得 39% 的客观缓解率[44]。整个队列的中位 OS 是 15.9 个月，并且毒性可接受。但是在另一项Ⅲ期随机对照试验中，1213 例转移性尿路上皮癌患者，其中 312 例（26%）确诊为 UTUC 患者，与单独铂类化疗相比，Atezolizumab 联合铂类化疗的患者 PFS 获益和 OS 获益提升也不显著。

一项关于帕博利珠单抗的单臂Ⅱ期试验（$n=370$）中，69 例（19%）顺铂不耐受的转移性 UTUC 患者使用帕博利珠单抗的客观缓解率为 22%[45]。然而，在Ⅲ期试验 KEYNOTE-361 中，351 例转移性尿路上皮癌患者［包括 64 例（18%）UTUC 患者］，与单纯铂类化疗相比，在一线铂类化疗的基础上加用帕博利珠单抗提高 PFS 和 OS 获益方面并不明显，不推荐广泛应用于晚期尿路上皮癌的治疗[46]。另一项阴性的Ⅲ期 RCT 显示，与铂类化疗相比，Durvalumab 单独或联合 Tremelimumab 治疗转移性尿路上皮癌并没有延长 OS[47]。该研究包括 221 例（21%）UTUC 患者，亚组分析表明，与膀胱癌患者相比，单独使用 Durvalumab 可能对这些患者有更好的疗效。因此，是否推荐 PD-1 和 PD-L1 单独或者联合铂类化疗作为转移性 UTUC 的一线治疗仍需大量临床实验进行验证。

四、专家点评

这个病例是输尿管下段浸润性癌合并膀胱输尿管开口及附近的尿路上皮癌，同时有左侧盆腔淋巴结的转移。一侧输尿管癌合并同时空的膀胱癌有 15% 左右的发生率，对于膀胱内病灶是癌细胞脱落种植还是输尿管癌浸润侵犯可以根据 CT 或 MRI 及 TUR 的病理侵犯深度予以判断。此例患者为 T_1 高级别的膀胱癌，因此术者在手术方式的选择上肾输尿管全长切除同时膀胱部分切除代替袖状切除，在保留膀胱的同时扩大了切除范围。如果是合并肌层浸润性膀胱癌，则膀胱根治性切除会是一个传统的选择。尿路上皮癌的淋巴结清扫的得到越来越多的重视，特别是已有盆腔淋巴结转移证据的病例，清扫的方式可以采用开放、腹腔镜或机器人辅助的方式。对于高级别、肌层浸润性或合并淋巴结转移的尿路上皮癌患者的辅助化疗或新辅助化疗是综合治疗的一个重要方面。这类患者往往因肿瘤梗阻或侵犯引起肾积水和肾功能的减退，因此一线铂类化疗对肾功能的评估显得非常重要。从目前文献报告，新辅助化疗或辅助化疗对局部进展性 UTUC 都有生存获益。PD-1 和 PD-L1 抑制剂作为辅助治疗或新辅助治疗的临床研究和临床实践在不断开展，同时联合新型 ADC 药物（针对 HER2 或 TROP2 靶点）的治疗方式的研究将不断优化尿路上皮癌的外科治疗的方式和效果。

（点评专家：姜昊文　复旦大学附属华山医院）
（病例提供：张　进　上海交通大学医学院附属仁济医院）

参考文献

[1]Siegel RL，Miller KD，Fuchs HE，et al.Cancer Statistics，2021[J].CA Cancer J Clin，2021，71（1）：7-33.

[2]Cosentino M，Palou J，Gaya JM，et al.Upper urinary tract urothelial cell carcinoma：location as a predictive factor for concomitant bladder carcinoma[J].World J Urol，2013，31（1）：141-145.

[3]Xylinas E，Rink M，Margulis V，et al.Multifocal carcinoma in situ of the upper tract is associated with high risk of bladder cancer recurrence[J].European Urology，2012，61（5）：1069-1070.

[4]Margulis V，Shariat SF，Matin SF，et al.Outcomes of radical nephroureterectomy：a series from the upper tract urothelial carcinoma collaboration[J].Cancer，2009，115（6）：1224-1233.

[5]Browne BM，Stensland KD，Moynihan MJ，et al.An analysis of staging and treatment trends for upper tract urothelial carcinoma in the national cancer database[J].Clin Genitourin Cancer，2018，16（4）：743-750.

[6]Jeldres C，Sun M，Isbarn H，et al.A population-based assessment of

perioperative mortality after nephroureterectomy for upper-tract urothelial carcinoma[J].
Urology，2010，75（2）：315-320.

[7]Lughezzani G，Jeldres C，Isbarn H，et al.Nephroureterectomy and segmental
ureterectomy in the treatment of invasive upper tract urothelial carcinoma：a population-
based study of 2299 patients[J].European Journal of Cancer，2009，45（18）：3291-
3297.

[8]Roupret M，Hupertan V，Seisen T，et al.Prediction of cancer specific survival
after radical nephroureterectomy for upper tract urothelial carcinoma：development of an
optimized postoperative nomogram using decision curve analysis[J].J Urol,2013,189(5)：
1662-1669.

[9]Colin P，Ouzzane A，Yates DR，et al.Influence of positive surgical margin
status after radical nephroureterectomy on upper urinary tract urothelial carcinoma
survival[J].Ann Surg Oncol，2012，19（11）：3613-3620.

[10]Wheat JC，Weizer AZ，Wolf Jr JS，et al.Concomitant carcinoma in situ
is a feature of aggressive disease in patients with organ confined urothelial carcinoma
following radical nephroureterectomy[J].Urol Oncol，2012，30（3）：252-258.

[11]Redrow GP，Guo CC，Brausi MA，et al.Upper urinary tract carcinoma in
situ：current knowledge，future direction[J].J Urol，2017，197（2）：287-295.

[12]Fang D，Zhang L，Li XS，et al.Presence of concomitant non-muscle-invasive
bladder cancer in chinese patients with upper tract urothelial carcinoma：risk factors，
characteristics，and predictive value[J].Ann Surg Oncol，2015，22（8）：2789-2798.

[13]Kikuchi E，Margulis V，Karakiewicz PI，et al.Lymphovascular invasion
predicts clinical outcomes in patients with node-negative upper tract urothelial
carcinoma[J].J Clin Oncol，2008，27（4）：612-618.

[14]Novara G，et al.Prognostic role of lymphovascular invasion in patients with
urothelial carcinoma of the upper urinary tract：an international validation study[J].Eur
Urol，2010，57（6）：1064-1071.

[15]Liu W，Sun LJ，Guan FJ，et al.Prognostic value of lymphovascular invasion
in upper urinary tract urothelial carcinoma after radical nephroureterectomy：a
systematic review and meta-analysis[J].Dis Markers，2019，2019：7386140.

[16]Pelcovits A，Mueller-Leonhard C，Mega A，et al.Outcomes of upper tract

urothelial carcinoma with isolated lymph node involvement following surgical resection：implications for multi-modal management[J].World J Urol，2020，38（1）：1243-1252.

[17]Dominguez-Escrig JL，Peyronnet B，Seisen T，et al.Potential benefit of lymph node dissection during radical nephroureterectomy for upper tract urothelial carcinoma：a systematic review by the european association of urology guidelines panel on non-muscle-invasive bladder cancer[J].Eur Urol Focus，2019，5（2）：224-241.

[18]Dong F，Xu TY，Wang XJ，et al.Lymph node dissection could bring survival benefits to patients diagnosed with clinically node-negative upper urinary tract urothelial cancer：a population-based，propensity score-matched study[J].Int J Clin Oncol，2019，24：296-305.

[19]Lenis AT，Donin NM，Faiena I，et al.Role of surgical approach on lymph node dissection yield and survival in patients with upper tract urothelial carcinoma[J].Urol Oncol，2018，36（1）：9.e1-9.e9.

[20]McCarron JP，Chasko SB，Gray GF，et al.Systematic mapping of nephroureterectomy specimens removed for urothelial cancer：pathological findings and clinical correlations[J].J Urol，1982，128（2）：243-246.

[21]Akaza H，Koiso K，Niijima T.Clinical evaluation of urothelial tumors of the renal pelvis and ureter based on a new classification system[J].Cancer，1987，59（7）：1369-1375.

[22]Kondo T，Nakazawa H，Ito F，et al.Primary site and incidence of lymph node metastases in urothelial carcinoma of upper urinary tract[J].Urology，2007，69（2）：265-269.

[23]Matin SF，Sfakianos JP，Espiritu PN，et al.Patterns of lymphatic metastases in upper tract urothelial carcinoma and proposed dissection templates[J].J Urol，2015，194（6）：1567-1574.

[24]Seisen T，Shariat SF，Cussenot O，et al.Contemporary role of lymph node dissection at the time of radical nephroureterectomy for upper tract urothelial carcinoma[J].World J Urol，2017，35（4）：535-548.

[25]Choo MS，Yoo S，Yuk HD，et al.Survival benefits based on the number of lymph nodes removed during radical nephroureterectomy for upper tract urothelial

carcinoma：systematic review and meta-analysis[J].J Clin Med，2020，9（6）：1933.

[26]Roscigno M，Shariat SF，Freschi M，et al.Assessment of the minimum number of lymph nodes needed to detect lymph node invasion at radical nephroureterectomy in patients with upper tract urothelial cancer[J].Urology，2009，74（5）：1070-1074.

[27]Winer AG，Vertosick EA，Ghanaat M，et al.Prognostic value of lymph node yield during nephroureterectomy for upper tract urothelial carcinoma[J].Urol Oncol，2017，35（4）：151.e9-151.e15.

[28]Abe T，Takada N，Matsumoto R，et al.Outcome of regional lymphadenectomy in accordance with primary tumor location on laparoscopic nephroureterectomy for urothelial carcinoma of the upper urinary tract：A prospective study[J].J Endourol，2015，29（3）：304-309.

[29]Cho KS，Choi HM，Koo K，et al.Clinical significance of lymph node dissection in patients with muscle-invasive upper urinary tract transitional cell carcinoma treated with nephroureterectomy[J].J Korean Med Sci，2009，24（4）：674-678.

[30]Gschwend JE，Heck MM，Lehmann J，et al.Extended versus limited lymph node dissection in bladder cancer patients undergoing radical cystectomy：survival results from a prospective，randomized trial[J].Eur Urol，2019，75（4）：604-611.

[31]Bochner BH，Herr HW，Reuter VE.Impact of separate versus en bloc pelvic lymph node dissection on the number of lymph nodes retrieved in cystectomy specimens[J].J Urol，2001，166（6）：2295-2296.

[32]Martini A，Daza J，Poltiyelova E，et al.Pathological downstaging as a novel endpoint for the development of neoadjuvant chemotherapy for upper tract urothelial carcinoma[J].BJU Int，2019，124（4）：665-671.

[33]Matin SF，Margulis V，Kamat A，et al.Incidence of downstaging and complete remission after neoadjuvant chemotherapy for high-risk upper tract transitional cell carcinoma[J].Cancer，2010，116（13）：3127-3134.

[34]Liao RS，Gupta M，Schwen ZR，et al.Comparison of pathological stage in patients treated with and without neoadjuvant chemotherapy for high risk upper tract urothelial carcinoma[J].J Urol，2018，200（1）：68-73.

[35]Meng X，Chao B，Vijay V，et al.High response rates to neoadjuvant chemotherapy in High-Grade upper tract urothelial carcinoma[J].Urology，2019，129：146-152.

[36]Kubota Y，Hatakeyama S，Tanaka T，et al.Oncological outcomes of neoadjuvant chemotherapy in patients with locally advanced upper tract urothelial carcinoma：a multicenter study[J].Oncotarget，2017，8（60）：101500-101508.

[37]Hosogoe S，Hatakeyama S，Kusaka A，et al.Platinum-based neoadjuvant chemotherapy improves oncological outcomes in patients with locally advanced upper tract urothelial carcinoma[J].Eur Urol Focus，2018，4（6）：946-953.

[38]Porten S，Siefker-Radtke AO，Xiao L，et al.Neoadjuvant chemotherapy improves survival of patients with upper tract urothelial carcinoma[J].Cancer，2014，120（12）：1794-1799.

[39]Margulis V，et al.Phase Ⅱ trial of neoadjuvant systemic chemotherapy followed by extirpative surgery in patients with high grade upper tract urothelial carcinoma[J].J Urol，2020，203：690.

[40]Leow JJ，Chong YL，Chang SL，et al.Neoadjuvant and adjuvant chemotherapy for upper tract urothelial carcinoma：a 2020 systematic review and meta-analysis，and future perspectives on systemic therapy[J].Eur Urol，2021，79（5）：635-654.

[41]Birtle A，Johnson M，Chester J，et al.Adjuvant chemotherapy in upper tract urothelial carcinoma（the POUT trial）：a phase 3，open-label，randomised controlled trial[J].Lancet，2020，395（10232）：1268-1277.

[42]Tully KH，Krimphove Md MJ，Huynh MJ，et al.Differences in survival and impact of adjuvant chemotherapy in patients with variant histology of tumors of the renal pelvis[J].World J Urol，2020，38（9）：2227-2236.

[43]Powles T，Park SH，Voog E，et al.Avelumab maintenance therapy for advanced or metastatic urothelial carcinoma[J].N Engl J Med，2020，383（13）：1218.

[44]Balar AV，Galsky MD，Rosenberg JE，et al.Atezolizumab as first-line treatment in cisplatin-ineligible patients with locally advanced and metastatic urothelial carcinoma：a single-arm，multicentre，phase 2 trial[J].Lancet，2017，389（10064）：67-76.

[45]Balar AV, Castellano D, O'Donnell PH, et al.First-line pembrolizumab in cisplatin-ineligible patients with locally advanced and unresectable or metastatic urothelial cancer（KEYNOTE-052）: a multicentre, single-arm, phase 2 study[J]. Lancet Oncol, 2017, 18（11）: 1483-1492.

[46]Alva A, Csoszi T, Ozguroglu M, et al.LBA23 Pembrolizumab（P）combined with chemotherapy（C）vs C alone as first-line（1L）therapy for advanced urothelial carcinoma（UC）: KEYNOTE-361[J].Ann Oncol, 2020, 31（4）: S1142.

[47]Powles T, van der Heijden MS, Castellano D, et al.Durvalumab alone and durvalumab plus tremelimumab versus chemotherapy in previously untreated patients with unresectable, locally advanced or metastatic urothelial carcinoma（DANUBE）: a randomised, open-label, multicentre, phase 3 trial[J].Lancet Oncol, 2020, 21（12）: 1574-1588.

第二节

疑难病例

病例 27　孤立肾肾盂癌的保肾治疗

一、病例摘要

1. 基本信息

患者为 61 岁男性，因"反复无痛性肉眼血尿 2 年余"就诊。患者于 2 年前无明显诱因出现肉眼血尿，呈全程性，洗肉水样，无组织块、血块，无腰痛、腹痛，无尿频、尿急、尿痛。至当地医院就诊，影像学检查未提示明显异常，建议随访。后反复出现肉眼血尿，症状类似。近期再次出现肉眼血尿症状，鲜红色，至当地医院复诊。门诊尿常规示潜血（3+），红细胞计数 553.6/μl，白细胞计数 12.1/μl。B 超示左肾囊肿（18mm），右肾缺如，前列腺增大（Vol 35ml）伴钙化灶。CTU 增强示右肾缺如，左肾增大，左肾囊肿（病例 27 图 1）。主诊医生阅片后见左侧肾上盏内软组织密度影，门诊拟诊"左侧孤立肾、肾盂肿瘤可能"，转至我院进一步诊疗。

回顾系统病史，患者高血压病史 10 余年，目前服用氨氯地平降压，血压控制理想；4 年前曾有脑卒中史，无明显后遗症。28 年前因右侧隐睾行右侧睾丸切除术。否认吸烟、饮酒个人史。

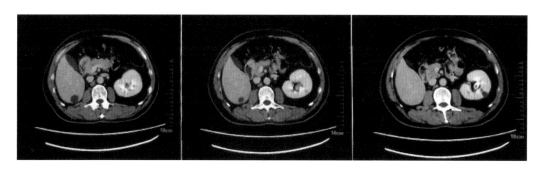

病例 27 图 1　术前 CTU 检查示左侧肾盂肾盏内占位性病灶

2．诊断

（1）左侧肾盂占位：恶性肿瘤。

（2）左侧先天性孤立肾。

（3）左侧单纯性肾囊肿。

（4）前列腺增生。

（5）右侧隐睾切除术后。

（6）高血压。

（7）脑卒中史。

3．诊疗经过

患者于 2019 年 9 月 16 日收入我院泌尿外科病房。完善术前评估，初始肾功能示肌酐 86μmol/L，尿素氮 4.5mmol/L。与患者充分沟通后，患者保留肾脏的意愿强烈。2019 年 9 月 17 日在全麻下行左侧输尿管镜检查＋活检＋肿瘤激光／冷冻消融术（病例 27 图 2）。术中见左肾上盏内充满菜花样新生物。活检后，以龙激光消融肿瘤组织。随后置入输尿管冷冻导管，使用肿瘤冷冻消融系统进行冷冻治疗（每轮 2 分钟，共 4 轮）。术后留置 D-J 管。手术过程顺利。术后首日尿量 3000ml，开放半流质饮食。术后复查肾功能示肌酐 126μmol/L，尿素氮 6.0mmol/L。术后第 3 天出院。术后病理提示乳头状尿路上皮癌，低级别，由于取材浅表，无法判断是否浸润。

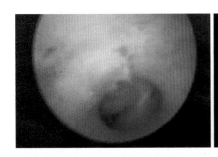 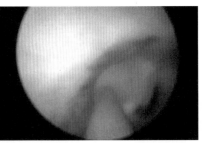

病例 27 图 2　初次手术治疗（左：内镜下见肾盏内新生物；右：冷冻消融治疗冰球形成）

首次手术后 2 个月患者门诊复诊，复查 CTU 增强提示左侧肾盂内充盈缺损，残余肿瘤病灶无法排除（病例 27 图 3）。遂于 2019 年 11 月 27 日行二期手术。术中输尿管软镜下见肾盂上盏内血块及残留坏死肿瘤组织，周围灶状乳头状新生物，考虑为残余肿瘤。以钬激光消融坏死肿瘤组织及残余肿瘤，并进行冷冻消融治疗（每轮 2 分钟，共 3 轮）（病例 27 图 4）。术后留置 D-J 管。手术过程顺利。术后首日尿量 1850ml，开放半流质饮食。复查肾功能示肌酐 130μmol/L，尿素氮 5.3mmol/L。术后第 6 天出院。

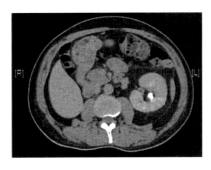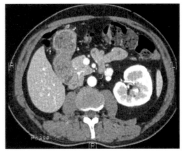

病例 27 图 3　初次手术治疗后 2 个月复查见左侧肾盂内残余肿瘤可能

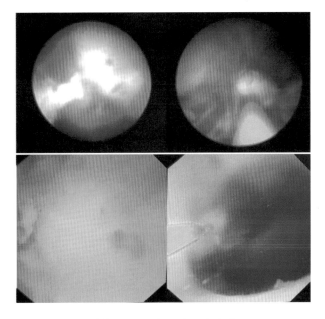

病例 27 图 4　二次手术治疗

上图：输尿管镜检见残余肿瘤，二次冷冻消融；下图：输尿管软镜检见残余肿瘤，激光消融

术后经充分告知同意，患者接受辅助化疗（吉西他滨＋顺铂）及免疫治疗（卡瑞利珠单抗），共 4 个周期。辅助药物治疗期间血清肌酐在 108 ～ 132μmol/L 浮动。末次化疗完成后，于 2020 年 3 月 17 日取出 D-J 管。

4. 随访

患者分别于 2020 年 5 月 19 日、2020 年 10 月 14 日、2021 年 3 月 29 日复查 CTU 增强，均未见肾盂肾盏内肿瘤复发。期间多次复查肾功能，血清肌酐维持在 100 ～ 120μmol/L。

二、病例分析

该病例为中老年男性，先天性左侧孤立肾患者，肾功能良好。因血尿病史就诊，发现左侧肾盂内占位，考虑左侧肾盂恶性肿瘤可能性大。肾盂输尿管肿瘤是相对少见的泌尿生殖系统肿瘤，而该患者为孤立肾肾盂肿瘤，其罕见性也决定了临床诊疗决策的特殊性。鉴于患者病史的特殊性，而患者具有较强烈的保肾意愿，如何平衡肿瘤控制与保留肾单位是该患者诊疗方案的关键点。

结合本中心原创的腔内冷冻消融技术，主诊医生决定采用输尿管镜腔内手段对患者施予治疗，主要包括激光消融和冷冻消融。初次手术治疗的目的，一方面是通过输尿管镜获得病理检查组织，以明确病理诊断，对病情评估提供最重要的信息；另一方面则可施行初步的肿瘤消融治疗。经病理检查证实，该患者为低级别尿路上皮癌，与术前诊断相符合。同时病理为低级别肿瘤，即便患者非孤立肾，同样存在保肾手术治疗的指征，因此也为腔内治疗方案的施行提供了重要的临床依据。由于腔内治疗可能存在肿瘤分期、分级不准确及治疗后肿瘤残留等问题，因此为达到较好的肿瘤控制效果，在初次治疗后2个月安排了二次手术治疗。二次手术的目的主要是检查初次手术的治疗效果，并对残余的肿瘤病灶进行二次治疗。

尿路上皮癌存在较高的复发进展可能，因此在手术治疗以外，经过充分的告知并获得患者理解后，安排了小剂量的辅助化疗和免疫治疗，以期在不损伤肾功能的前提下最大限度地减灭肿瘤细胞、减少肿瘤进展。化疗方案参考膀胱尿路上皮癌的经典一线方案（GC方案，4个周期），配合近期讨论较多的PD-1抑制剂免疫治疗。同时强调患者应具有较高的依从性，在短期内需接受较密集的随访复查（每3个月左右），包括肾功能、泌尿系影像学检查和（或）内镜检查，监测肿瘤控制效果和手术并发症。一旦发现可疑肿瘤复发，则可及时进入新一轮的保肾综合治疗。如发现术后良性输尿管狭窄继发的肾积水、输尿管扩张，也可及时治疗，避免影响肾功能。该患者目前随访至初次手术后18个月，诸次影像学检查未见肿瘤复发进展迹象；术后肾功能稳定，患者无需接受肾脏替代治疗，保证有较好的生活质量。

综上所述，该例患者具有明确的保肾手术治疗指征，同时兼具强烈的保留肾功能的意愿和较好的依从性。在保肾手术的基础上，结合化疗、免疫治疗等综合治疗手段，达到了令人满意的肿瘤控制效果，且充分保护了肾脏功能，兼顾了患者的生活质量。

三、疾病介绍

肾盂输尿管肿瘤是一种临床相对较少见的泌尿系肿瘤，仅占所有尿路上皮癌的5%～10%[1]，病理类型以尿路上皮癌为主。而其中肾盂癌的发病率又是输尿管癌的

2 ～ 3 倍[2]。双侧肾盂输尿管癌罕见。约有 2/3 的患者在明确诊断时已发生周围浸润[3]，约 7% 的患者已出现肿瘤转移[4]。侵犯肌层组织的上尿路尿路上皮癌通常预后较差，其 5 年特异性生存率低于 50%，若侵犯周围器官则不足 10%[5]。而对于分期早、级别低的输尿管肿瘤，保留肾脏的手术及综合治疗也可获得与根治性手术相当的生存预后，且手术并发症更少。

肾盂输尿管癌可根据不同的临床及病理特征进行风险分层[6]。同时符合以下情况的可认为是低危肿瘤：①单发病灶；②肿瘤直径< 2cm；③脱落细胞学检查提示低级别；④输尿管镜活检病理提示低级别；⑤ CTU 提示非浸润性肿瘤。而具有以下任一特征的则可认为是高危肿瘤：①合并肾盂积水；②肿瘤直径> 2cm；③脱落细胞学检查提示高级别；④输尿管镜活检病理提示高级别；⑤多发病灶；⑥既往膀胱癌并接受根治性膀胱切除术；⑦多种病理类型的肿瘤。

对于非转移性的高危、浸润性上尿路肿瘤，根治性肾输尿管全长切除＋膀胱袖状切除是金标准手术方式[5]。而对于低危、局部无浸润、无转移的上尿路肿瘤则应推荐接受保留肾脏的手术治疗[7]。相比根治性手术，保留肾脏手术可以避免手术并发症的发生（如肾功能受损），同时不会影响肿瘤预后。此外，对于孤立肾、双侧上尿路尿路上皮癌及严重肾功能不全[5]，或有保留肾脏意愿的患者，也可选择性地开展保留肾脏的手术治疗。

保留肾脏的手术治疗方式主要包括内镜治疗和输尿管节段切除术。内镜治疗主要包括输尿管镜和经皮肾镜下治疗，包括内镜下套扎、肿瘤切除、激光消融等。输尿管镜的优点是手术创伤小、并发症少，可以同期完成病理活检和治疗，且肿瘤不会出现腔外种植。但输尿管镜存在病理分级不准确、容易漏诊原位癌的不足，需告知患者存在二次输尿管镜手术的可能性及严格密切随访的必要性[8]。经皮肾镜治疗相对应用较少，可以处理肾盂肾盏肿瘤和近端输尿管肿瘤，对于尿流改道术后的上尿路肿瘤也具有一定优势[9 ～ 11]。但手术创伤相对较大，且可能造成穿刺道内肿瘤种植，应用时应注意指征。

新的腔内治疗方式也层出不穷。一项开放标签、单臂、Ⅲ 期的临床试验中，71 例低级别上尿路尿路上皮癌患者接受了经输尿管逆行置管的 UGN-101 腔内灌注化学消融治疗[12]。UGN-101 是一种含有 4mg/L 丝裂霉素的逆向热凝胶。42 例（59%，$P < 0.0001$）患者在第一次随访时获得完全反应。一项探讨内镜下冷冻消融治疗上尿路尿路上皮癌有效性及安全性的回顾性临床研究纳入了 9 例患者[13]。其中除 1 例接受经皮通道肾镜下治疗以外，其余患者均接受输尿管镜下肿瘤激光切除和肿瘤基底的液

氮冷冻消融术。经过中位随访16（4～24）个月后，所有患者原发灶处均未出现复发。该研究团队在孤立肾上尿路尿路上皮癌患者的回顾性研究中也得到了类似的有效性和安全性结论[14]。研究纳入的6例患者经过中位随访12.5（3～16）个月后，在原发病灶处均未发现肿瘤复发。

输尿管节段切除可用于接受保留肾脏手术的输尿管肿瘤患者，适用于内镜下无法切除的低危非浸润性肿瘤，以及有保留肾单位必要性的高危或浸润性肿瘤[15, 16]。输尿管节段切除后可根据不同的缺损部位和长度决定输尿管吻合/重建方式，包括输尿管端端吻合术、膀胱输尿管再植[17]、自体肾移植[18]、肠代输尿管[19]等。

综合治疗已成为肿瘤治疗的新趋势。肾盂输尿管癌的综合治疗主要包括上尿路和膀胱腔内灌注治疗、系统性辅助/新辅助化疗、辅助放疗和基于免疫检查点抑制剂的免疫治疗。其中，上尿路腔内灌注治疗，包括卡介苗灌注免疫治疗和丝裂霉素C灌注化疗[20]。其途径包括顺行（经皮肾通道）、逆行（逆行输尿管置管）和顺逆行结合[21]。膀胱灌注治疗被认为可能降低膀胱内复发的风险。但目前暂缺乏证据提示低危上尿路肿瘤术后膀胱灌注治疗的获益。由于目前没有直接证据表明保留肾脏手术后膀胱灌注化疗的获益情况，可考虑采用丝裂霉素C或吡柔比星单剂量膀胱灌注的方法[5]。

上尿路尿路上皮癌的系统性化疗方案与膀胱尿路上皮癌相同，主要是基于铂类的GC、MVAC和CMV方案，前两者为一线方案。有研究表明，新辅助化疗可以降低术后病理分期，甚至可能达到完全缓解[22~25]。对于低危肿瘤，尚缺乏证据表明系统性辅助/新辅助化疗的获益。而对于高危肿瘤，与仅接受根治性手术的患者相比，新辅助化疗可以降低术后肿瘤复发、改善生存情况[25~27]。根治性手术后肾功能受损是影响基于铂类的辅助化疗方案的主要局限。而对于保留肾脏手术，术后肾功能对化疗药物使用的影响将明显减少。对于根治性手术后辅助化疗，目前有证据认为其可改善术后总体生存、无进展生存和肿瘤特异性生存情况[25]。目前尚无证据表明保留肾脏手术后辅助化疗对于上尿路肿瘤预后的影响。

近年来PD-1/PD-L1通路的免疫检查点抑制剂在尿路上皮癌领域中取得了很大突破。主要的药物包括阿替利珠单抗、度伐利尤单抗等PD-L1抑制剂和帕博利珠单抗、纳武利尤单抗等PD-1抑制剂。目前针对上尿路尿路上皮癌的免疫治疗研究主要集中在进展性、转移性肿瘤。针对顺铂不适用的转移性上尿路尿路上皮癌，帕博利珠单抗和阿替利珠单抗相关的研究分别提示其客观反应率达22%[28]和33%[29]，两者可作为该患者亚群的一线免疫治疗药物。而帕博利珠单抗[30]和阿替利珠单抗[31]也可作为铂类化疗失败的进展性尿路上皮癌患者的二线治疗选择。其他免疫治疗药物包括纳武利尤单抗[32]、Avelumab[33]、度伐利尤单抗[34]、纳武利尤单抗联合伊匹木单抗方案[35]及我国原研的 PD-1 抑制剂替雷利珠单抗[36]、特瑞普利单抗[37]，都作为二线治疗选择表现出不错的客观反应率。

针对膀胱尿路上皮癌的研究数据表明，该类药物单药用于非转移性局部进展的膀胱尿路上皮癌新辅助治疗时，病理完全缓解率可达 12.5% ~ 37%[38 ~ 40]；而与化疗（如 GC 方案）、靶向药物治疗（如奥拉帕利）或其他免疫治疗药物（如 CTLA-4 抑制剂伊匹木单抗、曲美木单抗等）联用时，病理完全缓解率可达 34% ~ 49%[41 ~ 43]。

免疫检查点抑制剂针对高危非浸润性膀胱尿路上皮癌治疗的探索也正在进行中。超过 3 年的随访结果显示，帕博利珠单抗治疗 BCG 无应答的高危非浸润性膀胱尿路上皮癌显示出持久的疗效，3 个月完全缓解率为 40.6%，维持完全缓解的中位时间为 16.2 个月[44]。而阿替利珠单抗针对该类患者的 3 个月完全缓解率为 41.1%[45]。同时该类药物具有可管理的安全性，为拒绝或不适合接受膀胱根治性切除术的患者提供了新的治疗选择。以上研究结果对输尿管尿路上皮癌保留肾脏手术围术期的新辅助 / 辅助治疗具有一定的参考价值。

四、专家点评

肾盂输尿管癌（UTUC）的标准手术是根治性肾输尿管切除联合膀胱袖状切除治疗。但对于孤立肾（包括先天性和对侧肿瘤、创伤所致）的患者，保留肾脏的治疗方式是值得探索的。利用液氮的腔内冷冻消融治疗腔内器官肿瘤是一个全新的探索，冷冻消融具有杀伤肿瘤、栓塞微血管和改变肿瘤免疫微环境的特点，同时瘢痕化反应小，本中心探索用于输尿管肿瘤的冷冻。本例患者所接受的综合治疗方式，结合了泌尿外科腔内治疗新技术和辅助化疗及免疫治疗，探讨了组合拳式的上尿路尿路上皮癌保器官治疗新模式，在提高肿瘤控制率的同时改善患者生存质量，做了探索性的实践。

（点评专家：姜昊文　复旦大学附属华山医院）

（病例提供：邹鲁佳　徐晨阳　复旦大学附属华山医院）

参考文献

[1]Siegel RL，Miller KD，Jemal A.Cancer statistics，2019[J].CA Cancer J Clin，2019，69（1）：7-34.

[2]Green DA，Rink M，Xylinas E，et al.Urothelial carcinoma of the bladder and the upper tract：disparate twins[J].J Urol，2013，189（4）：1214-1221.

[3]Margulis V，Shariat SF，Matin SF，et al.Outcomes of radical nephroureterectomy：a series from the upper tract urothelial carcinoma collaboration[J].Cancer，2009，115（6）：1224-1233.

[4]Soria F，Shariat SF，Lerner SP，et al.Epidemiology，diagnosis，preoperative evaluation and prognostic assessment of upper-tract urothelial carcinoma（utuc）[J].World J Urol，2017，35（3）：379-387.

[5]Roupret M，Babjuk M，Burger M，et al.European association of urology guidelines on upper urinary tract urothelial carcinoma：2020 update[J].Eur Urol，2021，79（1）：62-79.

[6]Roupret M，Colin P，Yates DR.A new proposal to risk stratify urothelial carcinomas of the upper urinary tract（utucs）in a predefinitive treatment setting：low-risk versus high-risk utucs[J].Eur Urol，2014，66（2）：181-183.

[7]Seisen T，Peyronnet B，Dominguez-Escrig JL，et al.Oncologic outcomes of kidney-sparing surgery versus radical nephroureterectomy for upper tract urothelial carcinoma：a systematic review by the eau non-muscle invasive bladder cancer guidelines panel[J].Eur Urol，2016，70（6）：1052-1068.

[8]Villa L，Cloutier J，Letendre J，et al.Early repeated ureteroscopy within 6-8 weeks after a primary endoscopic treatment in patients with upper tract urothelial cell carcinoma：preliminary findings[J].World J Urol，2016，34（9）：1201-1206.

[9]Cutress ML，Stewart GD，Zakikhani P，et al.Ureteroscopic and percutaneous management of upper tract urothelial carcinoma（utuc）：systematic review[J].BJU Int，2012，110（5）：614-628.

[10]Motamedinia P，Keheila M，Leavitt DA，et al.The expanded use of percutaneous resection for upper tract urothelial carcinoma：a 30-year comprehensive

experience[J].J Endourol，2016，30（3）：262–267.

[11]Roupret M，Traxer O，Tligui M，et al.Upper urinary tract transitional cell carcinoma：recurrence rate after percutaneous endoscopic resection[J].Eur Urol，2007，51（3）：709–714.

[12]Kleinmann N，Matin SF，Pierorazio PM，et al.Primary chemoablation of low-grade upper tract urothelial carcinoma using ugn–101，a mitomycin-containing reverse thermal gel（olympus）：an open-label，single-arm，phase 3 trial[J].Lancet Oncol，2020，21（6）：776–785.

[13] 刘荣宗，邹鲁佳，胡吉梦，等 . 内镜下冷冻消融治疗上尿路尿路上皮癌的初步临床探索 [J]. 中华泌尿外科杂志，2021，42（5）：321–325.

[14]Zou L，Liu R，Xu C，et al.Ureteroscopic cryoablation for patients with upper tract urothelial carcinoma of a solitary kidney：a porcine model and our pilot clinical experience[J].Ann Surg Oncol，2021，28（13）：9201–9208.

[15]Lughezzani G，Jeldres C，Isbarn H，et al.Nephroureterectomy and segmental ureterectomy in the treatment of invasive upper tract urothelial carcinoma：a population-based study of 2299 patients[J].Eur J Cancer，2009，45（18）：3291–3297.

[16]Colin P，Ouzzane A，Pignot G，et al.Comparison of oncological outcomes after segmental ureterectomy or radical nephroureterectomy in urothelial carcinomas of the upper urinary tract：results from a large french multicentre study[J].BJU Int，2012，110（8）：1134–1141.

[17]Glinianski M，Guru KA，Zimmerman G，et al.Robot-assisted ureterectomy and ureteral reconstruction for urothelial carcinoma[J].J Endourol，2009，23（1）：97–100.

[18]Wacker C，Schiffer M，Richterstetter M，et al.Kidney autotransplantation in a 78-year-old man with proximal ureteral urothelial carcinoma after living donor nephrectomy[J].Urol Int，2020，104（11–12）：994–996.

[19]Ou YC，Hu CY，Cheng HL，et al.Long-term outcomes of total ureterectomy with ileal-ureteral substitution treatment for ureteral cancer：a single-center experience[J].BMC Urol，2018，18（1）：73.

[20]Redrow GP，Guo CC，Brausi MA，et al.Upper urinary tract carcinoma in situ：current knowledge，future direction[J].J Urol，2017，197（2）：287–295.

[21]Foerster B，D'Andrea D，Abufaraj M，et al.Endocavitary treatment for upper tract urothelial carcinoma：a meta-analysis of the current literature[J].Urol Oncol，2019，37（7）：430-436.

[22]Liao RS，Gupta M，Schwen ZR，et al.Comparison of pathological stage in patients treated with and without neoadjuvant chemotherapy for high risk upper tract urothelial carcinoma[J].J Urol，2018，200（1）：68-73.

[23]Meng X，Chao B，Vijay V，et al.High response rates to neoadjuvant chemotherapy in high-grade upper tract urothelial carcinoma[J].Urology，2019，129：146-152.

[24]Almassi N，Gao T，Lee B，et al.Impact of neoadjuvant chemotherapy on pathologic response in patients with upper tract urothelial carcinoma undergoing extirpative surgery[J].Clin Genitourin Cancer，2018，16（6）：1237-1242.

[25]Leow JJ，Chong YL，Chang SL，et al.Neoadjuvant and adjuvant chemotherapy for upper tract urothelial carcinoma：a 2020 systematic review and meta-analysis，and future perspectives on systemic therapy[J].Eur Urol，2021，79（5）：635-654.

[26]Hosogoe S，Hatakeyama S，Kusaka A，et al.Platinum-based neoadjuvant chemotherapy improves oncological outcomes in patients with locally advanced upper tract urothelial carcinoma[J].Eur Urol Focus，2018，4（6）：946-953.

[27]Zennami K，Sumitomo M，Takahara K，et al.Two cycles of neoadjuvant chemotherapy improves survival in patients with high-risk upper tract urothelial carcinoma[J].BJU Int，2021，127（3）：332-339.

[28]Balar AV，Castellano D，O'Donnell PH，et al.First-line pembrolizumab in cisplatin-ineligible patients with locally advanced and unresectable or metastatic urothelial cancer（keynote-052）：a multicentre，single-arm，phase 2 study[J].Lancet Oncol，2017，18（11）：1483-1492.

[29]Balar AV，Galsky MD，Rosenberg JE，et al.Atezolizumab as first-line treatment in cisplatin-ineligible patients with locally advanced and metastatic urothelial carcinoma：a single-arm，multicentre，phase 2 trial[J].Lancet，2017，389（10064）：67-76.

[30]Bellmunt J，de Wit R，Vaughn DJ，et al.Pembrolizumab as second-line

therapy for advanced urothelial carcinoma[J].N Engl J Med，2017，376（11）：1015-1026.

[31]Rosenberg JE，Hoffman-Censits J，Powles T，et al.Atezolizumab in patients with locally advanced and metastatic urothelial carcinoma who have progressed following treatment with platinum-based chemotherapy：a single-arm，multicentre，phase 2 trial[J].Lancet，2016，387（10031）：1909-1920.

[32]Sharma P，Retz M，Siefker-Radtke A，et al.Nivolumab in metastatic urothelial carcinoma after platinum therapy（checkmate 275）：a multicentre，single-arm，phase 2 trial[J].Lancet Oncol，2017，18（3）：312-322.

[33]Apolo AB，Infante JR，Balmanoukian A，et al.Avelumab，an anti-programmed death-ligand 1 antibody，in patients with refractory metastatic urothelial carcinoma：results from a multicenter，phase ib study[J].J Clin Oncol，2017，35（19）：2117-2124.

[34]Powles T，O'Donnell PH，Massard C，et al.Efficacy and safety of durvalumab in locally advanced or metastatic urothelial carcinoma：updated results from a phase 1/2 open-label study[J].JAMA Oncol，2017，3（9）：e172411.

[35]Sharma P，Siefker-Radtke A，de Braud F，et al.Nivolumab alone and with ipilimumab in previously treated metastatic urothelial carcinoma：checkmate 032 nivolumab 1 mg/kg plus ipilimumab 3 mg/kg expansion cohort results[J].J Clin Oncol，2019，37（19）：1608-1616.

[36]Ye D，Liu J，Zhou A，et al.Tislelizumab in asian patients with previously treated locally advanced or metastatic urothelial carcinoma[J].Cancer Sci,2021,112(1)：305-313.

[37]Tang B，Yan X，Sheng X，et al.Safety and clinical activity with an anti-pd-1 antibody js001 in advanced melanoma or urologic cancer patients[J].J Hematol Oncol，2019，12（1）：7.

[38]Necchi A，Raggi D，Gallina A，et al.Updated results of pure-01 with preliminary activity of neoadjuvant pembrolizumab in patients with muscle-invasive bladder carcinoma with variant histologies[J].Eur Urol，2020，77（4）：439-446.

[39]Powles T，Kockx M，Rodriguez-Vida A，et al.Clinical efficacy and biomarker analysis of neoadjuvant atezolizumab in operable urothelial carcinoma in the

abacus trial[J].Nat Med，2019，25（11）：1706-1714.

[40]Wei XX，McGregor BA，Lee RJ，et al.Durvalumab as neoadjuvant therapy for muscle-invasive bladder cancer：preliminary results from the bladder cancer signal seeking trial（blasst）-2[J].Journal of Clinical Oncology，2020，38（6_suppl）：507.

[41]Gupta S，Sonpavde G，Weight CJ，et al.Results from blasst-1（bladder cancer signal seeking trial）of nivolumab，gemcitabine，and cisplatin in muscle invasive bladder cancer（mibc）undergoing cystectomy[J].Journal of Clinical Oncology，2020，38（6_suppl）：439.

[42]Cathomas R，Rothschild S，Hayoz S，et al.Safety and efficacy of perioperative cisplatin/gemcitabine（cis/gem）and durvalumab（durva）for operable muscle-invasive urothelial carcinoma（miuc）：sakk 06/17[J].Journal of Clinical Oncology，2021，39（6_suppl）：430.

[43]Rodriguez-Moreno JF，Velasco Gd，Fernandez IB，et al.Impact of the combination of durvalumab（medi4736）plus olaparib（azd2281）administered prior to surgery in the molecular profile of resectable urothelial bladder cancer：neodurvarib trial[J].Journal of Clinical Oncology，2020，38（6_suppl）：542.

[44]Balar AV，Kamat AM，Kulkarni GS，et al.Pembrolizumab for the treatment of patients with high-risk（hr）non-muscle-invasive bladder cancer（nmibc）unresponsive to bacillus calmette-guérin：extended follow-up of keynote-057 cohort a[J].Journal of Clinical Oncology，2021，39（6_suppl）：451.

[45]Albisinni S，Martinez Chanza N，Aoun F，et al.Immune checkpoint inhibitors for bcg-resistant nmibc：the dawn of a new era[J].Minerva Urol Nephrol，2021，73（3）：292-298.

病例 28　孤立肾输尿管癌的保肾治疗

一、病例摘要

1. 基本信息

患者为 64 岁男性，主因"右输尿管癌术后 1 年余，确诊左侧输尿管癌 10 天"就诊。

患者于 1 年余前曾因诊断为"右侧输尿管癌"行腹腔镜下根治性右肾输尿管全长切除术，术后病理结果示"输尿管乳头状浸润性移行细胞癌，G2，部分 G3（高级别尿路上皮癌），侵犯黏膜固有层，PT1，手术切缘净，未见阳性淋巴结。"术后行法玛新（表柔比星）膀胱灌注 1 次，后规律复查。7 个月前复查发现膀胱左后壁新生物，行经尿道膀胱肿瘤电切术，术后病理示：移行细胞癌，G2（高级别尿路上皮癌），未见浸润性生长，PTa。术后规律行膀胱灌注化疗（法玛新，每周 1 次，共 8 次，此后每月 1 次）。3 个月前复查泌尿系 CT 平扫（病例 28 图 1）示"左输尿管中段腔内可见一软组织密度影，长度约 2.3cm，继发上方输尿管及左肾轻度积水。"尿液 FISH 检查为阳性。后行输尿管镜检查"左输尿管中下段可见多发乳头状肿瘤，左肾盂及肾盂输尿管连接部未见肿瘤。"活检其中较大肿瘤病理结果示"乳头状移行细胞癌，G2（高级别尿路上皮癌）。"门诊即以"左侧输尿管肿瘤"收入我科进一步诊疗。

回顾系统病史，患者否认慢性病史。1987 年曾患侧睾丸精原细胞瘤，已行手术及放疗，治愈无复发。对头孢哌酮舒巴坦过敏。烟酒史 30 余年。

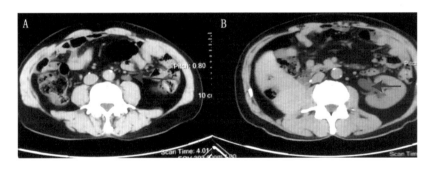

病例 28 图 1　泌尿系 CT 平扫

A. 显示左输尿管中段软组织密度影；B. 显示左肾盂输尿管积水

2. 诊断

（1）左侧输尿管癌，左肾积水。

（2）右肾输尿管全长切除术后。

（3）右侧精原细胞瘤术后。

（4）膀胱肿瘤电切术后。

（5）孤立肾。

3. 诊疗经过

患者于 2019 年 1 月 21 日收入我院泌尿外科病房。完善术前评估，初始肾功能示肌酐 104.8μmol/L，尿素氮 5.3mmol/L。与患者充分沟通后，患者保留肾脏的意愿强烈。

2019 年 1 月 22 日在全麻下行全腹膜外途径腹腔镜左输尿管切除＋左肾切取＋自体肾移植＋肾盂膀胱瓣吻合术（病例 28 图 2）。全麻后取右侧卧位，建立腹膜后腔，引入腹腔镜系统，充分游离肾脏及肾动静脉，然后显露左输尿管中上段，向下游离至髂脊上缘，Hem-o-lock 钳夹后离断输尿管。游离肾动静脉血管后，做左下腹斜切口，手辅助下用 Hem-o-lok 钳夹动脉及静脉，切取肾脏，台下进行灌注并修剪肾脏血管。输尿管切缘送冰冻病理回示为阴性。改平卧位，扩大左下腹切口，腹膜外行输尿管全长及膀胱袖状切除，清扫左侧髂外淋巴结并显露左侧髂外动静脉。然后将一根肾静脉与髂外静脉行端侧吻合，两根肾动脉分别与髂外动脉行端侧吻合。肾盂输尿管连接部腹侧劈开至肾盂宽大部位，裁剪膀胱瓣长约 5cm，基底宽约 4cm，将膀胱瓣上翻与劈开的输尿管及肾盂做大斜形吻合。术后吻合口及肾盂内留置 F5 12cm 肾移植用支架管，留置伤口引流管，缝合各切口。手术过程顺利。术后首日尿量 2350ml，术后第二天流质饮食。术后第一天复查肌酐 331.5μmol/L，术后第 6 天降至 105.4μmol/L。术后第 8 天出院，3 周拔除尿管。术后病理回示"左输尿管多发移行细胞癌，G2（高级别尿路上皮癌），局灶可疑浸润黏膜固有层，考虑分期为 PT1，切缘净；左髂外淋巴结未见转移。"术后继续规律法玛新膀胱灌注每月 1 次。术后 9 个月复查发现膀胱内肿瘤复发，行经尿道膀胱肿瘤电切术，病理示"乳头状浸润性移行细胞癌，G2（高级别尿路上皮癌），局部可疑浸润生长，侵犯黏膜固有层，PT1。"术后 2 周开始行 BCG 膀胱灌注免疫治疗，开始每周 1 次共 6 次，每 2 周 1 次共 3 次，每月 1 次共 10 次。

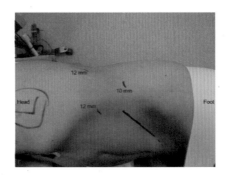

病例 28 图 2　手术体位图

4. 随访

患者术后规律复查，血肌酐维持在 130μmol/L 以下。术后 3 个月行膀胱镜检查，镜下可观察到肾盂膀胱瓣黏膜（病例 28 图 3），未见局部肿瘤复发征象（病例 28 图 4），镜下拔除肾盂内支架管。截至目前（术后 15 个月），患者肾功能正常，生活质量良好。

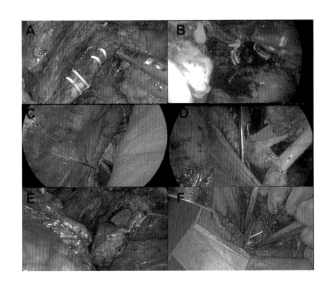

病例 28 图 3　膀胱镜检查

A. 夹闭输尿管；B. 切取肾脏；C. 吻合髂外静脉和肾静脉；D. 吻合髂外动脉和肾动脉；
E. 设计并切取膀胱瓣；F. 做肾盂膀胱瓣吻合

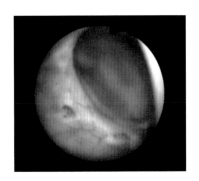

病例 28 图 4　术后膀胱镜复查可见左侧肾盂未见复发

二、病例分析

　　该例为老年男性，左侧孤立肾，肾功能正常。因右输尿管癌术后 1 年余复查发现左侧输尿管多发占位就诊，输尿管镜活检病理示左侧输尿管癌，输尿管癌诊断明确。上尿路尿路上皮癌（upper urinary tract urothelial carcinoma，UTUC）是相对少见的泌尿系统肿瘤，而该患者右侧输尿管癌已行同侧根治性肾输尿管全长切除，左侧即为孤立肾，现左侧输尿管出现尿路上皮癌，病理活检为高级别肿瘤，合并肾积水，属高危UTUC，其罕见性决定了临床诊疗决策的特殊性。鉴于患者病史的特殊性，虽肾输尿管全长切除术是上尿路上皮癌的标准治疗方式，但患者具有极强的保肾意愿，难以接受长期透析的风险，因此如何既有效控制肿瘤而又保留肾脏是本病例诊疗的核心所在。

本中心拥有国内顶尖的泌尿系肿瘤团队，肾移植及上尿路修复团队。治疗组医生综合评估后决定为其进行个性化手术方案。先经腹膜外途径腹腔镜左肾切取术，台下进行肾灌注及修剪肾血管，然后行左侧输尿管切除术，仅保留左侧肾盂输尿管连接部，同时清扫肿瘤引流区淋巴结。移植组团队进行自体肾移植，肾动静脉与髂血管吻合，最后宽大的膀胱瓣肾盂吻合术，已备术后通过膀胱灌注达到灌注肾盂，通过膀胱镜观察肾盂的目标。输尿管切缘送冰冻病理，回报阴性，保证输尿管切缘的安全，避免肿瘤残留导致复发，术中及术后给予膀胱灌注化疗，以达到较好的肿瘤控制效果。移植肾功能良好，血肌酐术后 6 天即下降至正常，术后间断复查血肌酐维持在正常水平。

尿路上皮癌是泌尿系统最常见的恶性肿瘤，具有多中心发病特征和较高的复发进展可能。如果行保肾手术，尤其是自体肾移植术，细致规律的随访复查十分重要，包括血常规、尿常规、肾功能、泌尿系影像学检查和膀胱镜检查，必要时包括胸片或胸部 CT。因此患者必须有良好可靠的依从性，一旦发现可疑肿瘤复发，则可早期进行相应的综合治疗。本例患者术后 9 个月发现膀胱肿瘤，立即行经尿道膀胱肿瘤电切术，术后恢复可，规律 BCG 膀胱灌注治疗。该患者目前随访至自体肾移植手术后 15 个月，术后肾功能稳定正常，影像学检查未见肿瘤复发进展征象，膀胱镜示膀胱瓣和肾盂愈合良好。患者未进行肾脏替代治疗，拥有良好的生活质量。

综上所述，该患者左侧输尿管癌诊断明确，右侧肾输尿管全长切除术后即左侧孤立肾，同时具有强烈的保肾意愿和良好的依从性，因此具有明确的保肾手术指征。采取自体肾移植术，充分切除输尿管，达到满意的肿瘤控制效果，又保留了肾脏功能，避免术后肾脏替代治疗，使患者拥有了良好的生活质量。

三、疾病介绍

上尿路尿路上皮癌（UTUC）是一种发病率较低的泌尿系肿瘤，其发生率约占全部尿路上皮癌的 5% ~ 10%[1]，特点是多中心发病，可伴有膀胱及整段输尿管病灶存在。肾盂部肿瘤大约是输尿管肿瘤的两倍，17% 的患者同时患有膀胱癌[2]。UTUC 患者的膀胱复发率为 22% ~ 47%[3]，而对侧上尿路的复发率为 2% ~ 6%[4]。

UTUC 的手术治疗分为根治性手术即肾输尿管全长切除及膀胱袖状切除术（RNU）和保留肾脏手术。关于保留肾脏手术，最新的 2020 年更新的欧洲泌尿外科协会指南指出[5]：①对于低危患者（单发病灶、肿瘤直径 < 2cm、细胞学低级别、输尿管镜活检低级别和 CTU 显示非肌层浸润性），强烈推荐保留肾脏手术作为首选治疗；②对高

危输尿管远端肿瘤（肾积水、肿瘤直径 ≥ 2cm、细胞学高级别、输尿管镜活检高级别、多发病灶、高级别膀胱癌全切病史、特殊病理类型），可尝试行保留肾脏手术；③对于孤立肾和（或）肾功能受损的患者，在不影响生存率的前提下，强烈推荐保留肾脏的治疗。因此虽然根治性肾输尿管全长切除及膀胱袖状切除术是治疗 UTUC 的标准术式，但指南表明了对于分期早、级别低的输尿管肿瘤，保留肾脏的手术及综合治疗也可获得与根治性手术相当的生存预后。对于孤立肾、双侧肿瘤及肾功能不全的患者，也需考虑保留肾脏的手术方式[6]。对于接受保留肾脏手术的患者，必须根据患者的具体情况而定，需要充分权衡保留肾脏带来的利弊。

保留肾脏的手术主要分为内镜手术和输尿管节段性切除术，前者包括经输尿管镜肿瘤电灼术或钬激光切除术、经皮肾镜肿瘤切除术，后者包括远段输尿管及膀胱袖状切除输尿管膀胱再植术和输尿管部分切除端端吻合术，输尿管全长切除后自体肾移植术也是重要的可选方式之一。可采取开放、腹腔镜或机器人辅助等方式。

内镜手术主要适用于临床低级别的尿路上皮癌[7]，最大的风险为肿瘤复发。输尿管镜手术虽创伤小，但存在切除能力有限，病理分级不准，存在二次或多次输尿管镜手术的可能性。据报道输尿管镜手术总复发率19% ~ 76.1%[8 ~ 10]，因此术后需要严密的随访。对于肾盂肾盏系统的低危肿瘤，尤其是肾下盏肿瘤，输尿管软镜常难以处理，可采用经皮肾镜治疗[11]。但由于输尿管内镜工具的不断改良和进步，经皮肾镜的应用越来越少，而且经皮穿刺有肿瘤播散的风险。

输尿管节段切除手术适用于不能经内镜切除的非浸润性输尿管肿瘤，以及浸润性或高危但需保留肾脏者[12]。根据不同的病变部位和长度决定输尿管重建的方式。远段输尿管及膀胱袖状切除输尿管膀胱再植术主要用于输尿管远端肿瘤，输尿管部分切除端端吻合术主要用于输尿管中上段肿瘤。对于多发、多中心肿瘤，或者肿瘤侵犯较长者，输尿管节段切除再吻合未有明确证据支持，则要谨慎考虑此方式保肾治疗。另外，输尿管切除术行回肠代输尿管在技术上是可行的，但仅适用于必须保留肾脏且肿瘤风险较低的特定病例[13]。

本例患者既往右侧根治性肾输尿管全长切除术，左侧输尿管癌多发肿瘤，最大肿瘤位于输尿管中部，直径 2.3cm，伴肾积水，病理活检为乳头状移行细胞癌，G2（高级别尿路上皮癌），属于高危上尿路上皮癌患者，原则上应行根治性肾输尿管全长切除术。为了保证彻底清除肿瘤而又避免行根治性切除术导致术后长期肾脏替代治疗的风险，在充分评估患者的全身情况，彻底的沟通及知情同意为患者施行了自体肾移植手术。

自体肾移植手术在 20 世纪 60 年代最先由 Hardy 报道[14]，应用于治疗输尿管损伤。在 1972 年，文献报道了第一例自体肾移植术治疗 UTUC[15]，现在已广泛用于肾输尿管畸形，输尿管损伤，泌尿系结石，上尿路肿瘤等疾病。越来越多的研究已经表明对于孤立肾 UTUC 和双侧 UTUC 且不适用与腔内切除或输尿管节段切除的患者，自体肾移植术为可供选择的方式[16]。Cheng 等人[17]曾报道 12 例 UTUC 患者采用自体肾移植手术，其中 2 例曾行对侧根治性肾输尿管全长切除术，一年的随访中，肾功能均正常，2 例膀胱肿瘤复发，1 例肾盂复发，远期随访表明该方法可有效控制肿瘤和保留肾功能。

随着时代的进步，自体肾移植手术在不断的改进和发展。从开放输尿管切除、肾切取及输尿管膀胱吻合术，进一步改良行肾盂膀胱吻合术，最大程度切除尿路上皮组织[18]。2000 年腹腔镜技术用于自体肾移植术，腹腔镜方式逐渐成为主流手术方式。后有研究报道手辅助经腹膜外途径腹腔镜肾输尿管切取、自体肾移植及肾盂膀胱吻合术，表明腹膜外途径腹腔镜技术具有创伤小、并发症少、恢复快的优势[17]。

自体肾移植术的实施，较少受限于肿瘤的位置，可以实现肿瘤的完全切除，而且可以保留肾功能，避免了患者长期肾脏替代治疗的风险，使患者有较好的生活质量。本中心采取的全腹膜外途径进行手术，较传统的经腹途径腹腔镜肾切取未增加肾热缺血时间，具有创伤小、并发症少、早期出院等优势，符合 ERAS 原则且更安全。肾盂瓣膀胱直接吻合是一种有效的自体肾移植吻合技术[19]，且术后复查简便，膀胱镜可直接观察膀胱肾盂情况，早期发现复发病灶及进行局部处理。肾盂膀胱的吻合口，可以进行有效的灌注化疗，更加有效地控制上尿路肿瘤[20]。

UTUC 系统性化疗的安全性和有效性得到越来越多的验证，虽仍有部分争议，但最新指南均推荐以铂类为基础的方案。近期的荟萃分析认为辅助化疗可以改善患者的总生存期和无病生存期，新辅助化疗可以起到降低分期的作用[21]。对于低风险患者不推荐使用辅助化疗，而高风险患者，除手术治疗外明确推荐辅助化疗。UTUC 患者辅助化疗的一线方案主要为 GC 方案（吉西他滨＋顺铂）和 MVAC 方案（氨甲蝶呤＋长春花碱＋多柔比星＋顺铂）。由于 GC 方案对患者的肾功能要求较高，故根治术后部分患者可能无法实施 GC 方案，新辅助化疗是一种可供选择的治疗策略，目的是肿瘤缩小或杀死微转移细胞，以利于后续治疗。我国 UTUC 患者一部分合并马兜铃酸肾病，肾功能损害往往早于 UTUC，根治术后往往肾功能不全，此类患者实施新辅助化疗更具有临床价值。另外，针对 PD-1/PD-L1 的免疫治疗可能是一种有效的癌症治疗策略，Atezolizumab 和 Pembrolizumab 已作为一线药物用于治疗不宜采用顺铂化疗的转移性尿路上皮癌患者[22]，但尚需更多数据验证。更多的免疫药物应用于晚期尿路上皮癌治疗的临床研究已经注册并开始实施，并对免疫药物的临床应用提供更多指导。

UTUC 术后行预防性膀胱灌注化疗可有效降低膀胱肿瘤发生率。2020 年 EAU 指南推荐如无明显禁忌，根治性切除术后需行单次膀胱灌注化疗。对合并膀胱肿瘤或膀胱复发者，如行经尿道膀胱肿瘤电切术治疗术后需进行膀胱灌注治疗。低危非肌层浸润性膀胱癌术后即刻灌注化疗后，复发概率很低，不推荐维持灌注化疗；中高危非肌层浸润性膀胱癌则需要后续膀胱灌注治疗或免疫治疗。中危非肌层浸润性膀胱癌推荐术后维持膀胱灌注化疗（吡柔比星、吉西他滨等），也可 BCG 灌注免疫治疗；高危非肌层浸润性膀胱癌建议术后 BCG 灌注免疫治疗。建议灌注方案：诱导灌注：术后 4 ~ 8 周，每周 1 次；之后维持灌注：每月 1 次，维持 6 ~ 12 个月。

因此，对有根治术禁忌证且有保留肾脏意愿的患者，进行严格筛选后可行保留肾脏手术，术后需要严密的随访计划，可早期发现复发及时进行综合治疗。目前关于自体肾移植治疗 UTUC 的临床疗效尚缺乏多中心大样本临床研究进行证实，随着医学科学的发展，未来将会进一步优化保留肾脏治疗方案，为患者带来最大化的治疗获益。

四、专家点评

UTUC 是比较少见的泌尿系肿瘤，根治性肾输尿管全长切除及膀胱袖状切除术是治疗的金标准。随着微创技术和肿瘤多学科治疗的广泛开展，保留器官的手术越来越受到重视。最新 EAU 指南明确提出，对于低危者、高危输尿管远端肿瘤等推荐可行保留肾脏手术。保留肾脏的术式尤其适用于孤立肾、双侧上尿路癌、肾功能不全或对侧肾脏有潜在危害肾功能的疾病者，因其可避免或减少切肾后出现长期肾脏替代治疗风险。

保肾手术可以通过开放手术、腹腔镜手术、输尿管镜和经皮肾镜进行，自体肾移植也是重要的可选方式。对于哪些患者更适合接受保留肾脏手术，需要充分权衡保留肾脏带来的利与弊。

对于本例患者属于高危上尿路上皮癌患者，肿瘤的多发性和位置决定其不适用于输尿管镜或输尿管节段切除术等方式。患者有强烈的保肾意愿，我科治疗团队为其制订了个体化的治疗方案，既保证肿瘤的根治性又避免行肾脏切除术导致术后透析的风险，在充分评估患者的全身情况后施行了自体肾移植手术。

我院采用经腹膜外途径手术，创伤较小，并发症少，住院时间短。另外，我们经此途径腹腔镜取肾，在手辅助的情况下，缩短了手术时间及肾脏热缺血时间，有利于提高保肾成功率。术中游离较大膀胱瓣，肾盂膀胱瓣大吻合口，保证了术后膀胱镜复查可同时检查肾盂情况，也有利于术后膀胱灌注药物充分进入肾盂发挥作用。

在随访过程中，自体肾移植手术给患者带来了较好的长期生存及生活质量。但与经典的肾输尿管全长切除术相比，保肾手术具有较高的复发风险，因此术后应密切进行随访，发现复发后及时进行综合治疗。

综上所述，我们的经验初步显示，全腹膜外途径膀胱瓣肾盂吻合自体肾移植手术用于孤立肾输尿管癌的保肾治疗方法合理，术后随访效果满意，是一种安全有效的微创保肾手术方法。

（点评专家：李学松 北京大学第一医院）

（病例提供：袁昌巍 谌 诚 李学松 北京大学第一医院）

参考文献

[1]Siegel RL，Miller KD，Jemal A.Cancer statistics，2019[J].CA Cancer J Clin，2019，69（1）：7-34.

[2]Cosentino M，Palou J，Gaya JM，et al.Upper urinary tract urothelial cell carcinoma：location as a predictive factor for concomitant bladder carcinoma[J].World J Urol，2013，31（1）：141-145.

[3]Xylinas E，Rink M，Margulis V，et al.Multifocal carcinoma in situ of the upper tract is associated with high risk of bladder cancer recurrence[J].Eur Urol，2012，61（5）：1069-1070.

[4]Li WM，Shen JT，Li CC，et al.Oncologic outcomes following three different approaches to the distal ureter and bladder cuff in nephroureterectomy for primary upper urinary tract urothelial carcinoma[J].Eur Urol，2010，57（6）：963-969.

[5]Rouprêt M，Babjuk M，Burger M，et al.European association of urology guidelines on upper urinary tract urothelial carcinoma：2020 Update[J].Eur Urol，2021，79（1）：62-79.

[6]Rouprêt M，Babjuk M，Compérat E，et al.European association of urology guidelines on upper urinary tract urothelial cell carcinoma：2015 Update[J].Eur Urol，2015，68（5）：868-879.

[7]Cutress ML，Stewart GD，Wells-Cole S，et al.Long-term endoscopic

management of upper tract urothelial carcinoma：20-year single-centre experience[J]. BJU Int，2012，110（11）：1608-1617.

[8]Ercil H，Sener NC，Altunkol A，et al.Papillary ureteral neoplasm of low malignant potential in the upper urinary tract：endoscopic treatment[J].Clin Genitourin Cancer，2014，12（6）：451-454.

[9]Musi G，Mistretta FA，Marenghi C，et al.Thulium laser treatment of upper urinary tract carcinoma：a multi-institutional analysis of surgical and oncological outcomes[J].J Endourol，2018，32（3）：257-263.

[10]Villa L，Haddad M，Capitanio U，et al.Which patients with upper tract urothelial carcinoma can be safely treated with flexible ureteroscopy with holmium：YAG laser photoablation？ Long-Term results from a high volume institution[J].J Urol，2018，199（1）：66-73.

[11]Cutress ML，Stewart GD，Zakikhani P，et al.Ureteroscopic and percutaneous management of upper tract urothelial carcinoma（UTUC）：systematic review[J].BJU Int，2012，110（5）：614-628.

[12]Colin P，Ouzzane A，Pignot G，et al.Comparison of oncological outcomes after segmental ureterectomy or radical nephroureterectomy in urothelial carcinomas of the upper urinary tract：results from a large French multicentre study[J].BJU Int，2012，110（8）：1134-1141.

[13]Ou YC，Hu CY，Cheng HL，et al.Long-term outcomes of total ureterectomy with ileal-ureteral substitution treatment for ureteral cancer：a single-center experience[J].BMC Urol，2018，18（1）：73.

[14]Hardy JD.High ureteral injuries.Management by autotransplantation of the kidney[J].JAMA，1963，184（2）：97-101.

[15]Murphy GP，Staubitz WJ，Kenny GM.Renal autotransplantation for rehabilitation of a patient with multiple urinary tumors[J].J Urol，1972，107（2）：199-202.

[16]Holmäng S，Johansson SL.Tumours of the ureter and renal pelvis treated with resection and renal autotransplantation：a study with up to 20 years of follow-up[J].BJU Int，2005，95（9）：1201-1205.

[17]Cheng YT，Flechner SM，Chiang PH.The role of laparoscopy-assisted renal

autotransplantation in the treatment of primary ureteral tumor[J].Ann Surg Oncol，2014，21（11）：3691–3697.

[18]Pettersson S，Brynger H，Henriksson C，et al.Treatment of urothelial tumors of the upper urinary tract by nephroureterectomy，renal autotransplantation，and pyelocystostomy[J].Cancer，1984，54（3）：379–386.

[19]Ranch T，Granerus G，Henriksson C，et al.Renal function after autotransplantation with direct pyelocystostomy.Long–term follow–up[J].Br J Urol，1989，63（3）：233–238.

[20]Steffens J，Humke U，Alloussi S，et al.Partial nephrectomy and autotransplantation with pyelovesicostomy for renal urothelial carcinoma in solitary kidneys：a clinical update[J].BJU Int，2007，99（5）：1020–1023.

[21]Leow JJ，Chong YL，Chang SL，et al.Neoadjuvant and adjuvant chemotherapy for upper tract urothelial carcinoma：a 2020 systematic review and meta–analysis，and future perspectives on systemic therapy[J].Eur Urol，2021，79（5）：635–654.

[22]Balar AV，Galsky MD，Rosenberg JE，et al.Atezolizumab as first–line treatment in cisplatin–ineligible patients with locally advanced and metastatic urothelial carcinoma：a single–arm，multicentre，phase 2 trial[J].Lancet，2017，389（10064）：67–76.

第五章 肾上腺肿瘤

第一节

常 规 病 例

病例 29　原发性醛固酮增多症（皮质腺瘤）

一、病例摘要

1. 基本信息

患者为 56 岁女性，因"血压升高 16 年，发现左肾上腺占位 1 个月余"就诊。患者于 16 年前无明显诱因出现血压升高，最高 180/80mmHg，否认明显腰痛腹痛、发作性头晕头痛、胸闷胸痛、黑矇等。至当地医院就诊，考虑高血压，予复傲坦（12.5mg，1 次 / 日）＋拜新同（30mg，2 次 / 日）＋阿尔马尔（5mg，2 次 / 日）口服，近年来血压控制在 150/90mmHg。1 个月前无明显诱因出现头晕，伴左下肢麻木。于我院就诊查血示肾素活性质谱法 0.108ng/（ml·h），醛固酮质谱法 174.0pg/ml，醛固酮肾素活性比值 161.111，血管紧张素Ⅱ 5.00pg/ml，尿醛固酮 4.545μg/24h，血钾 3.0mmol/L，卡托普利试验醛固酮未被抑制。腹部 CT 平扫示左侧肾上腺腺瘤可能。考虑为原发性醛固酮增多症，加用螺内酯 20mg、2 次 / 日口服。查腹部增强 CT 示（病例 29 图 1，2020-11-26）"左侧肾上腺腺瘤可能大（10mm）；肝右叶血管瘤，肝脏小囊肿，左肾微小结石。"门诊拟诊"原发性醛固酮增多症，左肾上腺腺瘤"，收至我科进一步诊疗。

回顾系统病史，患者 2009 年当地行卵巢囊肿切除术，有输血史，无输血不良反应；2011 年当地行子宫切除术。否认吸烟、饮酒个人史。

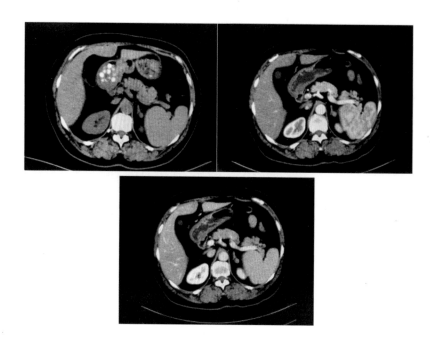

病例 29 图 1　术前增强 CT 检查示左侧肾上腺占位性病灶

2．临床诊断

（1）原发性醛固酮增多症。

（2）左侧肾上腺腺瘤。

（3）高血压。

（4）肝血管瘤。

（5）肝囊肿。

（6）左肾结石。

（7）子宫切除术后。

3．诊疗经过

患者于 2020 年 12 月 11 日收入我院泌尿外科病房。完善术前评估，术前血钾 4.1mmol/L，血压 140/90mmHg。与患者充分沟通后，拟行腹腔镜下左侧肾上腺肿瘤切除术。于 2020 年 12 月 14 日全麻下行腹腔镜下左侧肾上腺肿瘤切除术。术中见左肾上腺肿瘤约 1cm，卵圆形（病例 29 图 2），表面血供丰富，游离后完整切除肿瘤，术后留置负压球 1 根。手术过程顺利。术后首日血压 128/78mmHg，负压球引流淡血性液体 10ml，术后第二天开放半流质饮食。术后复查血示肾素活性质谱法 0.051ng/（ml·h），醛固酮质谱法＜ 12.5pg/ml，醛固酮肾素活性比值 13.725，血管紧张素Ⅱ 6.00pg/ml，血钾 4.3mmol/L。术后第二日出院。术后病理提示（左肾上腺）皮质腺瘤，局灶区见髓外造血。

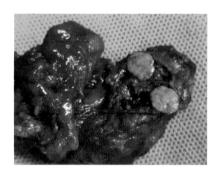

病例 29 图 2　手术切除标本

4. 随访

患者术后无特殊不适，血压稳定于 120/80mmHg 左右，血钾正常，遂停用降压药及螺内酯。术后 3 月查血 RAAS 系统均正常，于 2021 年 3 月 26 日复查腹部增强 CT（病例 29 图 3）示"左侧肾上腺术后改变；脂肪肝，肝右叶血管瘤，肝脏小囊肿，左肾微小结石。"

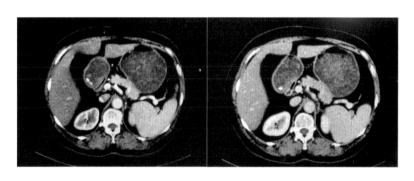

病例 29 图 3　术后 3 个月复查见左侧肾上腺术后改变

二、病例分析

该例为中年女性，高血压多年，药物控制一般。近期发现左侧肾上腺占位，完善肾上腺激素检查后，考虑原发性醛固酮增多症（PHA）可能性大。PHA 有多种临床亚型，结合患者 CT 报告，考虑醛固酮腺瘤可能性大（APA）。尽管双侧肾上腺静脉采血（AVS）是分侧定位 PHA 的金标准，但 AVS 为有创检查，考虑到本例患者 CT 提示为明显的单侧孤立肾上腺腺瘤，故不推荐行 AVS 检查，排除手术禁忌后直接行手术治疗。

根据目前指南，APA 存在外科手术指征，首选腹腔镜肾上腺肿瘤切除术，术前需注意心、肾、脑和血管系统的评估,纠正高血压、低血钾。该患者术前口服螺内酯(20mg,2 次 / 日)2 周,血钾已纠正,血压控制在 140/90mmHg 左右,手术相对安全。术中应尽量缩短手术时间,尽量保留肾上腺组织。术后检测血压、血醛固酮及血钾,术后第一天即可停用钾盐、螺内酯和降压药物,根据监测结果进一步调整用药。

告知患者术后定期长期随访的必要性,嘱其自行监测血压及症状变化,定期复查肾素活性及醛固酮,术后 3 个月待对侧肾上腺正常功能恢复后,可根据情况行氟氢可的松抑制试验等生化方法了解 PHA 是否治愈。常规随访每 6 个月 1 次,需达 2 年以上。

综上所述,该例患者确诊为原发性醛固酮增多症、左侧醛固酮瘤,具有明确的外科手术治疗指征,根据患者病情选择腹腔镜下左侧肾上腺肿瘤切除术,手术创伤小、时间短,达到了令人满意的疾病控制效果,术后不需要长期用药,提高了患者的生活质量。

三、疾病介绍

原发性醛固酮增多症(primary hyperaldosteronism, PHA),又称 Conn 综合征,是一种因肾上腺皮质分泌过量的醛固酮,引起以高血压、低血钾、低血浆肾素活性和碱中毒为主要表现的临床综合征。高血压患者中 PHA 占 5% ~ 12%[1],是继发性高血压最常见的病因[2]。在顽固性高血压患者中 PHA 的发生率可达到 17% ~ 20%[3, 4]。常见发病年龄为 30 ~ 50 岁,女性多见[5, 6]。

根据分泌醛固酮的病因或病理改变,一般将 PHA 分为以下 6 种亚型:特发性醛固酮增多症(idiopathic hyperaldosteronism, IHA)、醛固酮腺瘤(aldosterone-producing adenomas, APA)、单侧肾上腺增生(unilateral adrenal hyperplasia, UNAH)、分泌醛固酮的腺癌(pure aldosterone-producing adrenocortical carcinoma, ACC)、家族性醛固酮增多症、异位醛固酮肿瘤。其中,醛固酮腺瘤(APA)较为常见,其比例约占 40% ~ 50%[7, 8]。单侧约占 90%,其中左侧多见,肿瘤呈圆形,大小多在 1 ~ 2cm 左右。

PHA 的主要临床表现是高血压和低血钾。目前推荐血浆醛固酮 / 肾素活性比值(ARR)作为筛查首选项目,定性诊断包括高盐饮食负荷试验、氟氢可的松抑制试验、生理盐水滴注试验、卡托普利抑制试验[9 ~ 11]。APA 的定位诊断主要依靠影像学检查,推荐首选肾上腺 CT 平扫加增强,可检出直径 > 5mm 的肾上腺肿瘤。APA 多 < 1 ~ 2cm,低密度或等密度,强化不明显,CT 值低于分泌皮质醇的腺瘤和嗜铬细胞瘤。> 3 ~ 4cm 者可能为醛固酮癌[12]。单独依赖 CT 可能导致小的 APA 漏诊,故有条件者推荐行肾上腺静脉取血(AVS),AVS 是分侧定位 PHA 的金标准,敏感性和特异性分别为 95% 和 100%[7, 13]。但由于 AVS 为有创检查，费用较高，仅推荐于 PHA 确诊、拟行手术治疗，但 CT 显示为"正常"肾上腺、单侧肢体增厚、单侧小腺瘤（＜1cm）、双侧腺瘤等[14, 15]。

APA 具有外科手术指征，推荐首选腹腔镜肾上腺肿瘤切除术，尽可能保留肾上腺组织[16]。腹腔镜与开放手术疗效一致[17~19]。如疑多发性 APA 者，推荐患侧肾上腺全切除术[20]。对于直径＜6cm 的肾上腺腺瘤来说，腹腔镜单侧肾上腺全切术已经成为金标准，绝大部分患者的术后血浆醛固酮及血钾可恢复至正常范围，血压治愈及显著改善的患者能够达到 80%~99%[21, 22]。术前需患者注意心、肾、脑和血管系统的评估，纠正高血压、低血钾。肾功能正常者，推荐螺内酯进行术前准备。同时，注意监测患者血压和血钾的变化。术后第 1 天即可停用钾盐、螺内酯和降压药物，如血压波动可根据监测结果调整药物[23]。术后最初几周推荐钠盐丰富的饮食，以免对侧肾上腺被长期抑制。罕见情况可能需要肾上腺皮质激素的补充。

APA 预后较好，术后 100% 的患者血钾、血压改善，35%~60% 患者高血压被治愈[24~26]。术后短期内即可复查肾素活性和醛固酮，了解早期生化变化[27]。术后 4~6 周可行第 1 次随访，主要评估血压、血电解质及有无手术并发症。术后 3 个月待对侧肾上腺正常功能恢复后，可根据情况行氟氢可的松抑制试验等生化方法了解 PHA 是否治愈[28]。常规随访随后每 6 个月 1 次，连续 2 年以上，包括临床症状、血常规生化、内分泌学检查及腹部 CT，药物治疗者需长期随访。

四、专家点评

随着检测手段的提高，继发性高血压的病因逐步明确。原发性醛固酮增多症的患病率呈增高的趋势。高血压、低血钾、碱血症等是原发性醛固酮增多症的主要症状。按照临床分型主要包括醛固酮瘤（APA）、特发性醛固酮增多症（IHA）、原发性肾上腺皮质增生、家族性原发性醛固酮增症、醛固酮癌和异位分泌的醛固酮瘤。

原发性醛固酮增多症的诊断包括筛查试验、确诊试验和分型试验。分型试验包括肾上腺的影像学检查和双侧肾上腺静脉采血（AVS）。肾上腺 CT 增强显示 APA 有较典型的改变，低密度单侧类圆形占位，对侧肾上腺正常。IHA 显示双侧肾上腺结节增生或一侧增生对侧腺瘤。为明确醛固酮分泌来自单侧还是双侧及选择治疗方式，AVS 检查无疑是很好的选择。

原发性醛固酮增多症的治疗包括药物治疗和手术治疗。肾上腺切除和盐皮质激素拮抗剂均能有效控制高血压、低血钾，降低醛固酮增多引起的心血管并发症。腹腔镜单侧肾上腺切除被认为是治疗原发性醛固酮增多症的金标准。大部分的研究报道，肾上腺全切手术和肾上腺部分切除手术都能起到改善血压和低血钾的作用。两者相比，术后出现并发症的概率及肾上腺皮质功能减退的机会都无明显差异。但一部分原发性醛固酮增多症的患者，肾上腺呈结节样增生，对于结节样增生，术前肾上腺影像学检查无法显示，而这些增生结节仍然可能参与醛固酮的分泌，相比肾上腺全切、肾上腺部分切除术，恐有残留结节继续分泌醛固酮，导致手术效果欠佳。因此对于 APA 和单侧肾上腺增生，推荐行单侧肾上腺全切除术。

（点评专家：孙福康 上海交通大学医学院附属瑞金医院）

（病例提供：刘　立　曲　扬　复旦大学附属中山医院）

参考文献

[1]Fagugli RM，Taglioni C.Changes in the perceived epidemiology of primary hyperaldosteronism[J].Int J Hypertens，2011，2011：162804

[2]Schwartz GL，Turner ST.Screening for primary aldosteronism in essential hypertension：diagnostic accuracy of the ratio of plasma aldosterone concentration to plasma renin activity[J].Clin Chem，2005，51（2）：386-394.

[3]Calhoun DA，Nishizaka MK，Zaman MA，et al.Hyperaldosteronism among black and white subjects with resistant hypertension[J].Hypertension，2002，40（6）：892-896.

[4]Gallay BJ，Ahmad S，Xu L，et al.Screening for primary aldosteronism without discontinuing hypertensive medications：plasma aldosterone-renin ratio[J].Am J Kidney Dis，2001，37（4）：699-705.

[5]Gordon RD，Stowasser M，Tunny TJ，et al.High incidence of primary aldosteronism in 199 patients referred with hypertension[J].Clin Exp Pharmacol Physiol，1994，21（4）：315-318.

[6] 刘定益，邵祝宇，郑崇达，等 . 原发性醛固酮增多症（附 507 例报告）[J]. 中华泌尿外科杂志，2001，22（7）：413-416.

[7]Young WF，Stanson AW，Thompson GB，et al.Role for adrenal venous

sampling in primary aldosteronism[J].Surgery，2004，136（6）：1227-1235.

[8]Stowasser M，Gordon RD.Primary aldosteronism-careful investigation is essential and rewarding[J].Mol Cell Endocrinol，2004，217（1-2）：33-39.

[9]Rossi GP，Pessina AC，Heagerty AM.Primary aldosteronism：an update on screening，diagnosis and treatment[J].J Hypertens，2008，26（4）：613-621.

[10]Funder J，Carey R，Fardella C，et al.Case detection，diagnosis，and treatment of patients with primary aldosleronism：an endocrine society clinical practice guideline[J].J Clin Endocrinol Metab，2008，93（9）：3266-3281.

[11]Boscaro M，et al.Diagnosis and management of primary aldosteronism[J].Curr Opin Endocrinol Diabetes Obes，2008，15（4）：332-338.

[12]Gordon RD.Diagnostic investigations in primary aldosteronism[J].Hypertension. London：McGraw-Hill，2001，101-114.

[13]Nwariak FE，et al.Primary hyperaldosteronism：effect of adrenal vein sampling on surgical outcome[J].Arch Surg，2006，141（5）：497-502.

[14]Moo TA，Zarnegar R，Duh QY.Prediction of successful outcome in patients with primary aldosteronism[J].Curr Treat Options Oncol，2007，8（4）：314-321.

[15]Young WF Jr.Clinical practice.The incidentally discovered adrenal mass[J].N Engl J Med，2007，356（6）：601-610.

[16] 杨庆，李汉忠.后腹腔镜下保留肾上腺手术治疗腺瘤型原发性醛固酮增多症[J].中华泌尿外科杂志，2008，（11）：736-739.

[17]Rossi H，Kim A，Prinz RA.Primary hyperaldosteronism in the era of laparoscopic adrenalectomy[J].Am Surg，2002，68（3）：253-256.

[18]Gonzalez R，Smith CD，McClusky DA，et al.Laparoscopic approach reduces likelihood of perioperative complications in patients undergoing adrenalectomy[J].Am Surg，2004，70（8）：668-674.

[19]Jacobsen NE，Campbell JB，Hobart MG.Laparoscopic versus open adrenalectomy for surgical adrenal disease[J].Can J Urol，2003，10（5）：1995-1999.

[20]Calvo-Romero JM，Ramos-Salado JL.Recurrence of adrenal aldosterone-producing adenoma[J].Postgrad Med J，2000，76（893）：160-161.

[21]Kim RM，Lee J，Soh EY.Predictors of resolution of hypertension after adrenalectomy in patients with aldosterone-producing adenoma[J].J Korean Med Sci，

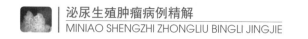

2010，25（7）：1041-1044.

[22]Tresallet C，Salepçioglu H，Godiris-Petit G，et al.Clinical outcome after laparoscopic adrenalectomy for primary hyperaldosteronism：the role of pathology[J].Surgery，2010，148（1）：129-134.

[23]Mattsson C，Young Jr WF.Primary aldosteronism：diagnostic and treatment strategies[J].Nat Clin Pract Nephrol，2006，2（4）：198-208.

[24]Celen O，O'Brien MJ，Melby JC，et al.Factors influencing outcome of surgery for primary aldosteronism[J].Arch Surg，1996，131（6）：646-650.

[25]Meyer AG，Brabant，Behrend M.Long-term follow-up after adrenalectomy for primary aldosteronism[J].World J Surg，2005，29（2）：155-159.

[26]Sawka AM，Young WF，Thompson GB，et al.Primary aldosteronism：factors associated with normalization of blood pressure after surgery[J].Ann Intern Med，2001，135（4）：258-261.

[27]Young WF Jr.Minireview：primary aldosteronism-changing concepts in diagnosis and treatment[J].Endocrinology，2003，144（6）：2208-2213.

[28]Rutherford JC，Taylor WL，Stowasser M，et al.Success of surgery for primary aldosteronism judged by residual autonomous aldosterone production[J].World J Surg，1998，22（12）：1243-1245.

病例 30　原发性醛固酮增多症（肾上腺皮质结节状增生）

一、病例摘要

1. 基本信息

患者为 59 岁男性，因"发现高血压、低血钾 8 年"入院。2011 年 8 月爬楼梯时突感双下肢无力后跌倒，就诊当地医院，查血压 220/110mmHg，血钾 1.7mmol/L，予补钾，"乐卡地平、缬沙坦、螺内酯各 1 片，1 次 / 日"降压治疗，血压控制在 160/80mmHg 左右，后未检测。2018 年 11 月 27 日于当地医院就诊，因血压控制欠佳改拜新同（30mg，1 次 / 日），螺内酯（20mg，1 次 / 日），美托洛尔（47.5mg，1 次 / 日）降压治疗，血压控制在 160 ~ 180/80 ~ 90mmHg，平素有感双下肢无力，每月 2 ~ 4 次，偶有头晕，自感口干，无胸闷痛，无颜面潮红等不适，服用氯化钾缓释片（2.0g，1次/日）。2019年5月24日就诊于我院，改为甲磺酸多沙唑嗪缓释片（4mg，2次/日）、维拉帕米（0.24g，2次/日），服药后血压控制仍不理想，仍有双下肢无力感，波动在160～180/80～90mmHg。2019年6月27日就诊于我院，查血钠146mmol/L，血钾2.7mmol/L，血氯101mmol/L，血钙2.25mmol/L，无机磷1.08mmol/L，血镁0.76mmol/L，CO_2 33mmol/L，阴离子间隙（AG）12mmol/L，促肾上腺皮质激素55.4pg/ml，皮质醇108.0nmol/L，甲氧基肾上腺素28.9pg/ml，甲氧基去甲肾上腺素53.5pg/ml，3-甲氧酪胺＜12.5pg/ml，醛固酮（质谱法）450.5pg/ml，肾素活性（质谱法）0.221ng/（ml·h），醛固酮肾素活性比值203.846，血管紧张素Ⅱ（质谱法）9.20ng/L，门诊拟诊"原发性醛固酮增多症"收入院。患者自发病以来，精神、食欲、睡眠可，夜尿3～4次/夜，大便正常，近1年体重减轻6kg。

回顾系统病史，有痛风病史9年，近期发作频繁，2019年5月19日开始左足疼痛，2019年7月1日开始右膝关节、右足疼痛，自行服用痛风舒片、止痛药。高血压病史8年，治疗如上述。饮酒40年，每日1斤白酒，50°～70°，吸烟2～3年，已戒烟。否认手术外伤史和传染病史，否认食物、药物过敏史。

查体见体温36.2℃，脉搏90次/分，呼吸20次/分，血压170/95mmHg，身高1.83m，体重115kg，BMI 34.3kg/m²。神志清晰，精神尚可，呼吸平稳，营养中等，表情自如，发育正常，自主体位，应答流畅，查体合作。全身皮肤无黄染，无肝掌、蜘蛛痣。全身浅表淋巴结无肿大，头颅无畸形，巩膜无黄染、眼球无突出、瞳孔等大等圆、对光反射灵敏，听力正常、外耳道无分泌物、耳郭、乳突无压痛鼻中隔无偏曲、鼻翼无翕动、鼻窦区无压痛，口唇红润光泽、口腔无特殊气味、伸舌居中、扁桃体无肿大、腮腺正常。颈软，气管居中，甲状腺未及肿大，胸廓无畸形，双肺叩诊清音，听诊呼吸音清。心前区无隆起，心界不大，心率90次/分，律齐。腹部平软，肝脾肋下未及，肝肾区无叩击痛，肠鸣音3次/分。肛门及生殖器未检，四肢脊柱无畸形，活动自如，神经系统检查（-）。

2. 临床诊断

（1）高血压3级。

（2）低血钾症。

（3）原发性醛固酮增多症可能。

3. 诊疗经过

患者于2019年7月5日收入我院内分泌科，入院后检测结果显示血钾波动在

2.3 ~ 2.7mmol/L，对症补钾治疗。ACTH- 皮质醇节律尚可，儿茶酚胺相关激素未见异常，多次查血浆醛固酮肾素比例大于 400。2019 年 7 月 6 日我院 CT 检查提示右侧肾上腺占位，腺瘤可能，左侧肾上腺体部局部稍增粗（病例 30 图 1）。行卡托普利（开博通）试验（病例 30 表 1）、生理盐水抑制试验（病例 30 表 2）均提示醛固酮不能被抑制，诊断原发性醛固酮增多症，2019 年 7 月 25 日行双侧肾上腺静脉采血（病例 30 表 3）提示右侧肾上腺占位具有功能，左侧肾上腺也有功能。

病例 30 表 1　卡托普利（开博通）试验

坐位	血压（mmHg）			PRA ［ng/(ml·h)］	ALD （pg/ml）	ALD/PRA（= ALD/PRA/10）
试验前	−10min	−5min	0min			
	160/90		160/90	0.159	77.1	47.491
	开博通 25mg 磨碎溶于 100ml 水口服					
试验后	15min	30min	45min	50min	55min	60min	服药后 60min			
	160/80	162/90	150/80	0.311	146.3	47.042
	服药后 120min					
	160/90			0.4	140.4	35.1

病例 30 表 2　生理盐水抑制试验

时间	血压 （mmHg）	心率 （次/分）	血钾 （mmol/L）	PRA ［ng/（ml·h）］	ALD （pg/ml）	ALD/PRA 比值 （ng/dl per ng/ml/h） = ALD/PRA/10
0h	130/90	62	3	0.108	223.7	207.13
1h	130/80	64	−	−	−	−
2h	150/90	60	2.9	−	−	−
3h	134/80	62	−	−	−	−
4h	126/78	60	3.1	0.1	147.1	147.1

结论：不能被抑制

病例 30 表 3　肾上腺静脉采血

位置	皮质醇 nmol/L	醛固酮 pg/ml	醛固酮 / 皮质醇
下腔静脉（肾下）	205	330.1	1.61
下腔静脉（肾上）	319	583.6	1.82
左肾静脉	235	331.5	1.41

续表

位置	皮质醇 nmol/L	醛固酮 pg/ml	醛固酮/皮质醇
左肾上腺静脉	3590	4578.5	1.28
右肾静脉	245	275.0	1.12
右肾上腺静脉	4245	57436.9	13.53
左肾上腺静脉口	2364	2542.8	1.07
右肾上腺静脉口	3520	30478.4	8.66

左侧肾上腺静脉醛固酮/皮质醇=1.28，右侧肾上腺静脉醛固酮/皮质醇=13.53，右侧/左侧=10.57。

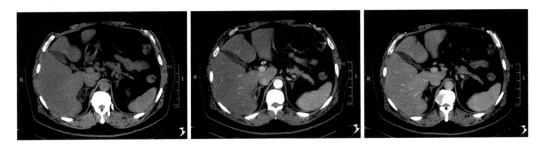

病例 30 图 1　增强 CT 提示右侧肾上腺结节

遂建议患者于泌尿外科就诊，出院后服用氯化钾缓释片和螺内酯，并联合维拉帕米、可多华(甲磺酸多沙唑嗪缓释片)控制血压。2019 年 8 月 26 日就诊于我院泌尿外科，拟"右侧肾上腺肿瘤，原发性醛固酮过多症，高血压 3 级"收入院。入院后，患者完善相关检查，排除手术禁忌，于 2019 年 8 月 19 日行腹腔镜下右肾上腺切除术，手术顺利，术后安返病房。术后第一天尿量 2000ml，血钾 4.4mmol/L，术后第四天复查血钾 4.6mmol/L，并于同日出院。术后病理为右肾上腺皮质结节状增生。

4. 随访

患者术后 2 周内血压控制尚可，2～4 周后血压逐渐升高，后继续维拉帕米、可多华治疗，血压控制尚可，随访至今，未有明显低血钾和乏力。

二、病例分析

该病例为中老年男性，长期高血压、低血钾，联合包括螺内酯在内的多种药物控制血压不理想，且伴有乏力等表现。于我院内分泌科就诊后，确诊原发性醛固酮增多症。其确诊既需要定性诊断也需要定位诊断。正确的诊断是选择正确治疗方案的关键。

该病例收入我院内分泌科后，内分泌科予生理盐水抑制试验和卡托普利（开博通）

试验两项确诊试验，该患者生理盐水抑制 4 小时后血浆醛固酮水平为 14.71ng/dl，大于 10ng/dl，提示原发性醛固酮增多症，开博通试验前血浆醛固酮水平 7.71ng/dl，试验后血浆醛固酮水平为 14.04ng/dl，大于 11ng/dl，且试验后抑制比例低于 30%，亦提示原发性醛固酮增多症。两项确诊试验结果说明，该患者原发性醛固酮增多症诊断成立。同时患者接受了双侧肾上腺静脉采血，结果显示，右侧优势分泌。考虑到患者目前联用包括螺内酯在内的三种降压药物控制血压不理想，且伴有低血钾和双下肢无力表现，提示目前单纯药物治疗效果不佳，且患者右侧肾上腺占位明显，醛固酮分泌能力较左侧强，予腹腔镜下右侧肾上腺切除术。术中完整切除肾上腺和肿块，术后第一天血钾 4.4mmol/L，术后第四天血钾 4.6mmol/L。术后第四天出院，出院后患者血压短暂正常后回升，但联用两种药物即可控制血压满意，且无低血钾和双下肢乏力表现，提示病情得到部分缓解。虽然患者存在合并有原发性高血压的可能，但是结合影像学提示左侧肾上腺稍增粗和病理显示右侧肾上腺皮质结节状增生，仍需警惕患者左侧肾上腺皮质球状带增生可能。故后续随访应密切关注患者血钾、血浆醛固酮及左侧肾上腺影像学的表现，以便根据病情变化决定后续治疗方案。

三、疾病介绍

原发性醛固酮增多症（primary hyperaldosteronism，PHA）是一种人体内肾上腺皮质或异位肿瘤分泌过多的醛固酮激素，作用于肾远曲小管和集合管，引起潴钠排钾排酸，进而导致高血压、低血钾、碱中毒，并反馈抑制体内肾素 – 血管紧张素系统活性的临床综合征。在 20 世纪 50 年代，Conn 教授最先报道了一例醛固酮瘤导致 PHA 的年轻女性患者，因此原发性醛固酮增多症也被称为 Conn 综合征[1]。

PHA 的发病率报道不尽一致，在高血压患者中，PHA 发病率为 4.6% ~ 16.6%[2]，平均大约为 10%。既往认为 PHA 是一种较为少见的高血压类型，但是随着筛查手段的进步和筛查人群的扩大，PHA 的发病率逐渐提高。现在 PHA 被认为是内分泌性高血压最常见的类型。

PHA 的病因目前尚不清晰，部分研究发现在 PHA 中，可观察到 KCNJ5、CACNA1D、ATP1A1、ATP2B3、CTNNB1 等基因突变。而其中又以 KCNJ5 基因的突变最为常见[3, 4]。根据 PHA 的病因及病理类型的不同，目前可将 PHA 分为 6 类（病例 30 表 4）[5]。

病例 30 表 4　原发性醛固酮增多症（PHA）分类

类型	相对比例
醛固酮瘤	30%
特发性醛固酮增多症	60%
原发性肾上腺皮质增生	2%
家族性醛固酮增多症	
Ⅰ型（糖皮质激素可抑制型）	＜ 1%
Ⅱ型（糖皮质激素不可抑制型）	＜ 6%
Ⅲ型（KCNJ5 钾离子通道变异型）	＜ 1%
Ⅳ型（CACNA1H 变异型）	＜ 0.1%
分泌醛固酮的肾上腺皮质癌	＜ 1%
异位肾上腺皮质瘤或癌	＜ 0.1%

在人体内，当血容量降低等因素导致肾动脉灌注压降低时，肾球旁细胞分泌肾素、肾素促进血管紧张素原转换为血管紧张素Ⅰ，后者被血管紧张素转换酶进一步转化为血管紧张素Ⅱ，发挥促进醛固酮分泌的作用，醛固酮作用于肾远曲小管和集合管，促进钠和水的重吸收，促进钾离子和氢离子排出，维持血容量。因此当醛固酮分泌过多时，高血压、低血钾和碱中毒是主要表现。既往认为低血钾对 PHA 的诊断具有重要价值，但是有研究表明仅有 9% ~ 37% 的 PHA 患者有低血钾表现[6]，因此低血钾诊断 PHA 的灵敏度并不高。PHA 的高血压往往是难治性的，联合 2 ~ 3 种高血压药物仍不能有效控制 PHA 患者的高血压。在高血压、低血钾和碱中毒的影响下，患者可出现头痛头晕、视力障碍、肌无力或抽搐、多尿烦渴等临床表现。并且 PHA 患者的心脑血管病风险高于普通的高血压患者[7]。

PHA 的诊断主要包括高危人群筛查、定性诊断和定位诊断。根据 2020 版《原发性醛固酮增多症诊断治疗的专家共识》[8]，推荐对以下人群行 PHA 筛查：

1. 持续性高血压（＞ 150/100mmHg）者；使用 3 种常规降压药（包括利尿剂）无法控制血压（＞ 140/90mmHg）的患者使用≥ 4 种降压药才能控制血压（＜ 140/90mmHg）的患者及新诊断的高血压患者。

2. 高血压合并自发性或利尿剂所致的低钾血症的患者。

3. 高血压合并肾上腺意外瘤的患者。

4. 早发性高血压家族史或早发（＜ 40 岁）脑血管意外家族史的高血压患者。

5. 原醛症患者中存在高血压的一级亲属。

6. 高血压合并阻塞性呼吸睡眠暂停的患者。

该专家共识推荐筛查人群与 2019 版本中国泌尿外科和男科疾病诊疗指南推荐基本一致[9]。一般考虑使用血浆醛固酮肾素比例（aldosterone renin ratio，ARR）作为筛查方法。PHA 患者的 ARR 会升高，当检测的肾素活性和醛固酮浓度单位分别是 ng/（ml·h）和 ng/dl 时，一般以 30 作为界值。ARR 筛查需要标准化的检查条件，应于具有相关检测能力的医疗机构进行。

对于 ARR 阳性的患者，需要进行大于 1 种确诊实验来进行 PHA 的确诊。目前常用的确诊实验有 4 种，分别是高盐饮食负荷实验、氟氢可的松抑制实验、生理盐水抑制实验和卡托普利（开博通）实验。这些确诊实验的理论依据是，PHA 患者体内醛固酮的分泌不被高血钠、高血容量或肾素血管紧张素系统活性阻断等因素的抑制。这四种实验均具有较高的敏感性和特异性，前两者由于步骤繁琐或药物难以获得等限制，目前在国内较少开展。生理盐水抑制实验不应用于难以控制的严重高血压、严重低钾血症或心功能不全（如充血性心力衰竭）的患者。卡托普利实验是一项简单易行、安全性较高的实验，在该实验基础上，加测 ARR 能够提高诊断的准确性。但是应该注意到，部分特发性醛固酮增多症患者的醛固酮水平可能受到抑制而出现假阴性结果[10]。特别地，有研究指出，对于高血压伴有自发低血钾，血浆肾素浓度低于检测下限且醛固酮浓度大于 20ng/dl 的患者可以直接诊断为 PHA，而无需进行确诊实验[10]。

PHA 确诊后应该进行定位及分型诊断。常见的定位诊断方法有 CT 平扫＋增强和双侧肾上腺静脉采血（adrenal vein sample，AVS）。CT 检查对醛固酮瘤（多表现为＜2cm 的结节），分泌醛固酮的肾上腺皮质癌（可表现为＞4cm 的增强结节），特发性醛固酮增多症（可表现为单侧或双侧肾上腺皮质增粗）具有一定的诊断价值。但是不能只依赖于 CT 检查。AVS 能够帮助判定是否存在优势分泌，有助于分辨血浆过高的醛固酮是否来源于肾上腺结节及来源于哪一侧的结节，这对于定位及定型诊断和后续治疗选择具有重要意义。家族性 PHA 的确诊则依赖于相关基因的检测。同时诊断 PHA 时，应该与继发性醛固酮增多症（如肾动脉狭窄、分泌肾素肿瘤等导致）相互鉴别。

PHA 的治疗需要结合疾病分型及患者一般情况考虑。手术治疗主要用于：①醛固酮瘤；②单侧肾上腺皮质增生；③分泌醛固酮的肾上腺皮质癌或异位肿瘤；④无法耐受药物治疗的特发性醛固酮增多症患者[9,12~14]。手术优先考虑腹腔镜手术，可以选择的切除方式有一侧肾上腺全切或肾上腺肿瘤切除术，但是对于怀疑多发醛固酮瘤或结节样增生的患者，则应尽量施行一侧肾上腺全切术。对于分泌醛固酮瘤的肾上腺皮质癌患者应尽量切除癌灶，如果发生转移，则可以考虑应用米托坦进行治疗。手术前应完善术前准备，纠正高血压和低血钾，必要时可以联合药物控制血压和口服或静脉补钾。术后由于对侧肾上腺仍然被抑制，一般不再需要补充氯化钾，术后几周内可以应用高钠饮食，防止高血钾发生，必要时可以盐皮质激素替代疗法。同时应该监测随访血压、血钾及血醛固酮的水平，以了解治疗效果。

对于特发性醛固酮增多症的患者或不能耐受手术的PHA患者，可以使用药物治疗。螺内酯是特发性醛固酮增多症患者首选药物，其起始治疗剂量为20mg/d，最大可加至100mg/d，必要时联用钠通道拮抗剂，应用时应每周监测血钾，防止高钾血症。如果患者不耐受螺内酯，则可以考虑依普利酮治疗，初始剂量25mg/d，分两次给药。如果螺内酯单药降压不满意，可以联合钙通道阻滞剂或血管紧张素转换酶抑制剂和血管紧张素受体阻滞剂等控制血压。对于糖皮质激素可抑制醛固酮增多症患者，可以应用小剂量糖皮质激素，如地塞米松，0.125～0.25mg/d，睡前服用。

PHA患者接受手术或治疗后应定期随访，以分析治疗效果和治疗相关不良反应。主要随访内容包括症状体征、肝肾功能电解质、血压、血醛固酮水平和肾素活性、影像学检查等。根据随访结果调整治疗方案。

四、专家点评

对于高血压伴低血钾的临床患者，特别是联合包括螺内酯在内的多种药物控制血压不理想，且伴有间歇性乏力等，要考虑原发性醛固酮增多症。肾上腺原发性醛固酮增多症包括醛固酮瘤（APA）、特发性醛固酮增多症（IHA）、原发性肾上腺皮质增生、家族性原发性醛固酮增多症、醛固酮癌和异位分泌的醛固酮瘤。检查包括常规的肾上腺源性激素的测定和特殊的卡托普利（开博通）试验和生理盐水抑制试验，以及双侧肾上腺静脉采血（AVS）。结合CT影像学和术后病理为原发性肾上腺皮质结节性增生。手术的选择上包括肾上腺全切手术和肾上腺部分切除手术，对于以肾上腺结节性增生为主的原发性醛固酮增多症推荐行单侧肾上腺全切除术。

（点评专家：姜昊文 复旦大学附属华山医院）

（病例提供：刘 立 李耀辉 复旦大学附属中山医院）

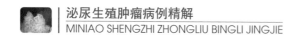

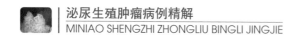

参考文献

[1]CONN JW.Presidential address.Part Ⅰ.Painting background.Part Ⅱ.Primary aldosteronism, a new clinical syndrome[J].J Lab Clin Med, 1955, 45（1）：3-17.

[2]Prejbisz A, Warchol-Celinska E, Lenders JW, et al.Cardiovascular risk in primary hyperaldosteronism[J].Horm Metab Res, 2015, 47（13）：973-980.

[3]Fernandes-Rosa FL, Williams TA, Riester A, et al.Genetic spectrum and clinical correlates of somatic mutations in aldosterone-producing adenoma[J].Hypertension, 2014, 64（2）：354-361.

[4]Scholl UI, Healy JM, Thiel A, et al.Novel somatic mutations in primary hyperaldosteronism are related to the clinical, radiological and pathological phenotype[J].Clin Endocrinol（Oxf）, 2015, 83（6）：779-789.

[5]Young WJ.Diagnosis and treatment of primary aldosteronism：practical clinical perspectives[J].J Intern Med, 2019, 285（2）：126-148.

[6]Mulatero P, Stowasser M, Loh KC, et al.Increased diagnosis of primary aldosteronism, including surgically correctable forms, in centers from five continents[J].J Clin Endocrinol Metab, 2004, 89（3）：1045-1050.

[7]Monticone S, D'Ascenzo F, Moretti C, et al.Cardiovascular events and target organ damage in primary aldosteronism compared with essential hypertension：a systematic review and meta-analysis[J].Lancet Diabetes Endocrinol, 2018, 6（1）：41-50.

[8]中华医学会内分泌学分会.原发性醛固酮增多症诊断治疗的专家共识（2020版）[J].中华内分泌代谢杂志, 2020, 36（9）：727-736.

[9]黄健.中国泌尿外科和男科疾病诊断治疗指南[M].科学出版社, 2019.

[10]Stowasser M, Gordon RD.Familial hyperaldosteronism[J].J Steroid Biochem Mol Biol, 2001, 78（3）：215-229.

[11]Williams TA, Reincke M.Management of endocrine disease：diagnosis and management of primary aldosteronism：the endocrine society guideline 2016 revisited[J].European Journal of Endocrinology, 2018, 179（1）：19-29.

[12]Funder JW, Carey RM, Fardella C, et al.Case detection, diagnosis, and

treatment of patients with primary aldosteronism：an endocrine society clinical practice guideline[J].J Clin Endocrinol Metab，2008，93（9）：3266-3281.

[13]Rossi GP，Pessina AC，Heagerty AM.Primary aldosteronism：an update on screening，diagnosis and treatment[J].J Hypertens，2008，26（4）：613-621.

[14]Rossi GP，Seccia TM，Pessina AC.Primary aldosteronism：part Ⅱ：subtype differentiation and treatment[J].J Nephrol，2008，21（4）：455-462.

病例 31　肾上腺皮质癌的根治性切除与综合治疗

一、病例摘要

1. 基本信息

患者为 65 岁女性，2017 年 5 月因"感口苦、口腔异味，不思饮食、后背不适"于外院就诊，查腹部超声时发现左中上腹巨大实性占位。患者平时无头痛、头晕、晕厥、大汗、面色苍白等症状，无四肢软瘫、麻木、乏力、恶心、呕吐等不适。无体重增加、多血质、皮肤紫纹。为详细诊治，患者至本院就诊并收入院评估病情，查血皮质醇 F 节律（8am-16pm-24pm）:10.46-5.99-5.42μg/dl，ACTH 节律（8am-16pm-24pm）:22.06-34.41-27.15pg/ml,24 小时尿游离皮质醇 62.39μg;地塞米松抑制试验（1mgDST）:血皮质醇 2.07μg/dl，被抑制。卧立坐肾素-血管紧张素Ⅱ-醛固酮轴检测（RAAS）示 ARR 小于 300。血变肾上腺素（MN）、去甲变肾上腺素（NMN）、尿儿茶酚胺均正常，垂体 MRI 平扫及增强正常。上腹部 CTA 示左侧肾上腺区占位伴坏死，首先考虑肾上腺皮质癌可能大，不典型嗜铬细胞瘤及腺瘤不排除；进一步 PET-CT 提示左侧肾上腺区巨大软组织肿块，代谢增高，考虑肾上腺来源肿瘤。结合患者检查，考虑肾上腺皮质癌可能大，不典型嗜铬细胞瘤不能排除。

回顾系统病史，患者有糖尿病史 3 年，予以二甲双胍 500mg、3 次 / 日治疗，血糖控制好。1 年前因甲状腺乳头状癌病史行手术治疗。否认高血压、脑梗死等慢性病史。否认吸烟、饮酒等不良嗜好。无家族遗传病史。

2. 临床诊断

（1）左肾上腺肿瘤（皮质癌可能）。

（2）糖尿病。

（3）甲状腺癌史。

3. 诊疗经过

患者于 2017 年 6 月中旬入我院内分泌科检查，进行内分泌激素评估，未见异常。结合影像学检查（病例 31 图 1），诊断为"左肾上腺巨大肿瘤，皮质癌可能大，嗜铬细胞瘤不能完全排除"。予以多沙唑嗪 4mg/d 行术前准备后转入泌尿外科并完善术前检查，于 2017 年 7 月 20 日在全麻行"达芬奇机器人辅助腹腔镜下左肾上腺巨大肿瘤切除术"。术中见肿瘤与周围组织（左肾、脾、肠道、胰腺等）界限尚清。手术顺利，术中出血 200ml，未输血。术后为进一步监护及治疗，转入 SICU，2 日后转回普通病房并逐步恢复饮食。术后第 6 日患者恢复良好并出院。

术后病理示"左肾上腺皮质肿瘤，瘤体大小 16.0cm×10.0cm×9.0cm（病例 31 图 1），肿瘤细胞主要为嗜酸性细胞，透明细胞 < 25%，瘤细胞巢扩大，伴大片凝固性坏死，可见少数核分裂象，偶见病理性核分裂象，局部肿瘤组织穿插于包膜内生长，灶区可疑脉管侵犯，参照改良 Weiss 评分系统对该类肿瘤的良恶性评价标准，符合肾上腺皮质癌。免疫组化：肿瘤细胞 SYN（部分 +），CD56（+），Inhibin（局灶弱 +），Ki-67（高密度区约 10%+），AE1/AE3（-），HMB45（-），TFE-3（-），PNL-2（-），MelanA（-），CgA（-）；CD34（血管 +）。网染示瘤细胞巢扩大"。

术后 2 个月，患者恢复情况良好，遂予以"瘤床 + 同侧高危腹主动脉旁淋巴引流区"放疗（45Gy/25F）。并予以米托坦 2 片、2 次 / 日辅助治疗，醋酸泼尼松 0.5 片、2 次 / 日预防皮质功能减退。术后 1 年复查患者病情稳定，米托坦改为 1 片、2 次 / 日继续辅助治疗 1 年。

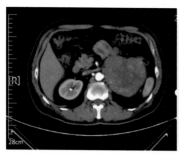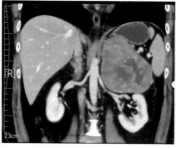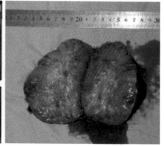

病例 31 图 1　影像学检查及术后瘤体

4. 随访

术后 3 个月患者入我院内分泌科复查，进行第一次评估，肾上腺功能评估：ACTH 节律 51.93-24.49-20.00pg/ml，皮质醇节律：11.44-3.06-1.54μg/dl，24 小时尿游离皮质醇 68.60μg；肾上腺 CT 增强示左肾上腺占位术后改变。后每半年入院检查肾上腺 MRI、胸部 CT、头颅 MRI 均未见转移性病灶；血尿皮质醇维持基本正常水平。术后 1 年，患者病情稳定，米托坦由 2 片、2 次 / 日调整为 1 片、2 次 / 日。2019 年 10 月再次入院评估，肝功能示 γ- 谷氨酰基转移酶 173IU/L（↑），考虑药物性肝功能损伤，予以易善复（多烯磷脂酰胆碱胶囊）2 片、2 次 / 日，双环醇片 1 片、3 次 / 日保肝治疗，将醋酸泼尼松改为氢化醋酸泼尼松 0.5 片、2 次 / 日，并定期复查肝功能；腹部 MRI 增强示左肾上腺肿瘤切除术后改变，腹膜后及肠系膜缘旁多发小淋巴结显示。2020 年 10 及 2021 年 4 月入院复查肝功能未见异常，CT 未见转移病灶。

二、病例分析

该病例为老年女性，因"后背不适，味觉异常"等非特异性症状就诊，影像学检查发现左侧肾上腺巨大占位。进一步对其进行肾上腺内分泌激素评估（包括醛固酮、肾素、皮质醇、促肾上腺皮质激素、肾上腺素、去甲肾上腺素、性激素等）均未见异常，所以明确该肾上腺肿瘤性质，判断有无手术指征或禁忌就成为该病例的诊治关键。因为不同的肾上腺肿瘤分泌不同的激素对手术安全会造成影响，所以为了确保"围术期"的安全及明确术后的相关治疗，术前相关的药物准备工作及术后是否使用相关激素替代治疗就显得极为重要。

肾上腺肿瘤按照肿瘤起源分为皮质肿瘤、髓质肿瘤和转移性瘤，按肿瘤是否有激素过度分泌分为功能性肿瘤和非功能性肿瘤。临床上所见大多数肾上腺实质性肿瘤为皮质腺瘤，但腺瘤体积一般不超过 4cm[1]。体积巨大的肾上腺肿瘤以嗜铬细胞瘤较为多见，肾上腺皮质癌发病率较低，其他少见的还有髓样脂肪瘤、畸胎瘤等。各类肿瘤的影像学有其一定的特点，根据该患者 CT 等影像学特点，左肾上腺巨大肿瘤考虑皮质癌可能大，嗜铬细胞瘤不能完全排除。PET-CT 也得出相似结论，且未见远处转移病灶，故手术指征明确。由于 MN、NMN 的敏感性、特异性很高，但仍有一定的"假阴性率"，且嗜铬细胞瘤对"围术期"的血流动力学影响最大，故虽然该患者肾上腺内分泌激素未见异常，但术前我们仍予以口服"多沙唑嗪"做"扩容"的术前准备。

该患者左侧肾上腺巨大肿瘤在 CT 等影像学上显示肿瘤边界清晰，未见侵犯周边脏器，故手术团队讨论后决定在全麻下对患者进行"达芬奇机器人辅助腹腔镜下左肾上腺巨大肿瘤切除术"。手术及整个"围术期"顺利。术后病理示"左肾上腺皮质癌，瘤体大小 16.0cm×10.0cm×9.0cm"。由于肿瘤体积大，Ki-67 指数 10%，存在较高的转移进展可能，因此在手术治疗以外，经过充分的告知并获得患者理解后，术后予以辅助术区局部放疗和米托坦辅助治疗。现患者随访近四年,恢复良好,未见转移等病变。

该例肾上腺皮质癌患者,虽然肿瘤巨大,但在手术根治性切除肿瘤后,结合放疗及抗肿瘤药物等综合治疗,取得了令人满意的效果。

三、疾病介绍

（一）概述

肾上腺皮质癌（adrenocortical carcinoma，ACC）是一种起源于肾上腺皮质罕见的恶性肿瘤,其发病率低,恶性程度高、侵袭性强,易转移,预后差。根据 ACC 分泌激素情况分为有功能和无功能两种类型。60% 的 ACC 属于有功能型,因类固醇激素分泌增多而表现为库欣综合征、原发性醛固酮增多症或性征异常,其中以库欣综合征最为常见。无内分泌功能的 ACC,常常表现为腹部不适,如恶心、呕吐、腹部饱胀感及背部疼痛[2~3]。随着影像学技术的发展,很多 ACC 也是被意外发现的,影像学检查（如 CT 或 MRI）有助于进行肿瘤定位诊断,而内分泌相关激素的测定一定程度上有助于定性诊断。但肾上腺皮质癌的诊断最终还是依赖于病理。因此其确诊率比较低,大约半数的患者以转移症状为首发临床表现,然后进一步检查后才发现是肾上腺皮质癌。目前肾上腺皮质癌的治疗方法中,手术根治性切除肿瘤仍是首先治疗方法,米托坦等药物治疗对于晚期或者转移的肾上腺皮质癌有一定辅助治疗作用。

（二）流行病学

ACC 是一种具有高度侵袭性的恶性病变,占恶性肿瘤的 0.02%,癌症死因的 0.2%,ACC 年发病率为 1 ~ 2 人 / 百万人,可发生于任何年龄,平均发病年龄为 44 岁[4~6]。但在年龄分布上肾上腺皮质癌有两个高发年龄段:一是小于 5 岁的幼儿,二是 40 ~ 69 岁的成年人[3]。肾上腺皮质癌发病率无明显性别差异,女性略高,男女发病比例约为 1 :（1.5 ~ 2.5）[7~9]。患者多数为单侧肾上腺发病,双侧同时发病的仅占 2% ~ 10%。儿童 ACC 的年发病率为 0.3/100 万,但巴西南部例外,为 3.4 ~ 4.2/100 万,10 倍于全球平均水平,这主要与特异的 TP53 基因的 10 号外显子 R377H 突变有关[10,11]。

（三）遗传学

ACC 绝大多数为散发性,但也有一些 ACC 似与家族性遗传相关,是多种遗传性癌症综合征的一部分[12,13]。

1. Li-Fraumeni 综合征　又称肉瘤、乳腺癌、白血病和肾上腺癌（sarcoma, breast, leukemia, and adrenal gland cancer，SBLA）综合征,是一种常染色体显性遗传病,是患者染色体 17p 上的 TP53 抑癌基因发生了失活性突变。

2. Beckwith-Wiedeman 综合征　包括 Wilms 瘤、神经母细胞瘤、肝母细胞瘤及 ACC，是患者染色体 11p15 的 IGF-2、H19、P57Kip2 发生了突变。

（四）病因及发病机制

虽然上述遗传性综合征中肿瘤发生的分子机制已经明确，但尚未完全了解散发性 ACC 的分子发病机制[14]。

有研究表明散发性 ACC 可能与抑癌基因的失活（TP53、MEN-1、P57Kip2、H19）、原癌基因（Gas、Ras、ACTH 受体缺失）以及生长因子 IGF-2 的过度表达有关。迄今为止，ACC 患者中最常见的分子修饰是 IGF-2 过度表达和 Wnt/β-连环蛋白通路持续激活。在散发性 ACC 患者中，IGF-2 的过表达主要原因是来源于父亲的等位基因复制，与 11p15 上的表观遗传印迹发生修饰有关。体外研究中，通过阻断 IGF-1 受体从而抑制 IGF-2 的信号通路，可以导致 ACC 细胞增生[15~21]。

此外，类固醇因子（SF-1）能够促进肾上腺皮质细胞增生。ACC 患者中 SF-1 高表达和不良预后相关。因此，SF-1 有可能成为一个重要的治疗靶目标，因为体外研究表明 SF-1 的反向激动剂可以抑制肾上腺皮质细胞的增生[22]。

参与 ACC 发病机制的其他可能通路有 Notch 信号通路发生改变，及肾上腺皮质 microRNA 谱发生修饰。值得注意的是，血清高浓度的 miR4835p 可能是 ACC 不良预后的一个比较有用的生物学指标。此外，与肾上腺腺瘤相比，发现在 ACC 的患者存在 CPG 甲基化，提示 CPG 岛甲基化可能会引起抑癌基因表达受抑制，并且和 ACC 患者的预后呈负相关[23~25]。

（五）临床表现

ACC 的临床表现主要取决于肿瘤分泌激素种类及功能状态、肿瘤体积大小等。50%~79% 的 ACC 具有内分泌功能[26,27]，其中混合分泌皮质醇和雄激素的库欣综合征伴男性化最常见 35%~40%[26]，单纯库欣综合征约 30%，单纯男性化（痤疮、多毛、乳房萎缩、月经异常和声音低沉等）20%，女性化（睾丸萎缩、乳房增大等）约 10%，分泌醛固酮的 ACC 罕见（2%）[27,28]。与成人不同，儿童 ACC 约 90% 具分泌功能，绝大多数为雄激素，单一（55%）或混合分泌皮质醇（30%），单纯 CS < 5%[29~31]。多为男性化或假性青春期表现[30]。非功能性 ACC 起病隐匿，多与肿瘤局部进展有关：腹部胀痛、食欲缺乏、恶心、低热、消瘦等[27,32]。约 50% 可及腹部肿块，22%~50% 则表现为转移症状。肾上腺偶发瘤约 2%~3% 为 ACC[1]。

（六）疾病类型 / 临床分型

除常见的肾上腺皮质腺癌外，不常见的肾上腺皮质癌亚型还包括：嗜酸细胞性肾上腺皮质癌、黏液样型肾上腺皮质癌、肾上腺癌肉瘤。

（七）疾病分级/分期（病例31表1、病例31表2）

病例31表1　肾上腺皮质癌的 TNM 分期

原发肿瘤（T）	
T_1	肿瘤最大径≤5cm，无肾上腺外浸润
T_2	肿瘤最大径＞5cm，无肾上腺外浸润
T_3	任何大小的肿瘤，局部浸润，但不侵犯临近器官
T_4	任何大小的肿瘤侵犯临近器官（肾脏、横膈、胰腺、脾脏、肝）或者大血管（腔静脉、肾静脉）
区域淋巴结（N）	
N_0	无区域淋巴结转移
N_1	区域淋巴结转移
远处转移（M）	
M_0	无远处转移
M_1	有远处转移

病例31表2　肾上腺皮质癌的临床分期

分期	T	N	M
I	T_1	N_0	M_0
II	T_2	N_0	M_0
III	T_{1-2}	N_1	M_0
	T_3	N_0	M_0
IV	T_3	N_1	M_0
	T_4	N_0	M_0
	任何 N	任何 N	M_1

（八）辅助检查

ACC 患者中有近80%伴有激素自主分泌的特点，故对所有可疑 ACC 患者都应进行内分泌激素评估，包括那些没有症状的患者。

1. 内分泌激素检查　术前需要进行的实验室检查，包括血清皮质醇、促肾上腺皮质激素（ACTH）、脱氢表雄酮（dehydroepiandrosterone sulfate，DHEAS）、17-羟孕酮、雄烯二酮、睾酮、雌二醇、地塞米松抑制试验及尿游离皮质醇的测定[33]。此外，所有患者还都应测定血浆甲氧基肾上腺素类物质，或尿甲氧基肾上腺素类物质和儿茶酚胺，

以排除嗜铬细胞瘤,而对于高血压和(或)低钾血症患者,还应测定血浆醛固酮和肾素,以排除醛固酮瘤等。激素评估有助于:

(1)激素分泌方式可能提示恶性病变:如肿瘤同时分泌雄激素和皮质醇,则高度怀疑 ACC[34]。

(2)若 ACC 分泌皮质醇,术后可能出现肾上腺皮质功能不全,需激素替代治疗。

(3)术前能和嗜铬细胞瘤等其他肿瘤鉴别,有助术前准备。

(4)异常升高的激素可作为残余肿瘤或肿瘤复发的肿瘤标志物,用于术后患者的随访。

2. 影像学检查　肾上腺肿瘤的"影像学表现"是指肿块在 CT 或 MRI 上的特征。联合内分泌功能检查,CT 或 MRI 检查基本可以在术前使大多数 ACC 患者得到正确的诊断。肿块大小可以作为标准来区分肿瘤性质,ACC 患者的肾上腺肿瘤体积多大于 10cm,而大多数腺瘤患者肿瘤体积小于 5cm。肿瘤直径在 5 ~ 10cm 时,进行诊断时相对要慎重一些。此外,皮质腺瘤富含脂质的特性有助于将这种良性肿瘤与 ACC 相鉴别。在检测原发性或继发性肾上腺恶性肿瘤时,与肿块的大小相比,通过评估肿块密度来估计脂质含量往往可以提供更多的信息。

(1)在平扫中,良性腺瘤的 CT 值通常 < 10HU(即含有脂肪密度),提示为良性腺瘤的可能性大。而 ACC 通常较大、CT 值较高,且还可能表现出不均匀质、边缘不规则、钙化、浸润周围结构或淋巴结肿大等特征。若造影剂强化前 HU > 20 且强化 10 分钟时造影剂廓清率 < 50%,则更可能为恶性肿瘤[1]。

(2)虽然 CT 仍是肾上腺显像的主要手段,但在某些临床情况下 MRI 具有优势,如造影剂过敏或妊娠,或者大肿瘤术前评价与血管关系,显示肾上腺癌局部浸润的特征等[1]。

(3)FDG-PET 是一种新兴的有用工具,根据 HU 增高或造影剂廓清延迟,可以鉴别 ACC 与良性腺瘤。特别是在诊断有困难的患者中,常会有帮助。事实上,几乎所有的 ACC 患者都具有高水平的 18- 氟脱氧葡萄糖(18-FDG)摄取功能,然而在肾上腺转移癌和嗜铬细胞瘤患者中,甚至一些肾上腺腺瘤患者中也会出现 18-FDG 摄取增强的现象[1, 35 ~ 39]。

(4)在进行 PET-CT 检查时,对于肾上腺皮质来源的病变可以用美托咪酯(metomidate,MTO)作为示踪剂,因为美托咪酯可与肾上腺皮质上的 CYP11B 酶特异性结合,CYP11B 酶是催化皮质醇合成通路过程中的最后一步。C-MTO PET 扫描可区分肾上腺皮质来源的肿瘤与非皮质肿瘤,但不能区分良性与恶性肾上腺皮质病变。PET技术的普及，以及FDG与MTO联合的PET扫描的应用，可能十分有助于区分原发孤立性转移性肾上腺病变与良性肾上腺皮质病变，但目前这种方法仍在试验阶段[40~42]。

ACC远处扩散的最常见部位为肝、肺、淋巴结和骨[37]。因此，如果根据影像学评估或临床表现怀疑ACC，则分期诊断性检查通常会纳入胸部和肝脏的CT显像及骨扫描。我们认为所有可疑的ACC患者在术前都要进行胸部CT扫描，明确是否发生了肺转移。而脑部和骨扫描仅在出现相应的可疑症状时进行。目前尚不清楚PET-CT是否足够准确，可以替代其他所有影像学检查，单独用于对疑似ACC患者的初次诊断分期和用于治疗后的随访[40, 43, 44]。虽然在很多临床情况下的远处转移，PET都比CT或放射性骨扫描更敏感，但一些小病灶可能会被遗漏[35]。目前，FDG-PET-CT是常规CT的补充，且在常规随访评估中其应用也日益增加。然而，其确切作用及应用时机仍需进一步明确[35]。

3. 穿刺活检 肾上腺肿块活检的价值不大。研究发现肾上腺肿瘤的细针穿刺活检的诊断价值很低，而且破坏了肿瘤包膜，很可能会引起细针穿刺部位发生肿瘤细胞转移。目前认为仅在以下两种情况下进行细针穿刺可能获益：第一是部分患者发生肿瘤转移，失去了外科手术治疗的机会，而且内分泌检查和美托咪酯作为示踪剂进行PET-CT扫描没有明确诊断；第二是怀疑肾上腺肿物没有内分泌活性，且患者有肾上腺外恶性肿瘤的病史，细针穿刺活检能够影响治疗方案[1]。

（九）诊断标准

肾上腺皮质癌的组织结构与形态和正常肾上腺皮质相像，良、恶性鉴别困难，其病理诊断并不依靠病理的特征性表现，而是根据病理形态学的多个指标及免疫组化进行综合判断[45]。推荐采用更新的Weiss评分标准，共9项：①核异型大小；②核分裂指数≥5/50HP；③不典型核分裂；④透明细胞占全部细胞≤25%；⑤肿瘤细胞呈弥漫性分布；⑥肿瘤坏死；⑦静脉侵犯；⑧窦状样结构浸润；⑨包膜浸润。该系统将9个组织学标准各赋值1分，分数大于3分则被分类为恶性。其中核分裂数目、病理性核分裂象、血管或包膜侵犯以及坏死等是典型的病理组织学恶性指标。预后与肿瘤细胞核分裂指数和浸润的关系最为密切[45~48]。

（十）鉴别诊断

肾上腺皮质癌通常体积较大，常需和肾上腺嗜铬细胞瘤、肾上腺髓样脂肪瘤等相鉴别。这些鉴别主要通过临床表现、影像学的特征和内分泌激素检测结果来实现。肾上腺皮质癌内分泌激素主要表现为雄激素和皮质醇的异常，也可无明显激素改变。因此，临床表现也有所不同，可以表现为"库欣、男性化、女性化"等不同特征。而 CT 一般表现出不均匀质、边缘不规则、钙化、浸润周围结构或淋巴结肿大等特征，CT 值一般高于腺瘤（＞10HU），增强扫描 CT 值略有增高。嗜铬细胞瘤是以分泌儿茶酚胺类激素（肾上腺素和去甲肾上腺素）为主要特征。所以，临床主要表现为"阵发性高血压、头痛、晕厥、黑曚、心悸等"。CT 则表现为类圆形边界清晰的实质性肿块，密度不均匀，以低密度混杂密度为主；增强扫描由于血供丰富，多呈明显增强，肿瘤内部密度不均和显著强化为嗜铬细胞瘤 CT 影像的特点。肾上腺髓样脂肪瘤因为无内分泌激素改变，一般也无特征性临床表现，但若肿瘤巨大可有局部压迫症状，若肿瘤出血可有明显腰痛等不适。CT 主要显示以脂肪为特征的"负值"。

（十一）治疗

手术是 ACC 的主要治疗手段，是治疗非转移性 ACC 的唯一方法，也是唯一可能治愈 ACC 的治疗手段[49,50]。

1. 手术治疗

（1）手术指征

1）临床分期Ⅰ～Ⅲ期肿瘤；由于 ACC 的浸润生长，仅在Ⅰ期、Ⅱ期和部分Ⅲ期肿瘤中有完整切除的机会。对于大多数Ⅰ～Ⅲ期 ACC 患者，手术切除在技术上是可行的，但仍有许多患者不能被治愈，推测这是因为在出现首发症状时已经存在隐匿性微转移，即使是Ⅰ期 ACC 患者也是如此[51~53]。

2）Ⅳ期肿瘤：①原发灶和转移灶能完全切除者；②姑息减瘤，目的在于缓解皮质醇高分泌，并有利于其他治疗发挥作用，但预后差，生存期多＜12 个月[54~56]。

3）术后复发、转移[51,53]：再次手术切除，可延长生存。

（2）手术范围：完全切除肿瘤是获得长期生存的基础，应完整切除肿瘤包括其周围脂肪组织、可疑肿瘤受侵区域及淋巴结；邻近脏器受累者应同连原发灶整块切除如肾、脾切除、肝部分切除等；肾静脉或下腔静脉瘤栓不是根治切除的禁忌，应一并切除。禁忌肿瘤剜除及部分切除，术中应避免肿瘤包膜破裂及肿瘤溢出。如无同侧肾脏侵犯则不必切除同侧肾脏[57~60]。

（3）手术方式：关于治疗局限性 ACC 的手术方法，一直存在争议。目前开放性肾上腺切除术仍然被认为是标准的 ACC 治疗方案。但也有一些研究认为，如果肿瘤体积小于 10cm，行腹腔镜肾上腺肿瘤切除术也是比较安全的，当然一些专家认为这种手术方式增加了复发的风险[59~60]。

我们通过近年来的实践发现对于界限较为清晰的肾上腺皮质癌，肿瘤大小并非腹腔镜手术的绝对禁忌，保证肿瘤包膜无破裂并做到肿瘤 R0 切除才是关键。因此，我们认为对于长期从事肾上腺外科并有丰富手术经验的外科医生，通过术前谨慎评估后可以尝试腹腔镜手术来切除肿瘤。

（4）围术期的处理：ACC 多具内分泌功能，对于那些高皮质醇分泌的患者，围术期应按"库欣"治疗原则适当补充皮质类固醇激素。

2. 药物治疗　米托坦是唯一被 FDA 批准用于治疗 ACC 的药物。其主要机制是作用于肾上腺皮质束状带和网状带细胞线粒体，诱导其变性坏死。一般用于晚期和术后有残留病灶的患者，但有效率仍很低，仅 10% ~ 30%[57, 59, 62]。由于米托坦会造成肾上腺皮质功能不全、甲状腺功能不全，所以使用时需监测相应功能并及时补充对应激素。

肾上腺皮质癌的化疗可采用 EDP/M(顺铂、依托泊苷、多柔比星、米托坦)或 Sz/M(链脲霉素、米托坦) 方案，可见米托坦是 ACC 目前药物治疗的基石。此外，近年来，有报道使用 TKI、PD1/PDL1 治疗个别病例有效，但总的来说，单纯药物治疗中晚期肾上腺皮质癌效果较差。

3. 放疗　肿瘤的放射治疗可能是降低局部高复发率的重要措施，但尚没有研究证实放疗能够增加总体存活率。因此，目前推荐在具有高的复发风险的术后人群中推荐联合放射治疗[57, 62]。

ACC 的自然复发率还不清楚，但手术结合有效的辅助治疗是有益的。我们的经验是对于肾上腺皮质癌，要做到 R0 切除，对于肿瘤大于 6cm、术后病理提示 Ki-67 ≥ 10% 的患者，肿瘤完整切除术后积极予以放疗并辅以米托坦治疗，可有效提高治疗效果。

（十三）预后

肾上腺皮质癌患者预后较差，大部分患者生存时间为 4 ~ 30 个月，5 年的总体生存率为 16% ~ 47%，如果进展期的患者，5 年的生存率，仅为 5% ~ 10%[42, 49, 54]。

肾上腺皮质癌术后复发或转移比较常见，因此即使进行了肾上腺全切术，及时明确肿瘤复发或转移可以给予调整治疗方案。肾上腺皮质癌多为功能性，常表现女性男性化及肾上腺功能亢进，且易发生局部浸润和转移，如果有淋巴道和血道播散，一般平均存活期为 2 年 [54, 61, 62]。因此，2 年内推荐每三个月进行一次影像学检查（胸部 CT 和腹部的 CT 或 MRI），同时一并检测血清皮质醇、24 小时尿游离皮质醇、ACTH 及性激素水平。如果病情平稳，两年随访后，可以逐渐延长影像学及肾上腺激素的检查间期。不过，仍要密切跟踪随访患者无病生存的证据，术后随访至少 10 年。而对于那些病情较严重的患者，制订个体化方案，根据治疗方案不同确定随访时间。

四、专家点评

肾上腺皮质癌虽然发病率低，但是恶性程度高、转移早且快，生存预后差。这是一例65岁女性的无功能肾上腺皮质癌的根治切除为基础的综合治疗的案例。术前仔细评估肿瘤有无肾上腺的分泌功能，手术采用"达芬奇机器人辅助的腹腔镜下肾上腺巨大肿瘤切除术"，瘤体大小6.0cm×10.0cm×9.0cm，显示了术者娴熟的手术技巧。术后2个月辅以"瘤床＋同侧高危腹主动脉旁淋巴引流区"的放疗（45Gy/25F），以及米托坦2片、2次/日和醋酸泼尼松0.5片、2次/日预防皮质功能减退。然后规则随访，生存期达到四年以上，显示了以根治切除为基础的综合治疗的有效性。本文再疾病介绍内容中对肾上腺皮质癌的发病、病理、诊断和治疗等做了详细的阐述，相信会对读者的临床实践提供帮助。

（点评专家：姜昊文 复旦大学附属华山医院）

（病例提供：戴 军 孙福康 上海交通大学医学院附属瑞金医院）

参考文献

[1]Fassnacht M，Arlt W，Bancos I，et al.Management of adrenal incidentalomas：european society of endocrinology clinical practice guideline in collaboration with the european network for the study of adrenal tumors[J].Eur J Endocrinol，2016，175（2）：G1–G34.

[2]Crucitti F，Bellantone R，Ferrante A，et al.The italian registry for adrenal cortical carcinoma：analysis of a multiinstitutional series of 129 patients.The ACC italian registry study group[J].Surgery，1996，119（2）：161–170.

[3]Vassilopoulou–Sellin R，Schultz PN.Adrenocortical carcinoma.Clinical outcome at the end of the 20th century[J].Cancer，2001，92（5）：1113–1121.

[4]Ng L，Libertino JM.Adrenocortical carcinoma：diagnosis，evaluation and treatment[J].J Urol，2003，169（1）：5–11.

[5]Hsing AW，Nam JM，Co Chien HT，et al.Risk factors for adrenal cancer：an

exploratory study[J].Int J Cancer, 1996, 65（4）: 432-436.

[6]Allolio B, Fassnacht M.Clinical review : adrenocortical carcinoma : clinical update[J].J Clin Endocrinol Metab, 2006, 91（6）: 2027-2037.

[7]Xiao XR, Ye LY, Shi LX, et al.Diagnosis and treatment of adrenal tumours : a review of 35 years' experience[J].Br J Urol, 1998, 82（1）: 199-205.

[8]Luton JP, Cerdas S, Billaud L, et al.Clinical features of adrenocortical carcinoma, prognostic factors, and the effect of mitotane therapy[J].N Engl J Med, 1990, 322（17）: 1195-1201.

[9]Wooten MD, King DK.Adrenal cortical carcinoma.Epidemiology and treatment with mitotane and a review of the literature[J].Cancer, 1993, 72（11）: 3145-3155.

[10]Sandrini R, Ribeiro RC, DeLacerda L.Childhood adrenocortical tumors[J].J Clin Endocrinol Metab, 1997, 82（7）: 2027-2031.

[11]Figueiredo BC, Stratakis CA, Sandrini R, et al.Comparative genomic hybridization analysis of adrenocortical tumors of childhood[J].J Clin Endocrinol Metab, 1999, 84（3）: 1116-1121.

[12]Koch CA, Pacak K, Chrousos GP.The molecular pathogenesis of hereditary and sporadic adrenocortical and adrenomedullary tumors[J].J Clin Endocrinol Metab, 2002, 87（12）: 5367-5384.

[13]Sidhu S, Sywak M, Robinson B, et al.Adrenocortical cancer : recent clinical and molecular advances[J].Curr Opin Oncol, 2004, 16（1）: 13-18.

[14]Sidhu S, Marsh DJ, Theodosopoulos G, et al.Comparative genomic hybridization analysis of adrenocortical tumors[J].J Clin Endocrinol Metab,2002,87（7）: 3467-3474.

[15]Gicquel C, Bertagna X, Gaston V, et al.Molecular markers and long-term recurrences in a large cohort of patients with sporadic adrenocortical tumors[J].Cancer Res, 2001, 61（18）: 6762-6767.

[16]Bourcigaux N, Gaston V, Logié A, et al.High expression of cyclin E and G1 CDK and loss of function of p57KIP2 are involved in proliferation of malignant sporadic adrenocortical tumors[J].J Clin Endocrinol Metab, 2000, 85（1）: 322-330.

[17]Stojadinovic A, Ghossein RA, Hoos A, et al.Adrenocortical carcinoma : clinical, morphologic, and molecular characterization[J].J Clin Oncol, 2002, 20（4）:

941-950.

[18]Latronico AC，Pinto EM，Domenice S，et al.An inherited mutation outside the highly conserved DNA-binding domain of the p53 tumor suppressor protein in children and adults with sporadic adrenocortical tumors[J].J Clin Endocrinol Metab，2001，86（10）：4970-4973.

[19]Wagner J，Portwine C，Rabin K，et al.High frequency of germline p53 mutations in childhood adrenocortical cancer[J].J Natl Cancer Inst，1994，86（22）：1707-1710.

[20]Ribeiro RC，Sandrini F，Figueiredo B，et al.An inherited p53 mutation that contributes in a tissue-specific manner to pediatric adrenal cortical carcinoma[J].Proc Natl Acad Sci USA，2001，98（16）：9330-9335.

[21]Reincke M，Karl M，Travis WH，et al.p53 mutations in human adrenocortical neoplasms：immunohistochemical and molecular studies[J].J Clin Endocrinol Metab，1994，78（3）：790-794.

[22]Figueiredo BC，Cavalli LR，Pianovski MA，et al.Amplification of the steroidogenic factor 1 gene in childhood adrenocortical tumors[J].J Clin Endocrinol Metab，2005，90（2）：615-619.

[23]Ohgaki H，Kleihues P，Heitz PU.p53 mutations in sporadic adrenocortical tumors[J].Int J Cancer，1993，54（3）：408-410.

[24]Barzon L，Chilosi M，Fallo F，et al.Molecular analysis of CDKN1C and TP53 in sporadic adrenal tumors[J].Eur J Endocrinol，2001，145（2）：207-212.

[25]Libè R，Groussin L，Tissier F，et al.Somatic TP53 mutations are relatively rare among adrenocortical cancers with the frequent 17p13 loss of heterozygosity[J].Clin Cancer Res，2007，13（3）：844-850.

[26]Libè R，Fratticci A，Bertherat J.Adrenocortical cancer：pathophysiology and clinical management[J].Endocr Relat Cancer，2007，14（1）：13-28.

[27]Roman S.Adrenocortical carcinoma[J].Curr Opin Oncol，2006，18（1）：36-42.

[28]Fassnacht M，Kenn W，Allolio B.Adrenal tumors：how to establish malignancy？[J].J Endocrinol Invest，2004，27（4）：387-389.

[29]Ribeiro RC，et al.Childhood adrenocortical tumors[J].Eur J Cancer，2004，40

（8）：1117-1126.

[30]Ribeiro RC，Michalkiewicz EL，Figueiredo BC，et al.Adrenocortical tumors in children[J].Braz J Med Biol Res，2000，33（10）：1225-1234.

[31]Mendonca BB，Lucon AM，Menezes CAV，et al.Clinical，hormonal and pathological findings in a comparative study of adrenocortical neoplasms in childhood and adulthood[J].J Urol，1995，154（6）：2004-2009.

[32]Prommier RF，Brennan MF，et al.An eleven-year experience with adrenocortical carcinoma[J].Surgery，1992，112（6）：963-970.

[33]Fassnacht M，Allolio B.Clinical management of adrenocortical carcinoma[J].Best Pract Res Clin Endocrinol Metab，2009，23（2）：273-289.

[34]Wajchenberg BL，Pereira A，Medonca BB，et al.Adrenocortical carcinoma：clinical and laboratory observations[J].Cancer，2000，88（4）：711-736.

[35]Mackie GC，Shulkin BL，Ribeiro RC，et al.Use of [18F]fluorodeoxyglucose positron emission tomography in evaluating locally recurrent and metastatic adrenocortical carcinoma[J].J Clin Endocrinol Metab，2006，91（7）：2665-2671.

[36]Maurea S，Klain M，Mainolfi C，et al.The diagnostic role of radionuclide imaging in evaluation of patients with nonhypersecreting adrenal masses[J].J Nucl Med，2001，42（6）：884-892.

[37]Becherer A，Vierhapper H，Pötzi C，et al.FDG-PET in adrenocortical carcinoma[J].Cancer Biother Radiopharm，2001，16（4）：289.

[38]Leboulleux S，Dromain C，Bonniaud G，et al.Diagnostic and prognostic value of 18-fluorodeoxyglucose positron emission tomography in adrenocortical carcinoma：a prospective comparison with computed tomography[J].J Clin Endocrinol Metab，2006，91（3）：920-925.

[39]Tenenbaum F，Groussin L，Foehrenbach H，et al.18F-fluorodeoxyglucose positron emission tomography as a diagnostic tool for malignancy of adrenocortical tumours？Preliminary results in 13 consecutive patients[J].Eur J Endocrinol，2004，150（6）：789-792.

[40]Zettinig G，Mitterhauser M，Wadsak W，et al.Positron emission tomography imaging of adrenal masses：（18）F-fluorodeoxyglucose and the 11beta-hydroxylase tracer（11）C-metomidate[J].Eur J Nucl Med Mol Imaging，2004，31（9）：1224.

[41]Hennings J, Lindhe O, Bergström M, et al.[11C]metomidate positron emission tomography of adrenocortical tumors in correlation with histopathological findings[J].J Clin Endocrinol Metab, 2006, 91（4）: 1410-1414.

[42]Abiven G, Coste J, Groussin L, et al.Clinical and biological features in the prognosis of adrenocortical cancer : poor outcome of cortisol-secreting tumors in a series of 202 consecutive patients[J].J Clin Endocrinol Metab, 2006, 91（7）: 2650-2655.

[43]Hahner S, Stuermer A, Kreissl M, et al.[123I]Iodometomidate for molecular imaging of adrenocortical cytochrome P450 family 11B enzymes[J].J Clin Endocrinol Metab, 2008, 93（6）: 2358-2365.

[44]Khan TS, Sundin A, Juhlin C, et al.11C-metomidate PET imaging of adrenocortical cancer[J].Eur J Nucl Med Mol Imaging, 2003, 30（3）: 403-410.

[45]Weiss LM, Medeiros LJ, Vickery AL Jr.Pathologic features of prognostic significance in adrenocortical carcinoma[J].Am J Surg Pathol, 1989, 13（3）: 202-206.

[46]Medeiros LJ, Weiss LM.New developments in the pathologic diagnosis of adrenal cortical neoplasms.A review[J].Am J Clin Pathol, 1992, 97（1）: 73-83.

[47]Aubert S, Wacrenier A, Leroy X, et al.Weiss system revisited : a clinicopathologic and immunohistochemical study of 49 adrenocortical tumors[J].Am J Surg Pathol, 2002, 26（12）: 1612-1619.

[48]Lau SK, Weiss LM.The Weiss system for evaluating adrenocortical neoplasms : 25 years later[J].Hum Pathol, 2009, 40（6）: 757-768.

[49]Fassnacht M, Dekkers O, Else T, et al.European society of endocrinology clinical practice guidelines on the management of adrenocortical carcinoma in adults, in collaboration with the european network for the study of adrenal tumors[J].Eur J Endocrinol, 2018, 179（4）: G1-G46.

[50]Allolio B, Hahner S, Weismann D, et al.Management of adrenocortical carcinoma[J].Clin Endocrinol（Oxf）, 2004, 60 : 273.

[51]Bertagna C, Orth DN.Clinical and laboratory findings and results of therapy in 58 patients with adrenocortical tumors admitted to a single medical center（1951 to 1978）[J].Am J Med, 1981, 71（5）: 855-875.

[52]Hough AJ, Hollifield JW, Page DL, et al.Prognostic factors in adrenal

cortical tumors.A mathematical analysis of clinical and morphologic data[J].Am J Clin Pathol，1979，72（3）：390-399.

[53]Schteingart DE，Motazedi A，Noonan RA，et al.Treatment of adrenal carcinomas[J].Arch Surg，1982，117（9）：1142-1146.

[54]Luton JP，Cerdas S，Billaud L，et al.Clinical features of adrenocortical carcinoma，prognostic factors，and the effect of mitotane therapy[J].N Engl J Med，1990，322（17）：1195-1201.

[55]Gröndal S，Cedermark B，Eriksson B，et al.Adrenocortical carcinoma.A retrospective study of a rare tumor with a poor prognosis[J].Eur J Surg Oncol，1990，16（6）：500-506.

[56]Thompson NW，Cheung PS.Diagnosis and treatment of functioning and nonfunctioning adrenocortical neoplasms including incidentalomas[J].Surg Clin North Am，1987，67（2）：423-436.

[57]Schteingart DE，Doherty GM，Gauger PG，et al.Management of patients with adrenal cancer：recommendations of an international consensus conference[J].Endocr Relat Cancer，2005，12（3）：667-680.

[58]Crucitti F，Bellantone R，Ferrante A，et al.The italian registry for adrenal cortical carcinoma：analysis of a multiinstitutional series of 129 patients.The ACC Italian Registry Study Group[J].Surgery，1996，119（2）：161-170.

[59]Wängberg B，Khorram-Manesh A，Jansson S，et al.The long-term survival in adrenocortical carcinoma with active surgical management and use of monitored mitotane[J].Endocr Relat Cancer，2010，17（1）：265-272.

[60]Harrison LE，Gaudin PB，Brennan MF.Pathologic features of prognostic significance for adrenocortical carcinoma after curative resection[J].Arch Surg，1999，134（2）：181-185.

[61]Fassnacht M，Johanssen S，Quinkler M，et al.Limited prognostic value of the 2004 International Union Against Cancer staging classification for adrenocortical carcinoma：proposal for a Revised TNM Classification[J].Cancer，2009，115（2）：243-250.

[62]Berruti A，Baudin E，Gelderblom H，et al.Adrenal cancer：ESMO clinical practice guidelines for diagnosis，treatment and follow-up[J].Ann Oncol，2012，23（7）：

131-138.

病例 32　引起肥厚性心肌病的嗜铬细胞瘤的诊治

一、病例摘要

1. 基本信息

患者为 62 岁女性，主因"高血压 28 年，头晕目眩伴恶心干呕 2 月，发现右肾上腺占位 7 年"就诊。患者 2013 年 10 月因肺部结节就诊，偶然发现右肾上腺区肿物，最大径 1.5cm。2014 年 3 月复查 CT 提示右肾上腺肿物仍为 1.5cm。2014 年 11 月收入我院内分泌病房进行全面的内分泌定性定位评估。血皮质醇 F 节律（8am-4pm-0am）14.4-7.1-5.6μg/dl，血 ACTH 节律（8am）37.8pg/ml，尿游离皮质醇 71.6μg/24h（尿量 2L），1mg 地塞米松抑制实验可被抑制（血皮质醇 F 节律 1.15μg/dl），排除库欣综合征。血去甲变肾上腺素（NMN）58.5pg/ml，血变肾上腺素（MN）23.9pg/ml，嗜铬细胞瘤诊断依据不足。血醛固酮（卧 - 立 - 坐）80.9-99.9-79.6pg/ml，血钾 3.7mmol/L，原发性醛固酮增多症诊断依据不足。CT 提示右肾上腺结节灶，腺瘤可能，最大径 1.5cm。综合考虑右肾上腺占位灶为无功能，建议随访。后定期门诊复查，2020 年 12 月 CT 提示右肾上腺肿物，最大径 3.3cm。2021 年 3 月，门诊随访 CT 提示：右肾上腺占位，最大径 3.7cm，富血供。故再次收入我院内分泌病房，进一步诊治。

回顾系统病史，患者近 2 个月来出现头晕目眩伴恶心干呕，双脚麻木，否认黑矇，病程中无意识丧失。患者自发病以来无明显体重改变。1993 年诊断为高血压，血压最高 180/120mmHg。1994 年诊断为非梗阻性肥厚性心肌病。1997 年诊断为阵发性房颤。2011 年诊断为梅尼埃病，倍他司汀口服控制。1986 年行右侧卵巢囊肿切除术，病理为卵巢囊肿。1997 年行因子宫肌瘤而行子宫切除术，病理为良性子宫肌瘤。2007 年行肝脏肿物切除术，术后病理示肝血管瘤和肝平滑肌脂肪瘤。2013 年 10 月行左上肺叶楔形切除术，病理示肺原位腺癌。2019 年因阵发性房颤而行射频消融术。

生于原籍，长于原籍，否认疫区疫水接触史。否认遗传性家族疾病史。

查体见体温 36.2℃，脉搏 65 次 / 分，呼吸 20 次 / 分，血压 129/76mmHg。神清，精神可。步入病房，查体配合，应答切题。腹软，无压痛，肝脾肋下未及。双肾区无叩痛，膀胱区无膨隆。腹部及腰背部未触及肿物。双下肢无水肿，足背动脉对称。四肢肌力、肌张力正常，生理反射存在，病理征未引出。

头晕发作时血压 133/80mmHg，血去甲氧基肾上腺素（NMN）327.6pg/ml，血甲氧基肾上腺素（MN）108.8pg/ml。2014 年 11 月 CT 提示右肾上腺占位，最大径 1.5cm，增强时可见瘤体内血供丰富，无坏死（Fig.1，2）。2021 年 3 月 CT 提示右肾上腺占位，最大径 3.7cm，富血供（Fig.3，4）。2021 年 3 月 PET-CT 使用 68Ga-DOTATATE 显像示右肾上腺区一枚 3.9cm 类圆形高代谢结节，SUVmax 85.5，考虑嗜铬细胞瘤。

2．诊断

（1）右肾上腺嗜铬细胞瘤。

（2）高血压。

（3）肥厚性非梗阻性心肌病。

（4）阵发性房颤。

（5）肺原位癌术后。

3．诊疗经过

2021 年 3 月 8 日入住我院内分泌科，期间及时观察血压及血 NMN、MN 等指标变化，高血压头晕发作时，实时监测 NMN 和 MN 出现多次异常，分别为 327.6pg/ml 和 108.8pg/ml（2021-03-11）；304.6pg/ml 和 118.6pg/ml（2021-03-22）。

2021 年 3 月 27 日转入我院泌尿外科，充分术前准备（2021-02-27 开始口服多沙唑嗪，术前扩容准备）。

2021 年 3 月 30 日进行"后腹腔镜下右肾上腺嗜铬细胞瘤＋右肾上腺全切术"。术中可见右肾上腺肿瘤周围血管怒张，滋养血管丰富（Fig.5-7）。术中触碰肿瘤时血压变化明显，麻醉科协助保持血流动力学稳定。手术历时 1 小时，出血 50ml。术后大体标本剖面，肿瘤边界清晰，以肾上腺髓质为主，内部少量坏死（Fig.8）。

2021 年 4 月 19 日病理报告提示右肾上腺嗜铬细胞瘤，肿瘤细胞增生指数较高（Ki-67 约 5%），建议密切随访。HE 组织学表现（Fig.9）：大而不规则的细胞巢；细胞密度：中（150～250 细胞 /U）；无坏死；包膜完整；GAPP 评分 4；手术切缘：阴性。免疫组化（Fig.10）：S-100（部分阳性），SDHB（蛋白表达），SYN（+），CgA（+），Ki-67（热点区约 5%），Melan A（-），Inhibin（-），CEA（-），CD117（少量阳性），CD34（-），CD56（+），Her-2（-），SSTR2A（++～+++），HIF-2a（-），{22C3}（CPS = 0），PD-L1{22C3} 阳性对照（+）；网染银（显示肿瘤细胞呈巢状分布）。

4．随访

术后 1 个月（2021-05-04）门诊复查 NMN 35.1pg/ml，MN 26.2pg/ml。血皮质醇 F

节律（8am）：17.8μg/dl。血 ACTH 节律（8am）96.0pg/ml。2021 年 5 月 8 日上腹部增强 CT 示右肾上腺术后改变，未见复发或转移征象。

二、病例分析

1. "无功能"可能是假象。虽然 MN、NMN 的敏感性、特异性很高，但仍有 1.4% 的假阴性率。嗜铬细胞瘤不发作时，可能无法检测 MN、NMN 的异常升高。此例患者由于多年前的检测 MN 和 NMN 均正常，且肿瘤体积比较小（最大径 < 2cm），故误诊为 "无功能"肾上腺肿瘤。

2. 影像学评估。肾上腺嗜铬细胞瘤平均直径在 3 ~ 5cm，肿瘤内部通常伴有坏死。此例患者一开始门诊随访时，肿瘤直径仅 1.5cm，CT 增强血供丰富，但内部无坏死征象。对于直径比较小的肾上腺肿瘤，若 CT 增强出现血供异常丰富，需高度怀疑嗜铬细胞瘤的可能性。此外，PET-CT 可以辅助诊断，使用 68Ga-DOTATATE 作为示踪剂，SUVmax 值呈高值。若单位有同位素 MIBG 检测亦可协助诊断。

3. 术前充分的扩容准备。一般而言我们使用多沙唑嗪一类的 α 受体阻滞剂，口服至少 2 周。但对于肿瘤直径特别大或者 MN、NMN 特别高的病例，可以延长使用口服药物的扩容时间。本例患者，多沙唑嗪（可多华）4mg/d，术前口服了 1 个月余。围术期的血流动力学非常稳定。

4. 手术方式的选择。根据我们的经验，对于 8cm 以下的嗜铬细胞瘤，我们选择后腹腔镜入路；对特别巨大、与血管粘连等较复杂的病例，可以选择经腹腹腔镜或开放手术。是否保留正常肾上腺组织，目前仍无定论。本单位的意见如下：对侧肾上腺形态好的患者，尽量行患侧全切，因为嗜铬细胞瘤的良恶性的判断需要长时间的临床随访。而对于双侧嗜铬细胞瘤的患者，尤其是具有遗传综合征的患者，则需要个体化制定如何保留部分正常肾上腺组织。此例患者对侧肾上腺形态正常，故采用后腹腔镜镜下右肾上腺及肿瘤全切术。

三、疾病介绍

（一）概述

嗜铬细胞瘤是起源于肾上腺髓质嗜铬细胞的肿瘤，具有合成、存储和分解代谢儿茶酚胺（包括肾上腺素、去甲肾上腺素、多巴胺）的功能，通过释放儿茶酚胺引起临床症状。典型的临床表现为"三联征"：头痛、心悸、多汗。影像学检查（如 CT 或 MR）进行定位诊断，内分泌相关激素测定进行定性诊断。主要的治疗方法是将肿瘤完整切除，术后病理 90% 为良性，根据最新的病理分类，所有嗜铬细胞瘤均具有潜在恶性的可能，故需长期随访。

（二）流行病学、遗传学

嗜铬细胞瘤占高血压人群的 0.1% ~ 0.6%，年发病率 3 ~ 4/100 万人。男女发病无明显差别，可发生于任何年龄段。嗜铬细胞瘤的病因目前尚不明确，可能与遗传有关。目前明确的致病基因有以下几种：①多发性内分泌肿瘤 -1 型（MEN1 基因突变）；②多发性内分泌肿瘤 -2 型（RET 基因突变）；③家族性视网膜及中枢神经系统血管瘤病（VHL 基因突变）；④家族性 PHEO/PGL 综合征（SDHB、SDHD 或 SDHC 基因突变）；⑤神经纤维瘤病 -1 型（NF 基因突变）。散发性病例存在基因突变的概率为 24% ~ 36%。

（三）病理

嗜铬细胞瘤主要起源于肾上腺髓质，多为单侧发病，平均大小 3 ~ 5cm，部分病例可 > 10cm。组织学分类分为肾上腺髓质肿瘤和肾上腺外副神经节瘤。恶性的肾上腺嗜铬细胞瘤约占 10%，符合恶性者必须有明确的转移灶（如淋巴结、肝、肺、骨等器官转移），但病理组织学特征本身不能预测恶性或转移。因没有一个组织学特征能独一无二地预测肿瘤的临床侵袭行为，Thompson 学者[1] 提出一个更具权重特征的衡量标准。将"血管侵犯""包膜侵犯""重度多形性"和"核深染"权重为 1；将"弥漫性生长""扩散到肾上腺周围组织""坏死""膨大融合性细胞巢""细胞成分增加"的特征权重为 2，若权重 ≥ 4 则提示恶性倾向。

（四）临床表现

1. 典型症状 头痛、心悸、多汗的"三联征"发生率约 50%。

2. 高血压是最常见的症状，发生率约 90%，持续性和阵发性约各占一半。严重者可出现高血压危象。

3. 心血管并发症发生率约 12%，由于肿瘤较大持续分泌儿茶酚胺可造成对心脏、血管的损伤，导致心律失常、儿茶酚胺性心肌病，严重者出现急性心力衰竭、心肌梗死。

4. 家族性嗜铬细胞瘤或副神经节瘤，可出现相关综合征的临床表现和体征，如 MEN-2（甲状腺髓样癌、甲状旁腺亢进、多发性黏膜神经瘤），VHL 病（视网膜和中枢神经系统血管母细胞瘤、肾囊肿或肾细胞癌、胰腺囊肿或肿瘤、附睾囊腺瘤），NF-1（皮肤多发神经纤维瘤、色斑、虹膜"利舍结节"）等。

（五）诊断

嗜铬细胞瘤的诊断需要结合临床症状和和体征，对可疑患者进行定性定位诊断，对于遗传性倾向的家系需基因检测辅助诊断。

1. 临床表现（如上所述）。

2. 定性诊断

（1）血浆游离 MN 和 NMN。甲氧基肾上腺素（MN）和去甲氧基肾上腺素（NMN）是儿茶酚胺的中间代谢产物，能有效检测嗜铬细胞瘤，敏感性 97% ~ 99%，特异型 82% ~ 96%[2]。

（2）24 小时尿儿茶酚胺。24 小时尿儿茶酚胺是一项无创的检测手段，敏感性 84%，特异性 81%，假阴性率 14%[3]。

3. 定位诊断

（1）CT 平扫＋增强：可发现 0.5cm 的肾上腺占位，表现为类圆形边界清晰的实质性肿块，嗜铬细胞瘤一般 3 ~ 5cm，密度不均匀，以低密度混杂密度为主；增强扫描由于血供丰富，多呈明显增强，边缘增强更加明显。肿瘤内部密度不均和显著强化为嗜铬细胞瘤 CT 影像的特点。

（2）MRI：优点是无辐射，对于特定人群（儿童、孕妇、碘剂过敏等）推荐使用。T_1WI 低信号，T_2WI 高信号，反向序列信号无衰减为其特点。MRI 对肿瘤边界有无粘连具有很强的提示作用。

（3）PET-CT：^{18}F-DOPA-PET 和 ^{18}F-DA-PET 对嗜铬细胞瘤具有很强的功能定位诊断，敏感性、特异性接近 100%[4]。

（4）MIBG 显像。^{131}I-MIBG 的特异性 95% ~ 100%，敏感性 77% ~ 90%[5]。

4. 基因检测 目前可筛查的基因包括 RET、VHL、SDHB、SDHD[6]，对具有遗传性倾向的家系可以进行基因检测。

（六）治疗

1. 手术治疗 早期手术完整切除肿瘤是根治嗜铬细胞瘤的主要治疗手段。即使对于有转移灶者，手术减瘤可能有利于术后放疗或核素治疗。

2. 核素治疗 对于无法手术或多发转移灶者，可以使用 ^{131}I-MIBG 核素进行同位素治疗。短期效果良好，长期疗效欠佳。

3. 放疗 外放疗可用于无法手术切除的肿瘤，以及缓解骨转移导致的疼痛。也可作为术后肿瘤床的预防性放疗。

4. 化疗 指南推荐的 CVD 方案（环磷酰胺、长春新碱、氮烯唑胺），有效率为 50%，但易复发。

（七）预后

嗜铬细胞瘤的预后与年龄、良恶性、有无家族史及治疗等密切相关。良性者 5 年生存率＞ 95%，恶性嗜铬细胞瘤容易发生转移（肝、肺等）预后差，约 50% 生存期在 1～3 年。嗜铬细胞瘤从病理上很难确诊良恶性，因此需要长期密切随访，随访期限建议 10 年。对于高危群体（如 SDHB 突变、巨大瘤体、双侧等），建议终身随访；对于遗传性嗜铬细胞瘤者，还需排查家系。

四、专家点评

嗜铬细胞瘤是起源于肾上腺髓质嗜铬细胞的肿瘤，通过释放儿茶酚胺引起临床症状。典型的临床表现为头痛、心悸、多汗"三联征"，但临床上也存在症状不典型或表现为无症状的静止型的嗜铬细胞瘤。影像学检查（如 CT 或 MRI）可以提供特征性的影像学特点：增强扫描提示肾上腺肿瘤血供丰富。大部分的嗜铬细胞瘤儿茶酚胺激素测定时数值升高，但部分患者激素测定时数值正常，这可能与肿瘤体积过小或肿瘤坏死有关。

本例患者初期检查时肿瘤仅为 1.5cm，CT 增强提示富血供肿瘤。3 年后该肿瘤增大至 3.3cm，儿茶酚胺激素水平升高，并出现了儿茶酚胺心肌病的征象。本例嗜铬细胞瘤的转归，反映了对于无功能肾上腺肿瘤的诊断必须慎重，CT 检查提示肾上腺富血供肿瘤，即使内分泌激素测定正常、肿瘤体积小于 2cm，也要考虑嗜铬细胞瘤的可能性，可进一步行同位素检查如 DOTATATE 或 MIBG 检查。长期嗜铬细胞瘤的误诊，患者的心脏会受累，导致儿茶酚胺心肌病。所以对于肾上腺无功能肿瘤，除了密切随访肾上腺肿瘤大小及其激素的水平，还要考虑心脏功能改变。

（点评专家：姜昊文 复旦大学附属华山医院）

（病例提供：孙福康 上海交通大学医学院附属瑞金医院）

参考文献

[1]Thompson L D.Pheochromocytoma of the Adrenal gland Scaled Score（PASS）to separate benign from malignant neoplasms：a clinicopathologic and immunophenotypic study of 100 cases[J].Am J Surg Pathol，2002，26（5）：551-566.

[2]Sawka AM，Jaeschke R，Singh RJ，et al.A comparison of biochemical tests for pheochromocytoma：measurement of fractionated plasma metanephrines compared with the combination of 24-hour urinary metanephrines and catecholamines[J].J Clin Endocrinol Metab，2003，88（2）：553-558.

[3]Lenders JW，Pacak K，Walther MM，et al.Biochemical diagnosis of pheochromocytoma：which test is best？[J].JAMA，2002，287（11）：1427-1434.

[4]Hoegerle S，Ghanem N，Altehoefer C，et al.[18]F-DOPA positron emission tomography for the detection of glomus tumours[J].Eur J Nucl Med Mol Imaging，2003，30（5）：689-694.

[5]van der Harst E，de Herder WW，Bruining HA，et al.[（123）I]metaiodobenzylguanidine and [（111）In]octreotide uptake in begnign and malignant pheochromocytomas[J].J Clin Endocrinol Metab，2001，86（2）：685-693.

[6]Pawlu C，Bausch B，Reisch N，et al.Genetic testing for pheochromocytoma-associated syndromes[J].Ann Endocrinol（Paris），2005，66（3）：178-185.

第二节

疑 难 病 例

病例 33 肾上腺良性功能性肿瘤（皮质醇增多症）

一、病例摘要

1. 基本信息

患者为 50 岁女性，因"血压升高 5 年，发现左肾上腺占位 2 年余"就诊。患者于 5 年前无明显诱因出现血压升高，当时测得血压为 160～170/90mmHg，无其他不适，口服缬沙坦效果不佳，后调整为缬沙坦氢氯噻嗪片＋贝尼地平＋比索洛尔，自述有改善，但未规律监测血压。2 年余前患者体检胸部 CT 发现左肾上腺占位，具体不详，未重视。2 个月前，血压 200/100mmHg，在当地医院查肾上腺增强 MRI 提示左肾上腺占位，腺瘤可能（未见报告）。为进一步治疗患者就诊于我院内分泌科，查肾上腺 CT 平扫＋增强提示左肾上腺腺瘤（边界尚清，大小约 25mm×28mm，内见脂肪密度，增强后病变呈明显不均匀强化，病变与周围组织分界尚清，见病例 33 图 1）。血检提示非 ACTH 依赖的皮质醇增多，小剂量地塞米松不能抑制，考虑原发性皮质醇增多症。患者 RAAS 系统正常范围。曾测得甲氧基去甲肾上腺素稍偏高（186pg/ml），后复测正常。追问病史，患者自述近 3 年来体重增加，共计增加 15kg。患者否认头晕、头痛、阵发性大汗、肢端感觉异常等不适。我科门诊拟以"左肾上腺肿瘤、皮质醇症"收治入院。

回顾系统病史，患者高血压病史见上述，否认糖尿病、心肌梗死、脑梗死等。

查体见入院血压 180/110mmHg。身高 158cm，体重 65kg，BMI 26.0。体型偏胖，面部圆润，无明显痤疮，颈部脂肪及腹部脂肪明显。神经系统查体无特殊，四肢感觉及肌力正常。

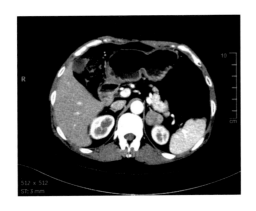

病例 33 图 1　肾上腺 CT 平扫＋增强

2．诊断

（1）左侧肾上腺肿瘤。

（2）皮质醇增多症。

（3）高血压（3 级，极高危）。

3．诊疗经过

患者于 2021 年 4 月 25 日收治入院。入院后完善相关检查，空腹血糖 10.4mmol/L，甘油三酯 2.85mmol/L，总胆固醇 6.36mmol/L，低密度脂蛋白胆固醇 3.41mmol/L，血钾 3.2mmol/L，术前心电图提示左心室高电压，胸片未见明显异常。

2021 年 4 月 26 日行腹腔镜下左肾上腺切除术。术中见肾周脂肪粘连、水肿较重。仔细分离，在肾上腺下方寻及左肾上腺中央静脉，并结扎，Hemolock 结扎切断肿瘤和肾上腺血供，完整切除肿瘤和少量正常肾上腺。术中给予 200mg 氢化可的松，术后第 1、第 2、第 3 天分别给予 200mg、100mg 和 50mg 氢化可的松。术后第 4 天开始口服醋酸可的松，并于第 5 天拔除引流管、出院。出院后继续口服醋酸可的松。

4．随访

患者术后恢复可，无厌食、腹胀、恶心、疲乏等不适。术后一周复查血压 150/84mmHg，血钾 3.7mmol/L、血钠 140mmol/L、血皮质醇（晨）265nmol/L。

二、病例分析

该患者先在内分泌科就诊，经内分泌医生检查、确诊、明确手术指征后至我科手术，符合该疾病的一般就诊规律。

该病例是一例较典型的库欣综合征。患者长期血压升高，药物控制不佳。近 2 年体重增加明显，伴有一定程度的皮质醇增多体型特点，如面部改变、颈部及腰部脂肪堆积等。入院后检查提示患者空腹血糖明显升高。这些都是皮质醇增多的临床表现。结合这些表现和生化、影像学检查，该患者的定性和定位诊断并不困难。

患者病变组织过量分泌的皮质醇可对 HPA 轴有效抑制，造成肾上腺皮质萎缩。切除病变组织的同时可能导致肾上腺功能不全而出现一系列症状，严重者可出现危重状态。因此围术期的激素替代至关重要。目前临床并无统一激素替代方案。该病例术前并未使用激素，术中及术后予以积极的激素替代治疗。术中药物选择氢化可的松，与众多的文献报道选择一致。术后减量方案及转口服用药的时机各文献报道存在差异。本中心一般在术后继续静脉使用氢化可的松 3 ~ 5 天后转口服药物，如泼尼松或醋酸可的松。术后需密切观察患者有无肾上腺功能不全的症状，并根据情况监测激素水平，从而避免不良事件的发生。

三、疾病介绍

库欣综合征（cushing syndrome，CS）也称为皮质醇增多症、库欣综合征、肾上腺皮质功能亢进症，由 Harvey Cushing 在 1912 年首次报道，指各种病因引起的以高皮质醇血症为特征的临床综合征，多种病因可导致 CS[1, 2]。糖皮质激素是引起 CS 的常见外源性因素。精神抑郁及乙醇性依赖可导致假性 CS。内源性因素根据病因及病变部位进一步分为促肾上腺皮质激素（ACTH）依赖型和 ACTH 非依赖型，前者占 80% ~ 85%。库欣病指垂体 ACTH 分泌亢进所引起的 CS 的一种临床类型，是最常见的 ACTH 依赖型 CS。应注意区分库欣病和库欣综合征概念的不同。异位 ACTH 可肿瘤或嗜铬组织分泌，如小细胞肺癌、甲状腺髓样癌、胃肠或消化腺神经内分泌肿瘤、嗜铬细胞瘤等。ACTH 非依赖型病变部位在肾上腺，具体包括皮质腺瘤、皮质腺癌、皮质增生。所有 CS 中，10% 由肾上腺皮质腺瘤引起，5% 由皮质腺癌引起[3, 4]。

CS 典型的表现包括为满月脸、多血质外貌、向心性肥胖、痤疮、紫纹、高血压、继发性糖尿病、骨质疏松等。其中，满月脸、水牛背、皮肤紫纹是最经典表现，而体重增加和向心性肥胖是最常见体征。过量的皮质醇对机体代谢的全面影响是这些表现的病理生理基础[2]。

定性及定位诊断是 CS 诊断的核心[5, 6]。当怀疑可能存在 CS 时，应进行行生化检查确定是否存在皮质醇增多。推荐的检查包括 24 小时尿游离皮质醇（24h-UFC）、深夜血浆/唾液皮质醇、小剂量地塞米松试验等。由于日常皮质醇的排泄存在显著差异，24h-UFC 及深夜血浆/唾液皮质醇应至少检测 2 次。当 24h-UFC 显著升高（2014 CUA 指南为正常值的 5 倍，部分文献为正常值的 3 倍）可直接诊断 CS。若达不到该标准，则需要小剂量地塞米松试验确定皮质醇分泌是否能被地塞米松抑制，不被抑制可进一步诊断为 CS。在确诊 CS 并排除外源药物可能性后，下一步是确定是否存在 ACTH 过量分泌。若 ACTH 水平持续较高（＞15pg/ml）提示疾病为 ACTH 依赖性，反之（＜5pg/ml）则为非依赖性。前者的定位影像学检查重点在颅内或异位 ACTH 源的确定，而后者的定位检查重点在肾上腺。库欣病中垂体微腺瘤（＜10mm）占 90% 以上，CT 对这些微腺瘤敏感性较低，故而推荐对 ACTH 依赖者行垂体 MRI 检查。CT 和 MRI 对肾上腺的分辨率均较高，因此推荐对对 ACTH 非依赖者行肾上腺 CT 或 MRI 检查，但后者在鉴别诊断和疾病分型中可能更优。应注意的是，垂体腺瘤和肾上腺腺瘤在普通人群中发病率均较高，故生化检查功能定位不可或缺，也是影像学检查和解读的基础。

手术在 CS 的治疗中占有重要地位。库欣病首选显微镜下经鼻蝶窦垂体瘤切除术，手术经鼻腔孔道暴露鞍底、切除肿瘤，具有创伤小的特点，术后 60% ~ 80% 的病例得以缓解[7, 8]。异位 ACTH 则需切除原发肿瘤，完全缓解率超达 80%[9]。肾上腺手术是 ACTH 非依赖性 CS 的重要治疗手段。分泌皮质醇的肾上腺腺瘤推荐腹腔镜肾上腺肿瘤切除术，可保留正常肾上腺。肾上腺皮质癌若仍有手术机会则推荐根治性切除术。双侧肾上腺增生根据情况可选择行单侧肾上腺切除、一侧全切对侧次全切、双侧全切等。双侧肾上腺切除后需要终生激素替代治疗。

糖皮质激素的替代治疗是泌尿外科或肾上腺外科医生必须面临的问题。术后有可能发生或已经发生肾上腺功能不全者均应给予皮质激素治疗，包括：①所有分泌皮质醇的病因肿瘤的切除；②库欣病、肾上腺增生的全切或一侧全切、对侧次全切；③亚临床 CS，肾上腺偶发瘤术后肾上腺皮质功能减退。氢化可的松为天然糖皮质激素，起效最快，但半衰期较短，需分次给药，适合术中、术后及肾上腺危象时的应急使用。而泼尼松次之，常用于替代治疗中的糖皮质激素减量期。甲基泼尼松龙更偏重于抗炎作用，地塞米松因起效慢且对 HPA 轴抑制作用过大，不良反应较大，两者使用相对较少。糖皮质激素给目前尚无统一给药方案，不同单位或个人均可能存在差异。一般术中给予 100 ~ 300mg 氢化可的松，术后继续静脉给药 1 ~ 7 天（不同指南或共识存在差异），减量转口服药物。肾上腺腺瘤术后口服药物的维持和减量时间一般需 6 ~ 8 个月左右。对于应用短效糖皮质激素替代治疗的患者，清晨血皮质醇能够反映 HPA 轴功能，而尿游离皮质醇反映外源补充及内源性糖皮质激素，故临床上以监测清晨血皮质醇为主。有文献表明，激素减量期间 UFC 和晨 9 点血皮质醇应在正常范围内，以避免过度替代;而 12:30 及 17:30 测血皮质醇应大于 50nmol/L，以大于 100nmol/L 更佳，以避免替代不足[10]。

肾上腺危象也称急性肾上腺皮质功能减退症，是机体在各种原因作用下肾上腺皮质激素绝对或相对分泌不足，从而表现出肾上腺皮质功能急性衰竭所致的临床综合征。表现为厌食、腹胀、恶心、呕吐、萎靡、疲乏、肌肉僵痛、血压下降、体温上升、意识障碍等。若不及时发现及处理，常导致死亡的严重后果。处理以迅速补充氢化可的松为主，最初 1 ~ 2 小时内迅速静脉滴注氢化可的松 100 ~ 200mg，5 ~ 6 小时内达 500 ~ 600mg，第 2 ~ 3 天予氢化可的松 300mg，后每日减少 100mg。注意关注患者血压变化及电解质紊乱情况并及时处理。

四、专家点评

皮质醇增多症（库欣综合征）以典型的体征（满月脸、水牛背、向心性肥胖、紫纹等）为主要表现，伴有高血压、高血糖、低血钾、低蛋白血症等代谢紊乱。按照病因可以分为 ACTH 依赖型库欣综合征和 ACTH 非依赖型库欣综合征。ACTH 依赖型库欣综合征主要包括源于垂体的库欣病和和大部分源于纵隔、肺等器官，少部分定位不明确的异位 ACTH 综合征。ACTH 非依赖型库欣综合征主要包括源于肾上腺的腺瘤、腺癌、大结节增生、小结节增生。

库欣综合征的定性和定位诊断非常重要。定性诊断主要包括血、尿皮质醇和 ACTH 水平及相关的生化检查，其中血皮质醇的昼夜水平的测定，也是鉴定库欣综合征的重要参考指标。定位诊断主要包括肾上腺和垂体的影学检查和大、小地塞米松抑制试验。源于肾上腺的库欣综合征：一般显示肾上腺肿瘤或增生，大小地塞米松抑制试验不被抑制。源于垂体的库欣：一般显示垂体肿瘤或增生，小剂量地塞米松抑制试验不被抑制。异位 ACTH 综合征，有时很难定位发病的原因，除了表现双侧肾上腺增生之外，没有明显的影像学证据。

手术切除定性和定位明确的肿瘤或增生，可以获得很好的效果。源于肾上腺的库欣腺瘤可以达到治愈目的。切除一侧增生的肾上腺，可以明显地改善源于肾上腺的大结节增生、小结节增生患者的临床症状和体征。对源于垂体的库欣病，垂体治疗效果不佳；异位 ACTH 综合征定位不明确，但库欣症状无法通过药物改善的患者，切除一侧肾上腺无疑是一个有效的方法。

腹腔镜手术是目前肾上腺手术的金标准。大部分的肾上腺手术都能通过普通腹腔镜手术完成，对于那些体积巨大的肾上腺大结节增生或肾上腺皮质癌，机器人辅助下腹腔镜手术也是一项很好的方法。尽可能保留残存肾上腺组织，是治疗源于肾上腺腺瘤的库欣患者手术时，需要考虑的问题。这关系到术后患者肾上腺皮质功能恢复和激

　　素减量的时间。

　　皮质激素的补充和术后的替代是库欣肾上腺手术非常重要的步骤。目前没有文献提出专门的方案，大部分都属于经验之谈，但趋向于更具特异性。主要是根据患者术前库欣的症状和皮质醇和 ACTH 水平进行激素的补充，像肾上腺大结节增生和肾上腺小结节的患者，切除一侧病变时，术后不需要激素替代。

（点评专家：孙福康　上海交通大学医学院附属瑞金医院）

（病例提供：徐　磊　奚　伟　复旦大学附属中山医院）

参考文献

[1]Lonser RR，Nieman L，Oldfield EH.Cushing's disease：pathobiology，diagnosis，and management[J].Journal of neurosurgery，2017，126（2）：404-417.

[2]Nieman LK.Diagnosis of cushing's syndrome in the modern era[J].Endocrinology and metabolism clinics of North America，2018，47（2）：259-273.

[3]Newell-Price J，Bertagna X，Grossman AB，et al.Cushing's syndrome[J].Lancet，2006，367（9522）：1605-1617.

[4]Pecori Giraldi F，Cavagnini F.Advances in the medical management of Cushing's syndrome[J].Expert Opin Pharmacother，2008，9（14）：2423-2433.

[5]Funder JW，Carey RM，Fardella C，et al.Case detection，diagnosis，and treatment of patients with primary aldosteronism：an endocrine society clinical practice guideline[J].The Journal of clinical endocrinology and metabolism，2008，93（9）：3266-3281.

[6]Pivonello R，De Martino MC，De Leo M，et al.Cushing's Syndrome[J].Endocrinology and metabolism clinics of North America，2008，37（1）：135-149.

[7]Atkinson AB，Kennedy A，Wiggam MI，et al.Long-term remission rates after pituitary surgery for Cushing's disease：the need for long-term surveillance[J].Clinical endocrinology，2005，63（5）：549-559.

[8]Hammer GD，Tyrrell JB，Lamborn KR，et al.Transsphenoidal microsurgery for Cushing's disease：initial outcome and long-term results[J].The Journal of clinical

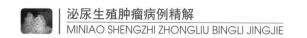

endocrinology and metabolism，2004，89（12）：6348-6357.

[9]Isidori AM，Kaltsas GA，Pozza C，et al.The ectopic adrenocorticotropin syndrome：clinical features，diagnosis，management，and long-term follow-up[J].The Journal of clinical endocrinology and metabolism，2006，91（2）：371-377.

[10]Howlett TA.An assessment of optimal hydrocortisone replacement therapy[J]. Clinical endocrinology，1997，46（3）：263-268.

第三节

少见病例

病例 34 以肾上腺转移瘤为首发症状的其他肿瘤的治疗

一、病例摘要

1. 基本信息

患者为 67 岁男性，因"左上腹隐痛不适半年"就诊。患者于半年前无明显诱因出现左上腹隐痛不适，进食后略有缓解，无发热、血尿、血便等症状。遂就诊于当地医院，尿常规示潜血（2+），腹盆腔增强 CT（病例 34 图 1）示"左肾盂及移行部占位，考虑 MT，左肾周及后腹膜多发淋巴结；左肾上腺转移。右肾小囊肿；慢性胆囊炎，胆囊多发结石。"进一步 PET-CT 检查示"左侧肾盂及移行区输尿管 MT 伴肾周广泛浸润，FDG 代谢增高，全身多发淋巴结转移，左肾上腺转移。右肾囊肿，肝内钙化灶，胆囊结石。"门诊拟"转移性肾盂输尿管恶性肿瘤"，收入我科进一步诊治。

回顾系统病史，患者糖尿病病史 5 年余，目前服用二甲双胍治疗，血糖控制可；否认高血压、冠心病等慢性病史；否认手术外伤史；否认食物药物过敏史；否认吸烟、饮酒个人史。

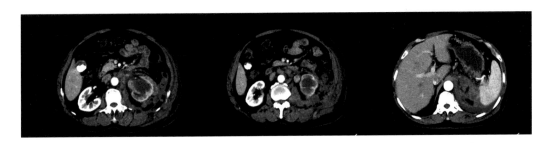

病例 34 图 1 术前腹盆腔增强 CT 提示左侧肾盂输尿管占位，左肾上腺转移

2. 诊断

（1）转移性肾盂输尿管恶性肿瘤。

（2）右肾囊肿。

（3）胆囊结石。

（4）慢性胆囊炎。

（5）糖尿病。

3．诊疗经过

患者于 2020 年 11 月 9 日收入我院泌尿外科，完善相关术前检查。肾脏 GFR 显像示左肾 GFR 33.2ml/min，右肾 GFR 64.3ml/min。患者手术意愿强烈，拟行左半尿路及左肾上腺切除术。2020 年 11 月 13 日术中见肿瘤外侵严重，累及主动脉，无法切除。后在介入超声下行穿刺活检，左肾周见大小约 18mm×18mm 低回声团块，超声造影引导下穿入肾周低回声肿块内，选取超声造影增强区，取出组织 3 条。病理提示显微组织间可见异性上皮样细胞巢，结合免疫组化结果，为浸润性尿路上皮癌，高级别。经过充分告知同意，患者入组临床研究，行 BGB-A317/ 安慰剂＋吉西他滨＋卡铂联合治疗，辅以止吐、保胃等对症支持治疗。完成三个周期化疗后，复查 CTU 提示左肾盂输尿管 MT，左肾静脉可疑受累，盆腔多发种植转移及淋巴结转移，较前好转，但是患者因个人原因自动退组。

4．随访

退组 3 个月后，患者左肩部、臀部、双下肢出现疼痛症状。我院复查 PET-CT（病例 34 图 2，病例 34 图 3）示：①左肾盂及左输尿管癌灶糖代谢增高不明显，多处（腹盆腔、腹膜后、胸内、左侧腋窝及双侧锁骨区）淋巴结转移，腹盆腔腹膜种植转移，左侧腰大肌、腰方肌、竖脊肌、髂肌转移，左侧肾上腺及第 3 腰椎转移可能。②左肾萎缩、双肾囊肿；肝脏钙化灶，胆囊结石，腹盆腔积液；③右肺慢性炎症，右侧胸腔积液。经 MDT 讨论后，患者收入肿瘤内科，使用 PD-1＋吉西他滨进一步治疗。

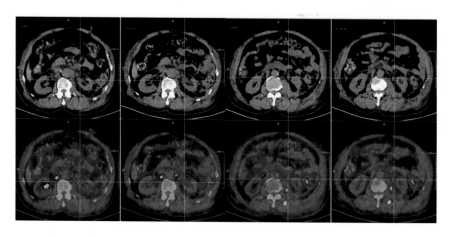

病例 34 图 2　退组 3 个月后复查 PET-CT 示左肾盂及左输尿管癌灶糖代谢增高不明显，较前好转

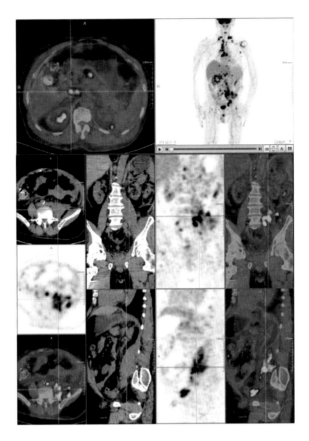

病例 34 图 3　退组 3 个月后复查 PET-CT 示腹盆腔种植转移，多处肌肉、淋巴结转移，较前进展

二、病例分析

该患者为中老年男性，因左上腹隐痛不适就诊，发现左肾盂输尿管肾上腺占位，考虑左肾盂输尿管恶性肿瘤伴左肾上腺转移、多发淋巴结转移。

近期多项观察性研究探索了半尿路切除术在转移性上尿路尿路上皮癌患者的治疗效果。尽管证据较为有限，半尿路切除术在部分患者中有显著的肿瘤特异性生存及总体生存的获益，尤其是那些能够接受以铂类为基础的化疗方案的患者。此外，仅有单处远处转移的患者更可能获益。尽管如此，考虑到观察性研究有较高的偏移风险，半尿路切除术的主要适应证还是针对姑息性治疗的患者，控制疾病症状。目前还没有专门针对转移性尿路上皮癌的研究支持转移灶切除术的治疗效果。但是有几项包括膀胱肿瘤和上尿路尿路上皮癌的研究提示，在预期寿命大于 6 个月的患者中，转移灶切除术是安全有益的。最近一项大型研究也证实了这一发现。由于并没有随机对照研究的数据，是否行转移灶切除术应当个体化评估，医生与患者共同做出决定。主诊医生与患者及其家属充分沟通各种治疗方案的利弊后，患者及家属要求先行左半尿路切除术及左肾上腺切除术。但术中发现肿瘤无法切除。

术后5日在超声引导下行穿刺活检，术后病理示浸润性尿路上皮癌。从一些膀胱癌和小型单中心上尿路尿路上皮癌的研究中可推断，以铂类为基础的化疗，尤其是顺铂，可能在转移性上尿路上皮癌患者的一线治疗中有效。最近一些研究也探索了免疫疗法在铂类不耐受患者中的疗效。阿替利珠单抗、帕博利珠单抗获FDA批准用于不耐受铂类的转移性尿路上皮癌的一线治疗。化疗仍是转移性尿路上皮癌治疗的基础，经评估患者无法耐受顺铂，吉西他滨+卡铂是不耐受顺铂患者一线治疗的Ⅰ线推荐（ⅠB类治疗）。与患者及其家属充分沟通后，患者决定参与临床研究，行BGB-A317/安慰剂+吉西他滨+卡铂联合治疗。病灶较前好转，但是由于患者个人原因，在3个疗程的治疗后患者并未按照既定方案继续治疗。3个月之后出现疾病进展。经多学科讨论后，患者收入肿瘤内科，行PD-1+G方案化疗。

三、疾病介绍

肾上腺转移瘤是肾上腺最常见的恶性肿瘤。最初这些转移多发现于尸检过程中，但是对着CT、MRI、PET-CT在恶性肿瘤诊断、分期、随访中起到越来越重要的作用，肾上腺转移瘤更多的在影像学检查过程中偶然发现[1~3]。所有转移性肿瘤中，肾上腺是第四常见的转移部位，对肾上腺的小体积而言，这个转移发生概率是相对较高的。肾上腺转移瘤可发生于原发的肺癌（39%）、乳腺癌（35%）、黑色素瘤、消化道恶性肿瘤、肾癌等[4~6]。

在有恶性肿瘤个人史或者近期发现肾上腺外恶性肿瘤的患者中，大约30%~70%偶然发现的肾上腺肿物都是转移性肿瘤。这一比例在尸检中可能更高[7~9]。比如说在一项研究中，尸检发现的肾细胞癌肾上腺转移的比例是6%~29%，但是临床诊断来看，这个比例只有2%~10%[10,11]。从肿瘤诊断到发现肾上腺转移瘤的中位时间大概是2.5年。在发现原发恶性肿瘤之前先发现肾上腺转移瘤是比较少见的。乳腺癌，肺癌及其他一些肿瘤越来越高的发生率也提高了转移性肾上腺瘤的发生率[7]。

大多数转移性肾上腺瘤的患者是无症状的，如果肿瘤较大或者增长较快的话，有些患者可能有背痛或腹痛的局部症状。这也提示肿瘤可能有局部侵犯或后腹膜出血。转移性肾上腺瘤通常不会导致肾上腺功能不足。如果双侧超过90%的肾上腺组织被累及，可能会有这种情况。这些患者可能会有继发于肾上腺功能不足的食欲缺乏、体重减轻、恶心、呕吐、腹痛、乏力、发热、嗜睡、电解质紊乱等症状，这些症状很容易和原发肿瘤的症状混淆。

转移灶的存在会影响原发肿瘤的治疗方案，治疗前的充分评估是非常必要的，尤其是在仅有肾上腺转移灶的恶性肿瘤患者当中。绝大多数肾上腺占位是良性的，并且许多肿瘤良恶性难以仅通过影像学判断。基于目前的研究，并没有单一的影像学检查手段是肾上腺偶发瘤综合评估或者是确定肾上腺占位良恶性的金标准。CT 和 MRI 评估脂质成分良性（高脂质成分）和潜在恶性（低脂质成分）的肾上腺占位，主要用来发现良性肿块和排除肾上腺恶性肿瘤[12~14]。PET-CT 主要用来发现恶性肿瘤[15, 16]。在有肾上腺外恶性肿瘤个人史的患者中，不确定性质的肾上腺肿块有更高的验前概率是恶性的，但是也需要详细排除其他可能性[17, 18]。任何此前的影像学检查可以用于病灶对比及确定肿块出现及进展的时间线。

如果影像学无法明确良恶性，肿块是无功能的，并且患者的治疗方案可能因为组织学结果改变时，CT 引导下的细针穿刺活检就能起到很好的作用。因此细针穿刺活检在广泛转移的情况下并不适用，它适用于评估肾上腺的寡转移灶[19, 20]。最需要注意的一点是，在穿刺活检之前需要通过生化检查来排除嗜铬细胞瘤，以防出现高血压危象和其他一些可能危及生命的并发症。如果肾上腺肿块可能是肾上腺皮质癌的话也不推荐进行穿刺活检，一方面是穿刺活检不能很好地区分肾上腺皮质癌和良性肾上腺占位，另外一方面也可能导致恶性肿瘤的播散。细针穿刺活检在确定肾上腺肿块的转移性疾病作用很大，有 80%~90% 的灵敏度和 100% 的阳性预测值[21, 22]。细针穿刺活检有 0~28% 概率无法定性诊断，2.5%~13% 并发症概率。大多数并发症是自限性的，也可能会有肾上腺出血、疼痛、胰腺炎、气胸和血尿等症状[23, 24]。

通过 CT、MRI 和 PET-CT 无法可靠地区分嗜铬细胞瘤和肾上腺转移瘤，因此，在有无法确定性质的肾上腺肿块并且有肾上腺外恶性肿瘤的患者中，排除嗜铬细胞瘤是非常重要的，即使肾上腺的肿块很可能是转移性的。额外的激素检查应当是个体化的，晚期肿瘤、预期寿命不长的患者较少从这些检查中获益。在一些罕见病例中，双侧肾上腺转移瘤可能导致肾上腺功能不足，所有具有潜在双侧肾上腺转移瘤可能的患者应当仔细评估肾上腺功能。在单侧肾上腺转移的情况下，肾上腺功能不全发生的可能性很小，通常不需要评估。在有恶性肿瘤病史并且在过去一年中使用糖皮质激素作为化疗方案一部分的患者中，需要考虑糖皮质激素相关的肾上腺功能抑制[25]。

治疗转移性肾上腺瘤最有效的方法是首先处理原发肿瘤，通常是使用化疗和（或）放疗[26, 27]。仅有肾上腺孤立转移瘤或是有其他可切除或可治愈的转移灶的患者可考虑手术诊疗[14, 28~30]。PET-CT 能够很好地检测肾上腺的孤立转移灶，排除肾上腺以外的转移灶。诊断出原发恶性肿瘤后有 6 个月以上的无疾病生存期，没有累及邻近组织，是转移性肾上腺瘤切除的良好预后因素。预后情况很大程度上取决于原发肿瘤的部位。没有证据支持对不知道原发肿瘤的转移性肾上腺瘤进行肾上腺瘤切除术。腹腔镜下肾上腺转移瘤切除术和开放手术转移性肾上腺瘤切除术相比，具有相近疗效，并且术后疼痛更轻，围术期死亡率更低，住院时间更短。小于 6cm、没有局部侵犯的肾上腺肿物可以考虑腹腔镜下肾上腺瘤切除术[31, 32]。放疗、射频消融、动脉栓塞、化学消融、冷冻消融等手段都被用于姑息性或根治性的肾上腺转移瘤治疗，各项研究均显示了不同的治疗结果。

转移性肾上腺瘤治疗的关键是找到原发灶。一个包括泌尿外科、肿瘤内科、放射医学科、病理科的多学科团队能够为转移性肾上腺瘤患者提供更优的诊疗服务。很多情况下最大的困难是明确肾上腺的肿物究竟是良性占位还是转移性瘤，有时候需要穿刺活检或者腔镜下活检。如果肿瘤是转移性的，绝大多数情况下患者预后较差[33, 34]。

四、专家点评

转移性肾上腺肿瘤常在体检或原发恶性肿瘤随访时发现，大部分患者没有任何症状和体征。少部分患者可出现腰酸、腰痛等症状。当双侧肾上腺转移，肾上腺组织绝大部分受累时，或者肾上腺先后出现转移，一侧转移灶已经切除，对侧又出现转移时，可以有肾上腺皮质功能不足的表现（Addison 病），如恶心、呕吐、全身皮肤变黑等。原发恶性肿瘤治疗中使用糖皮质激素，可以出现与皮质功能相关的症状。

肾上腺肿瘤功能评估，特别是肾上腺髓质功能检查，是肾上腺肿瘤诊断的关键。这是基于肾上腺转移瘤双侧病变可能性较大，而双侧嗜铬细胞瘤发生率又较高，如果需要通过穿刺活检或手术来定性的话，操作之前必须排除嗜铬细胞瘤，以免出现心血管并发症。

转移性肾上腺瘤需要明确：①原发恶性肿瘤是否处于静息状态。②除肾上腺转移之外，是否存在其他部位的转移。③肿瘤的大小和边界，是否累及到临近脏器。肾上腺影像学和 PET-CT 检查能够很好评估肾上腺转移灶的局部情况，以及原发恶性肿瘤全身转移的情况。排除肾上腺以外的转移灶，特别是肺、肝、肾、骨等脏器的转移，对原发恶性肿瘤预后的判断非常重要。

转移性肾上腺肿瘤的预后，很大程度上取决于原发恶性肿瘤的性质及原发恶性肿瘤治疗后的无疾病生存期。对于患者一般情况良好、原发恶性肿瘤已得到控制、孤立的肾上腺转移灶，可以选择手术切除。腹腔镜和开放性手术可以取得同样的手术效果，但对于大于 6cm 的肿块，开放性手术更适合。

原发恶性肿瘤的全身治疗一直是治疗的首选，肾上腺转移瘤的治疗需要通过多学科联合治疗。对于那些转移瘤局部条件不适合根治性切除或者肾上腺外的多处转移，得到明确的病理诊断是综合治疗的关键。

（点评专家：孙福康 上海交通大学医学院附属瑞金医院）

（病例提供：姜 帅 熊 鹰 复旦大学附属中山医院）

参考文献

[1]Lin B，Yang H，Yang H，et al.Bilateral malignant paragangliomas in a patient：a rare case report[J].World Neurosurg，2019，124（1）：12-16.

[2]Pandey T，Pandey S，Singh V，et al.Bilateral renal cell carcinoma with bilateral adrenal metastasis：a therapeutic challenge[J].BMJ Case Rep，2018，11（1）：e227176.

[3]Hikami K，Ueda M，Shibasaki N，et al.A case of renal cell carcinoma withIpsilateral renal pelvic metastasis mimicking double cancer[J].Hinyokika Kiyo，2018，64（11）：439-443.

[4]Almeida MQ，Bezerra-Neto JE，Mendonca BB，et al.Primary malignant tumors of the adrenal glands[J].Clinics（Sao Paulo），2018，73（1）：e756s.

[5]Blazekovic I，Jukic T，Granic R，et al.An unusual case of papillary thyroid carcinoma iodine-131 avid metastasis to the adrenal gland[J].Acta Clin Croat，2018，57（2）：372-376.

[6]Klikovits T，Lohinai Z，Fabian K，et al.New insights into the impact of primary lung adenocarcinoma location on metastatic sites and sequence：a multicenter cohort study[J].Lung Cancer，2018，126：139-148.

[7]Seidenwurm DJ，Elmer EB，Kaplan LM，et al.Metastases to the adrenal glands and the development of Addison's disease[J].Cancer，1984，54（3）：552-557.

[8]Cedermark BJ，Blumenson LE，Pickren JW，et al.The significance of metastases to the adrenal gland from carcinoma of the stomach and esophagus[J].Surg

Gynecol Obstet，1977，145（1）：41-48.

[9]Cedermark BJ，Blumenson LE，Pickren JW，et al.Ths significance of metastases to the adrenal glands in adenocarcinoma of the colon and rectum[J].Surg Gynecol Obstet，1977，144（4）：537-546.

[10]Campbell CM，Middleton RG，Rigby OF.Adrenal metastasis in renal cell carcinoma[J].Urology，1983，21（4）：403-405.

[11]Huisman TK，Sands Jr JP.Renal cell carcinoma with solitary metachronous contralateral adrenal metastasis.Experience with 2 cases and review of the literature[J]. Urology，1991，38（4）：364-368.

[12]Allard P，Yankaskas BC，Fletcher RH，et al.Sensitivity and specificity of computed tomography for the detection of adrenal metastatic lesions among 91 autopsied lung cancer patients[J].Cancer，1990，66（3）：457-462.

[13]Sandler MA，Pearlberg JL，Madrazo BL，et al.Computed tomographic evaluation of the adrenal gland in the preoperative assessment of bronchogenic carcinoma[J].Radiology，1982，145（3）：733-736.

[14]Burt M，Heelan RT，Coit D，et al.Prospective evaluation of unilateral adrenal masses in patients with operable non-small-cell lung cancer.Impact of magnetic resonance imaging[J].J Thorac Cardiovasc Surg，1994，107（2）：584-588, discussion 588-589.

[15]Boland GW，Goldberg MA，Lee MJ，et al.Indeterminate adrenal mass in patients with cancer：evaluation at PET with 2-[F-18]-fluoro-2-deoxy-D-glucose[J]. Radiology，1995，194（1）：131-134.

[16]Harrison J，Ali A，Bonomi P，et al.The role of positron emission tomography in selecting patients with metastatic cancer for adrenalectomy[J].Am Surg,2000,66（5）：432-436，discussion436-437.

[17]Linos DA.Adrenaloma：a better term than incidentaloma[J].Surgery，1989, 105（3）：456

[18]Linos DA，Stylopoulos N.How accurate is computed tomography in predicting the real size of adrenal tumors？ A retrospective study[J].Arch Surg，1997，132（7）：740-743.

[19]Goerg C，Schwerk WB，Wolf M，et al.Adrenal masses in lung cancer：

sonographic diagnosis and follow-up[J].Eur J Cancer，1992，28A（8 ～ 9）：1400-1403.

[20]Luciani L，Scappini P，Pusiol T，et al.Aspiration cytology of simultaneous bilateral adrenal metastases from renal cell carcinoma.A case report and review of the literature[J].J Urol，1985，134（2）：315-318.

[21]Ettinghausen SE，Burt ME.Prospective evaluation of unilateral adrenal masses in patients with operable non-small-cell lung cancer[J].J Clin Oncol，1991，9（8）：1462-1466.

[22]Antonelli A，Cozzoli A，Simeone C，et al.Surgical treatment of adrenal metastasis from renal cell carcinoma：a single-centre experience of 45 patients[J].BJU Int，2006，97（3）：505-508.

[23]Berkman WA，Bernardino ME，Sewell CW，et al.The computed tomography-guided adrenal biopsy.An alternative to surgery in adrenal mass diagnosis[J].Cancer，1984，53（10）：2098-2103.

[24]Pagani JJ.Non-small cell lung carcinoma adrenal metastases.Computed tomography and percutaneous needle biopsy in their diagnosis[J].Cancer，1984，53（5）：1058-1060.

[25]Carey RW，Harris N，Kliman B.Addison's disease secondary to lymphomatous infiltration of the adrenal glands.Recovery of adrenocortical function after chemotherapy[J].Cancer，1987，59（6）：1087-1090.

[26]Soffen EM，Solin LJ，Rubenstein JH，et al.Palliative radiotherapy for symptomatic adrenal metastases[J].Cancer，1990，65：1318-1320.

[27]O'Dea MJ，Zincke H，Utz DC，et al.The treatment of renal cell carcinoma with solitary metastasis[J].J Urol，1978，120（5）：540-542.

[28]Porte H，Siat J，Guibert B，et al.Resection of adrenal metastases from non-small cell lung cancer：a multicenter study[J].Ann Thorac Surg，2001，71（3）：981-985.

[29]Karolyi P.Do adrenal metastases from lung cancer develop by lymphogenous or hematogenous route？ [J]J Surg Oncol，1990，43（3）：154-156.

[30]Branum GD，Epstein RE，Leight GS，et al.The role of resection in the management of melanoma metastatic to the adrenal gland[J].Surgery，1991，109（2）：

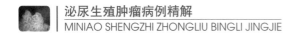

127-131.

[31]Heniford BT, Arca MJ, Walsh RM, et al.Laparoscopic adrenalectomy for cancer[J].Semin Surg Oncol, 1999, 16（4）: 293-306.

[32]Solaini L, Arru L, Merigo G, et al.Advanced sealing and dissecting devices in laparoscopic adrenal surgery[J].JSLS, 2013, 17（4）: 622-626.

[33]Hatano K, Horii S, Nakai Y, et al.The outcomes of adrenalectomy for solitary adrenal metastasis : a 17-year single-center experience[J].Asia Pac J Clin Oncol, 2020, 16（2）: e86-e90.

[34]Taira N, Kawabata T, Ichi T, et al.Long-term survival after surgical treatment of metachronous bilateral adrenal metastases of non-small cell lung carcinoma[J].Am J Case Rep, 2014, 15 : 444-446.

第六章 阴茎肿瘤

第一节

常规病例

病例 35　阴茎部分切除术后淋巴结转移复发的综合治疗

一、病例摘要

1. 基本信息

患者为 56 岁男性,主因"发现龟头肿块 3 个月"就诊。患者于 3 个月前无明显诱因洗澡时发现龟头肿块,表面局部红肿,无明显渗出。当时未予足够重视,未行系统诊治。后因红肿未自行缓解而于 2 个月前至外院就诊。外院医师查体后,拟诊"包皮龟头炎",追问病史,患者否认治游史。外院遂处方莫匹罗星软膏,每日外涂三遍于患处。患者遵医嘱治疗 2 周后仍无明显改善,再次赴外院就诊,门诊行性病病原体相关检查,结果均提示未发现相关病原。RPR(2021-07-15):阴性;TPPA(2021-07-15):阴性。HIV(2021-07-14):阴性;HCV-Ig(2021-07-14):阴性。尿道分泌物 HPV(2021-07-16):高危型 16、18、31、33、、35、39、45、51、52、53、56、58、59、66、68。后行局部麻醉下龟头皮肤活检术。术后病理证实(龟头)皮肤慢性炎,表皮破溃伴坏死感染,部分表皮中度异型增生伴上皮角下延增生,建议免疫组化五项除外癌。病理会诊(2021-07-19):免疫组化:CEA 少量+,CK5/6(+),Ki-67(+,20%),P16(-),P53(+)(阴茎头)皮肤组织表皮增生伴溃疡,部分区域细胞明显核异型,上皮脚增长增粗,部分区域分支边界不规则,偶见反向角化，局灶表面伴有不典型挖空细胞，考虑为高级别鳞状上皮内瘤变，局灶可疑间质浸润。患者为求进一步治疗，转至我院就诊。

回顾系统病史，患者糖尿病病史10年余，目前二甲双胍1粒、3次/日口服降糖，血糖水平控制理想；4年前曾有脑梗死病史，无明显后遗症，否认药物控制。否认吸烟、饮酒个人史。

2. 诊断

（1）阴茎恶性肿瘤。

（2）2型糖尿病。

（3）脑梗死史。

3. 诊疗经过

患者于2020年7月收入我院泌尿外科病房，完善各项术前评估。胸部CT扫描示两肺纹理增多。腹股沟超声示双侧腹股沟淋巴结未见明显肿大。病理切片会诊示（阴茎）鳞癌。2020年7月17日行全麻下阴茎部分切除术（病例35图1）。手术病理诊断为（阴茎龟头包皮）角化型鳞癌，分化中等侵及1cm深度，皮肤切缘、软组织切缘及尿道切缘均未见肿瘤累及。

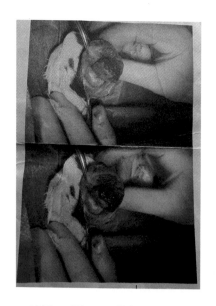

病例35图1　阴茎部分切除术

术后3个月患者首次门诊复诊，查肺部＋腹部＋盆腔CT平扫示两侧腹股沟区肿大淋巴结，左侧显著，请结合临床病史。右下肺微小结节灶，考虑慢性结节，随诊。肝小囊肿。超声（2021-07-14）示前列腺回声改变，前列腺钙化灶，双侧腹股沟淋巴结肿大。

　　患者于 2020 年 10 月再次入院，完善各项评估后，行全麻下双侧腹股沟淋巴结清扫术（病例 35 图 2）。术后病理提示（右侧）腹股沟皮下淋巴结 7 枚，其中 3 枚见鳞癌转移（3/7）；（左侧）腹股沟皮下淋巴结 10 枚，其中 2 枚见癌转移（2/10）。

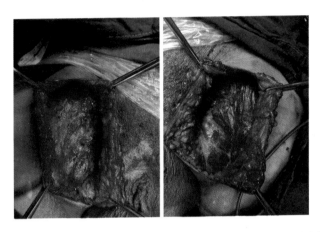

病例 35 图 2　腹股沟淋巴结清扫后（左图为右侧，右图为左侧）

　　4. 随访

　　患者分别于 2021 年 1 月、2021 年 4 月复查肺部＋腹部＋盆腔 CT 平扫，均未见明显异常。2021 年 6 月起自觉腹胀，外院腹部超声提示左侧髂血管旁淋巴结肿大不除外。遂于 2021 年 7 月在当地医院行 PET-CT 扫描，报告示：阴茎 MT 术后，阴茎残端前上缘区域皮下糖代谢异常增高结节，复发或转移可能，请结合活检病理。左侧髂血管旁数枚糖代谢增高淋巴结，考虑转移。左侧上颌窦糖代谢异常增高软组织灶，MT？食管下段、胃窦部、肠道部分区域糖代谢增高，请结合腔镜检查。进一步完善上颌窦 MR 平扫＋增强提示两侧上颌窦、筛窦黏膜结节样增厚，考虑慢性炎症；两侧下鼻甲肥大。患者于 2021 年 8 月再次前来我院门诊就诊，制订后续治疗方案。予顺铂＋异环磷酰胺＋紫杉醇静脉化疗。

二、病例分析

　　随着社会经济水平的发展和人群健康意识的提高，阴茎癌发病率长期以来一直呈现逐年下降趋势；尤其是在我国自新中国成立后卫生条件的改善、健康教育的普及和幼儿包皮环切手术的开展，使得阴茎癌已经不再是泌尿系肿瘤疾病谱中一类常见的癌肿。

该患者病初因发现腹股沟淋巴结肿大而在外院就诊手术切除活检，病理确诊转移性鳞癌。通过补充查体，并针对龟头处疑似病灶进行活检手术才确诊原发肿瘤诊断。反思该病例的就诊过程，有如下几点考虑：

1. 重视病史询问及全身体格检查。随着年度全身体检的普及，各种成人癌症早期发现比例逐年提高，这使得许多疾病的症状谱发生了根本性的变化。各种疾病在医学教科书上所提及的传统、典型症状对于现代医护人员来说愈发陌生。过度依赖实验室指标及医学影像检查等客观工具，使得低年资医师或从事初级保健的医师不自觉地忽视了临床基本功的应用。对于成人腹股沟淋巴结肿大的诊断与鉴别诊断应坚持一定的标准化、规范化流程。

健康人的腹股沟淋巴结往往可以触及，可能是因为下肢的慢性损伤，感染亦很常见。腹股沟淋巴结肿大通常由下肢感染、性传播疾病（如软下疳、性病性淋巴肉芽肿、生殖器疱疹、梅毒）或恶性肿瘤引起。对于恶性腹股沟淋巴结肿大，按原发灶比例高低依次为下肢皮肤、直肠和肛门、卵巢和阴茎[1]。病史和针对性体格检查大多会提示外周淋巴结肿大的鉴别诊断。病史询问应侧重如下几个方面：①提示感染或恶性肿瘤的局部体征或症状，男性应尤其重视询问阴茎及龟头方面的情况；②可能导致感染的暴露因素，如猫抓伤、蜱叮咬、地方性感染高发区域旅行史、高危行为（如冶游史、注射毒品等）；③提示结核、淋巴瘤或其他恶性肿瘤的全身症状（如发热、盗汗或体重减轻等），而感染引起的发热通常伴有淋巴结肿大。体格检查方面，首先，应注意评估左右侧淋巴结的对称性，发现一处淋巴结异常时须检查其他部位以排除全身淋巴结肿大；其次，应寻找淋巴结引流区域的病理改变及有无皮损；再者，异常淋巴结通常直径大于 1cm（小于 $1cm^2$ 的患者一般无癌症、$1 \sim 2.25cm^2$ 和大于 $2.25cm^2$ 的患者分别有 8% 和 38% 的癌症可能性）[2]；第四，活动度异常淋巴结可因癌症侵袭或周围组织的炎症而与相邻组织粘连；最后，如果存在压痛，提示淋巴结近期快速增大，导致包膜的疼痛感受器受压，一般见于炎症性病变。除了局部体格检查，全身体格检查亦不可忽视。

2. 重视初次确诊癌症时的准确分期。对于阴茎癌分期的评估，目前一般采用美国癌症联合会（American Joint Committee on Cancer，AJCC）和国际抗癌联盟（Union for International Cancer Control，UICC）制订的第八版 TNM 分期，TNM 分期可用于确定预后分期组，以及制订合适的治疗计划。该版 TNM 分期相较于之前版本，有几个特点：

（1）将是否存在神经周浸润作为区分 T_{1a} 期与 T_{1b} 期肿瘤的另一因素。

（2）分为 3 个部位描述了肿瘤侵犯的解剖层，包括阴茎头、包皮和阴茎体。

（3）pN₁ 定义为 ≤ 2 个单侧腹股沟淋巴结转移且没有结外侵犯；pN₂ 定义为 ≥ 3 个单侧腹股沟淋巴结转移或双侧淋巴结转移。

肿瘤评估，需要通过视诊和触诊进行临床检查，以评估原发病灶。对于不能确定者，核磁共振扫描可能有助于确定是否侵犯阴茎海绵体或尿道海绵体。肿瘤活检应达到足够的深度以获取这方面的信息。

区域淋巴结评估，阴茎癌一般最初通过淋巴管扩散，最早的受累部位为腹股沟淋巴结，之后依次为盆腔和腹膜后淋巴结。准确评估区域淋巴结对正确治疗很重要。因为切除体检较小的病理学确诊受累区域的淋巴结可实现治愈[3]。

就临床分期而言，确定淋巴结分期的因素包括：任何可触及淋巴结的位置、大小和数量，以及此类淋巴结是固定的还是活动的。病理分期因素包括受累淋巴结的数量，以及是否存在结外侵犯或盆腔淋巴结转移。大量研究表明，影响阴茎癌患者生存最重要的预后因素为是否存在淋巴结转移及其范围。根据淋巴结受累程度对 5 年癌症特异性生存率进行如下分层：没有腹股沟淋巴结转移 85% ~ 100%；单侧腹股沟淋巴结转移 79% ~ 89%；双侧或多个腹股沟淋巴结转移 17% ~ 60%；盆腔淋巴结转移 0 ~ 17%。

分期诊断技术，仅通过腹股沟淋巴结的临床评估进行分期并不可靠。触诊的假阴性率据报道为 9% ~ 60%。对于 BMI 较高的男性、有腹股沟手术史的男性及存在临床淋巴结肿大的男性，建议进行影像学检查，包括 CT、MRI 或腹股沟超声等。进一步地，对于腹股沟淋巴结肿大存在阳性临床检查结果的（影像学），推荐 PET-CT 排除是否存在盆腔转移和远处转移[4]。对于有可触及淋巴结肿大，以及原发肿瘤的病理学特征提示转移风险较高的患者，需进行腹股沟淋巴结病理分期，方法包括：超声引导下细针抽吸活检、动态前哨淋巴结活检、浅表或改良腹股沟淋巴结清扫。此外，进行淋巴结清扫时，可进行术中淋巴结冷冻切片，以帮助制订治疗计划。

三、疾病介绍

阴茎癌，正式名称为阴茎及其他男性生殖器官癌症，泛指阴茎区域出现的恶性肿瘤，出现区域包括阴茎、副睾、精索、输精管、阴囊、贮精囊及睾丸鞘膜。最常出现的癌症种类为原位鳞状细胞癌（或称鳞状上皮癌）。患者通常于阴茎出现疣状肿瘤，与俗称"菜花"的性病疣病征相似。统计资料显示，阴茎癌年发生率一向小于 1/100 000 人，属于罕见的癌症。

1. 病因学及危险因素 包茎、包皮太紧而没有接受手术、包皮不能向上翻起，或卫生习惯不良的人，如果包皮垢长期刺激阴茎导致发炎，可能增加阴茎癌的风险。包皮垢也会让早期癌症较难被发觉。癌前病变例如阴茎角、阴茎乳头状瘤、尖锐湿疣（又称巨大尖型湿疣）、阴茎白斑、增生性阴茎红斑症（又称奎瑞氏红皮增生症）、闭锁性硬化龟头炎等，此类病变容易癌变阴茎癌。

吸烟是包皮垢外重要的诱发阴茎癌因素。男士滥交、没进行割包皮手术（割礼）、牛皮癣、人类乳突病毒、曾患或已患上性病疣、艾滋病等其他性病，均是罹患"阴茎癌"的高危因素。手淫不是诱发阴茎癌的因素

2. 临床表现　阴茎癌肿瘤多是处于龟头和包皮之间生长，除非去翻开包皮检查，否则早期不易发现。肿瘤外观可像是乳突状扁平突起或溃疡状的隆起，分泌恶臭液体，外露癌肿。然而，阴茎体和尿道口少受包皮垢刺激，癌变成阴茎癌则较少。

阴茎癌的癌细胞极少从尿道进入海绵体和膀胱。但肿瘤一旦超过15cm，则常向淋巴结转移，这时候癌细胞可能穿破巴克氏筋膜侵入海绵体，此情况不常见。随后，癌细胞可经由淋巴系统扩散至股淋巴结及腹股沟淋巴结到达骨盆腔。当表浅淋巴结群全被侵犯时，阴茎癌愈难治愈，并出现皮肤局部感染坏死，发出恶臭及出血等并发症。

长期罹患阴茎癌的患者，若有严重局部感染或出血，偶尔会发生贫血或白细胞增高的现象。而其1/5患者，甚至会在无骨骼转移下出现血钙升高现象。

3. 诊断　其实诊断阴茎癌并不困难，但是，由于肿瘤长在包皮内，15% ~ 50%的患者会因为各种原因而延迟就医达一年之久。若10 ~ 14天抗生素疗程，仍治疗不好龟头或包皮存在溃疡或肿块，应怀疑阴茎癌。

疑似阴茎癌的病例须和其他几种类似阴茎癌病征的疾病进行鉴别，例如：梅毒性下疳会造成阴茎无痛性溃疡、杜克雷嗜血杆菌造成的类下疳则会产生较疼痛性的溃疡。

为了检查患者癌细胞有否转移，早期医生会使用淋巴管摄影，从足背淋巴管注入造影剂而作评估，却会使患者有极大痛苦。而现在则进行胸部X线片，骨盆腔及腹部电脑断层摄影，评估骨盆腔及后腹腔淋巴结肿大的程度

4. 流行病学　阴茎癌发病率，随着地理分布、国家、地区、民族、宗族、卫生习惯等因素而不一致。亚洲、非洲及拉丁美洲各国阴茎癌发病率较高，高达所有癌症之10% ~ 20%。然而欧洲、北美、中东各国阴茎癌发病率较低。我国绝大部分的阴茎癌常见发病年龄为50 ~ 79岁，又以60 ~ 69岁发病比例最高。

5. 病理类型　鳞状细胞癌（squamous cell carcinoma, SCC）是阴茎癌最常见的组织病理学类型，占总体的95%。少数组织学类型有基底细胞癌、黑色素瘤、肉瘤、Paget's病。阴茎鳞癌主要包括以下五型，即鳞癌、疣状癌、湿疣样癌、乳头状癌和

基底样癌。湿疣样癌和基底样癌的发生与 HPV 相关,常见于较年轻的患者(45 ~ 55 岁);疣状癌和乳头状癌和 HPV 感染无关, 常发生在较大年龄患者（60 ~ 70 岁）。疣状癌、湿疣样癌和乳头状癌都可表现为疣样的肿瘤形态,组织病理鉴别的要点包括浸润结构、乳头形态、有无挖空细胞和间质接触面。

淋巴结转移的风险依次为基底样癌（50%）＞鳞癌（35%）＞乳头状癌（20%）＞湿疣样癌（15%）＞疣状癌（0）,治疗时需充分考虑此特征。

6. 发病部位 文献报道,阴茎癌最常见于阴茎头（48%）,其次为包皮（21%）,阴茎头和包皮同时出现（9%）,冠状沟（6%）,还有少量为孤立肿瘤（＜2%）。

7. 阴茎癌的治疗 手术治疗原则应遵循在切除病灶的同时尽可能小的损伤阴茎,同时尽可能维持阴茎原有形状和功能。病变仅限于包皮或阴茎头部或 T_1 期之前的肿瘤可行包皮环切术或局部切除, 术后需密切随访。T_1 期的局限于阴茎、无淋巴结转移的肿瘤可行阴茎部分切除术。浸润性阴茎癌或者肿瘤侵犯整个阴茎 1/2 长度以上的应行阴茎全切术。保留阴茎的手术方式的复发率较阴茎全切术高,但是与其 5 年生存率无明显相关性。

阴茎癌患者盆腔淋巴结转移预后差,是否常规行盆腔淋巴结清扫术尚存争议,目前没有证据表明清扫盆腔淋巴结能够提高生存率,但是从理论上讲,切除盆腔淋巴结能够一定程度上阻断其淋巴转移途径,对延长患者的生存时间仍有一定帮助。

阴茎癌的放疗：近距离放疗因其可以保留完整的器官故而常常用于治疗 T_1 ~ T_2 期的阴茎癌患者。阴茎癌患者接受放疗后存在较低但影响显著的阴茎坏死,在紧急给予阴茎全切并且治疗 5 个月后该患者死亡。这提醒我们在放疗前应该谨慎评估其有效性和相关并发症。

阴茎癌的化疗：有非区域淋巴淋巴结转移或有远处转移（如肺、肝、脑、和骨）的则可以行化疗。由于阴茎癌发病率低,目前并没有大规模的文献报道来指导日常化疗的用药方案。常用方案主要有 TIP 方案,紫杉醇＋异环磷酰胺＋顺铂。其他可能有效的治疗, 包括靶向治疗（帕尼单抗、西妥昔单抗, 靶点均为表皮生长因子受体 EGFR）及免疫治疗（免疫检查点抑制剂, 如派姆单抗）。后者目前有一项多中心Ⅲ期临床试验正在进行中（试验编号：NCT02837042, 详情可参考 clinicaltrial.gov 网站）。

四、专家点评

随着科普宣教和卫生习惯的改善,阴茎癌的发病率越来越低、疾病的生存危害也在降低。包茎、吸烟、无防护的滥交、包皮长、牛皮癣、人类乳突状病毒（HPV）、性病史，仍是阴茎癌的患病高危因素。早期的阴茎癌可以采用保茎手术或阴茎部分切除，提高患者的生活质量。阴茎癌易于发生淋巴转移，对于前哨淋巴结的活检是必要的，也可以考虑改良的腹股沟淋巴结清扫作为更精确的评价淋巴结有无转移。经皮内镜下的淋巴结清扫创伤小、恢复快，得到越来越多的开展。对于存在腹股沟淋巴结转移的病例，可选择双侧的盆腔淋巴结清扫结合术后的辅助化疗，如 TIP 方案（紫杉醇＋异环磷酰胺＋顺铂）。

（点评专家：姜昊文　复旦大学附属华山医院）

（病例提供：张立旻　杨　宸　复旦大学附属华山医院）

参考文献

[1]Zaren HA，Copeland EM.Inguinal node metastases[J].Cancer，1978，41（3）：919.

[2]Pangalis GA，Vassilakopoulos TP，Boussiotis VA，et al.Clinical approach to lymphadenopathy[J].Semin Oncol，1993，20（6）：570.

[3]Marconnet L，Rigaud J，Bouchot O.Long-term followup of penile carcinoma with high risk for lymph node invasion treated with inguinal lymphadenectomy[J].J Urol，2010，183（6）：2227-2232.

[4]Graafland NM，Leijte JA，Valdes Olmos RA，et al.Scanning with ^{18}F-FDG-PET/CT for detection of pelvic nodal involvement in inguinal node-positive penile carcinoma[J].Eur Urol，2009，56（2）：339.

第二节

疑难病例

病例 36　初诊转移性阴茎鳞癌的综合治疗

一、病例摘要

1. 基本信息

患者为 47 岁男性，主因"龟头红肿 1 年余"就诊。患者于 1 年前无明显诱因出现包皮龟头红肿，至当地医院就诊，给予抗炎药物治疗（具体不详），红肿反复发作。2 个月前发现阴茎冠状沟处不规则似菜花样肿物，行病理活检后提示阴茎浸润性鳞癌Ⅱ级。腹股沟超声检查示左侧腹股沟可见数枚淋巴结，最大 18mm×10mm，形态饱满，结构不清。右侧腹股沟可见数枚淋巴结，最大 24mm×14mm，形态饱满，结构不清。为进一步治疗，门诊拟诊"阴茎鳞癌"收住入院。

回顾系统病史：患者支气管扩张病史 10 年余，近期无感染、咯血病史；否认高血压、心脏病及糖尿病病史。否认外伤及手术史。否认吸烟、饮酒个人史。

2. 临床诊断

阴茎鳞癌。

3. 诊疗经过

患者于 2019 年 10 月 9 日收入我院泌尿男科病房。完善术前评估后于 2019 年 10 月 10 日全麻下行阴茎部分切除术，术后病理结果示鳞状细胞癌Ⅲ级（2.5cm×2cm×1.5cm），侵犯阴茎海绵体。阴茎切缘、皮肤切缘均阴性。免疫组化：肿瘤细胞：MSH2（＋）、MSH6（＋）、PMS2（＋）、MLH1（＋）、PD-L1（肿瘤细胞 1%+，间质 5%+）。术后 5 天出院，拟术后 3 周入院行腹股沟淋巴结清扫术。于 2019 年 11 月 4 日在全麻下行腹腔镜下双侧腹股沟淋巴结清扫术。术后病理提示左浅组淋巴结（4/6）、左深组淋巴结（2/2），右浅组淋巴结（2/4）见癌转移、右深组淋巴结（1/2），共（9/14）见癌转移。

术后 3 周患者门诊复诊，腹部 CT 增强提示阴茎癌术后，双侧阴囊肿胀积液，右侧腹股沟区转移灶伴局部皮下积液，后腹膜及双侧髂血管旁多发淋巴结转移（左侧明显）（病例 36 图 1）。

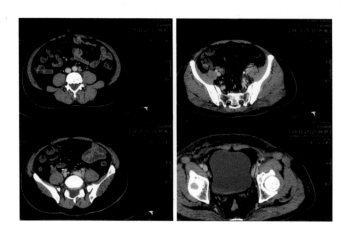

病例 36 图 1　盆腔淋巴结清扫术前 CT

经充分告知同意，拟对患者进行辅助治疗，全身评估后限期进行盆腔淋巴结清扫术（病例 36 图 2）。辅助治疗给予化疗（多西他赛＋顺铂＋异环磷酰胺），联合免疫治疗（达伯舒），共 4 个周期（病例 36 图 3）。辅助治疗第一周期后，患者出现咯血，考虑支气管扩张合并咯血，给予对症止血治疗后好转。治疗后复查腹部 CT 增强提示双侧阴囊肿胀积液；右侧腹股沟区斑片灶，病灶较前稍有吸收。2020 年 5 月 4 日在全麻下行腹腔镜盆腔淋巴结清扫，术后病理结果示"右髂外淋巴结"（0/1）、"右闭孔淋巴结"（0/4）、"左髂外淋巴结、左闭孔淋巴结、左髂内淋巴结、右髂内淋巴结"示纤维脂肪组织，均阴性。经我院生殖肿瘤 MDT 讨论后，充分告知患者知情同意后，继续化疗＋免疫治疗 3 个周期，于 2020 年 11 月 10 日行双侧腹股沟区及髂血管旁淋巴结行术后辅助放疗，总剂量 50.4Gy/28F。

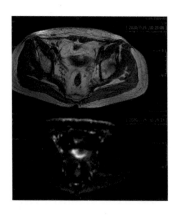

病例 36 图 2　盆腔淋巴结清扫术后 MRI

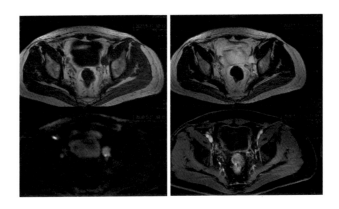

病例 36 图 3 化疗＋免疫治疗后 MRI

4. 随访

患者分别于 2021 年 1 月 20 日、2021 年 3 月 22 日、2021 年 6 月 29 日复查腹部增强 CT 或者盆腔 MRI，均未见阴茎肿瘤复发及转移。

二、病例分析

该病例为中年男性，阴茎鳞癌 G3（$T_3N_2M_0$）。阴茎癌是相对少见的恶性肿瘤，主要扩散途径为淋巴结转移，其首先转移至腹股沟淋巴结，然后至盆腔淋巴结。淋巴结是否累及和累及程度与患者的生存及预后密切相关。

结合切除阴茎的病理结果，患者有腹股沟淋巴结清扫指征，故先行腹腔镜下腹股沟区淋巴结清扫术，根据清扫后淋巴结转移情况，再分期行盆腔淋巴结清扫术。术后腹股沟淋巴结病理提示双侧腹股沟深浅组淋巴结均有鳞癌转移，故有盆腔淋巴结清扫指征，同时其远处转移可能性大大增加。考虑患者腹股沟淋巴结清扫术后恢复期，治疗意愿强烈，依从性良好，与患者沟通知情同意后，先行化疗，联合 PD-1 抑制剂免疫治疗。治疗后影像学上可疑肿大盆腔淋巴结基本消失，然后再行盆腔淋巴结清扫术，术后病理证实阴性。同时术后再予以联合放疗。现患者密切随访中，复查未见肿瘤复发及远处转移。

综上所述，该例患者采取积极的腹腔镜下腹股沟淋巴结清扫术＋盆腔淋巴结清扫术，同时穿插联合化疗、免疫治疗及放疗综合治疗手段，肿瘤控制效果显著，无明显不良反应发生，提高了患者生存率。

三、疾病介绍

阴茎癌是男性生殖系统的恶性肿瘤之一，占男性肿瘤 1%，多见于 40 ～ 60 岁有包茎或包皮过长的病人。95% 的阴茎癌病理类型为鳞状细胞癌，25% ~ 50% 的患者在确诊前已经有 1 年以上的阴茎病变病程。阴茎癌临床表现多样，包含微小硬结、单发的小瘤、丘疹、溃疡病变或扁平状或外向生长的病变[1]。淋巴转移是阴茎鳞状细胞癌的主要播散途径，呈渐进式特点，病灶先转移腹股沟区淋巴结，然后至股管淋巴结，进一步到盆腔淋巴结，跳跃式罕见[2~5]。

有研究发现，无腹股沟淋巴结转移的阴茎癌患者的 5 年生存率为 46% ~ 100%，平均约为 73%。有腹股沟淋巴结转移的患者在淋巴结清扫术后 5 年生存率为 0 ~ 86%，平均为 60%。伴有淋巴结外侵犯、转移淋巴结直径 > 4cm 或者有盆腔淋巴结转移时，患者的 5 年生存率仅为 6% ~ 15%。超声、CT 和 MRI 评估直径 > 2cm 的肿大淋巴结可行，但是无法诊断早期的微小淋巴结转移。PET-CT 判断转移的敏感性为 40% ~ 60%，特异性接近 100%，但对于直径 < 7mm 的淋巴结也有局限性，更会遗漏微小转移病灶[6~11]。

EAU 指南对不可触及的淋巴结的管理提示，对于原发肿瘤 > T_1G_2 建议通过双侧改良腹股沟淋巴结切除术或动态前哨淋巴结活检进行分期；对于可触及的腹股沟淋巴结（cN_1/cN_2）建议进行根治性腹股沟淋巴结切除术。

根据我中心的临床经验，在局部病灶切除后治疗性或预防性腹股沟淋巴结清扫可以治愈某些微转移灶，同时能为后续治疗提供准确的病理分期。

最近的研究证实，腹股沟淋巴结切除术后辅助化疗对患者来说有生存获益。对于淋巴结 pN_2/pN_3 的患者，建议在腹股沟淋巴结切除术后进行辅助化疗[12]。一项回顾性研究报道，根治性淋巴结手术后接受辅助化疗的淋巴结阳性患者长期 DFS 为 84%，而淋巴结切除术后未接受辅助化疗的对照组长期 DFS 为 39%[12]。一项阴茎癌前瞻性研究发现，对于淋巴结阳性的阴茎癌患者，根治性腹股沟淋巴结切除术优于腹股沟放疗[13]。在一项回顾性研究中，淋巴结阳性患者在进行根治性腹股沟淋巴结切除术后辅助化疗优于辅助放疗[14]。

最近，免疫治疗在转移性阴茎癌患者中也有尝试。PD-L1 是免疫检查点抑制剂的关键靶点。据报道，62% 的阴茎癌患者 PD-L1 阳性（≥ 5%）[15]。在我国有研究发现，53.4% 的阴茎鳞癌患者 PD-L1 阳性[16]。这为免疫治疗在阴茎鳞癌患者中的应用提供了理论支持。目前有几个正在进行的临床试验探索实体肿瘤包括阴茎鳞癌的免疫治疗，例如 NCT03333616、NCT02721732 和 NCT02824013。有两项专门针对阴茎鳞癌的试验分别是 NCT02837042（派姆单抗）和 NCT03391479（阿维鲁单抗），它们都是以 ORR 为主要终点的 II 期试验。另一项阿替唑珠单抗（NCT03686332）的试验也在进行中。

虽然有个案报道发现免疫治疗在阴茎鳞癌患者是有效的[17]，但是仍需要大量临床试验来验证这些观点。

四、专家点评

这是一例初诊为淋巴转移的局部晚期阴茎鳞癌（$T_3N_2M_0$）的综合治疗病例。阴茎癌目前越来越少，淋巴转移是主要的扩散途径，第一站通常为腹股沟淋巴结，然后转至盆腔淋巴结。淋巴转移程度与患者的生存预后密切相关。该病例通过阴茎部分切除和同期的腹股沟淋巴结清扫，明确病理和淋巴结情况，在恢复期辅助治疗给予化疗联合免疫治疗。随后再开展盆腔淋巴结清扫，继续辅助化疗＋免疫治疗3个周期，以及对双侧腹股沟区及髂血管旁淋巴结行加强的辅助放疗，这样的综合治疗手段提高患者的生存预后。

（点评专家：姜昊文　复旦大学附属华山医院）

（病例提供：卢慕峻　上海交通大学医学院附属仁济医院）

参考文献

[1]Backes DM，Kurman RJ，Pimenta JM，et al.Systematic review of human papillomavirus prevalence in invasive penile cancer[J].Cancer Causes Control，2009，20（4）：449-457.

[2]Russell CM，Salami SS，Niemann A，et al.Minimally invasive inguinal lymphadenectomy in the management of penile carcinoma[J].Urology，2017，106：113-118.

[3]O'Brien JS，Perera M，Manning T，et al.Penile cancer：contemporary lymph node management[J].The Journal of urology，2017，197（6）：1387-1395.

[4]Li ZS，Deng CZ，Yao K，et al.Bilateral pelvic lymph node dissection for Chinese patients with penile cancer：a multicenter collaboration study[J].Journal of cancer research and clinical oncology，2017，143（2）：329-335.

[5]Kumar V，Sethia KK.Prospective study comparing video-endoscopic radical inguinal lymph node dissection（VEILND）with open radical ILND（OILND）for penile

cancer over an 8-year period[J].BJU international，2017，119（4）：530-534.

[6]Iavazzo C，Iavazzo PE，Gkegkes ID.The possible role of the da Vinci robot for patients with vulval carcinoma undergoing inguinal lymph node dissection[J].Journal of the Turkish German Gynecological Association，2017，18（1）：96-98.

[7]Chipollini J，Tang DH，Sharma P，et al.Patterns of regional lymphadenectomy for clinically node-negative patients with penile carcinoma：analysis from the national cancer database from 1998 to 2012[J].Clinical genitourinary cancer，2017，15（6）：670-677.

[8]Zargar-Shoshtari K，Sharma P，Djajadiningrat R，et al.Extent of pelvic lymph node dissection in penile cancer may impact survival[J].World journal of urology，2016，34（3）：353-359.

[9]Omorphos S，Saad Z，Arya M，et al.Feasibility of performing dynamic sentinel lymph node biopsy as a delayed procedure in penile cancer[J].World journal of urology，2016，34（3）：329-335.

[10]Cui Y，Chen H，Liu L，et al.Saphenous vein sparing during laparoscopic bilateral inguinal lymphadenectomy for penile carcinoma patients[J].International urology and nephrology，2016，48（3）：363-366.

[11]Ahlawat R，Khera R，Gautam G，et al.Robot-Assisted simultaneous bilateral radical inguinal lymphadenectomy along with robotic bilateral pelvic lymphadenectomy：a feasibility study[J].Journal of laparoendoscopic & advanced surgical techniques Part A，2016，26（11）：845-849.

[12]Lucky MA，Rogers B，Parr NJ.Referrals into a dedicated british penile cancer centre and sources of possible delay[J].Sexually transmitted infections，2009，85（7）：527-530.

[13]Franks KN，Kancherla K，Sethugavalar B，et al.Radiotherapy for node positive penile cancer：experience of the leeds teaching hospitals[J].The Journal of urology，2011，186（2）：524-529.

[14]Graafland NM，Moonen LM，van Boven HH，et al.Inguinal recurrence following therapeutic lymphadenectomy for node positive penile carcinoma：outcome and implications for management[J].The Journal of urology，2011，185（3）：888-893.

[15]Udager AM，Liu TY，Skala SL，et al.Frequent PD-L1 expression in primary and metastatic penile squamous cell carcinoma：potential opportunities for immunotherapeutic approaches[J].Ann Oncol，2016，27（9）：1706-1712.

[16]Deng C，Li Z，Guo S，et al.Tumor PD-L1 expression is correlated with increased TILs and poor prognosis in penile squamous cell carcinoma[J].Oncoimmunology，2017，6（2）：e1269047.

[17]Su X，Zhang J，Fu C，et al.Recurrent metastatic penile cancer patient with positive PD-L1 expression obtained significant benefit from immunotherapy：a case report and literature review[J].OncoTargets and therapy，2020，13：3319-3324.

病例 37　睾丸精原细胞瘤

一、病例摘要

1. 基本信息

患者为 50 岁男性，主因"运动后右侧阴囊疼痛肿胀 7 个月"就诊。2021 年 3 月患者运动后出现右侧阴囊胀痛，自检可触及阴囊内肿块。休息后阴囊疼痛缓解、肿块自觉缩小，遂未就诊处理。2021 年 6 月自检发现右侧阴囊肿块质硬，无阴囊疼痛，仍未予重视。2021 年 9 月自觉肿块增大，遂至外院就诊。行阴囊 B 超检查提示：右侧睾丸实质占位，考虑 MT 可能；双侧附睾头囊肿。建议进一步手术治疗。患者遂至我院复诊。于 2021 年 10 月 11 日收入我科病房等待诊疗。

回顾既往病史，高血压病史 10 余年，平素未服用药物控制，血压控制情况良好。否认肝炎、结核等传染病病史。否认手术外伤史。否认输血史。否认过敏史。否认其他系统性疾病史。否认疫水毒物接触史。否认化学性、放射性物质接触史。否认吸烟、酗酒、吸毒史。否认冶游史。家族史及婚育史无特殊。

专科体检发现右侧阴囊内睾丸明显增大，直径约 6cm，质硬，沉重感，边界尚清，活动度可。

2. 临床诊断

（1）右侧睾丸恶性肿瘤。

（2）双侧附睾囊肿。

（3）高血压。

3. 诊疗过程

患者入院后完善相关术前评估。胸部 CT 扫描提示双肺尖肺大泡，主动脉及冠脉钙化。B 超检查提示后腹膜及双侧腹股沟淋巴结未见明显异常肿大；脂肪肝；胆囊胆固醇结晶；胰腺、脾脏、双肾目前未见明显异常。血液肿瘤标志物：甲胎蛋白 2.72ng/ml，绒毛膜促性腺激素＜0.20mIU/ml，乳酸脱氢酶 159U/L，均无异常升高。睾酮 13.6nmol/L。同时评估术前基础状态及心肺功能、排除手术禁忌后，2021 年 10 月 12 日全麻下行右侧睾丸根治性切除术，术中经右侧下腹部腹股沟切口完整切除右侧睾丸、附睾及精索。术后患者恢复理想。病理检查提示：(右侧睾丸) 精原细胞瘤，脉管内见瘤栓，切缘未见肿瘤累及。

患者术后进一步行 PET-CT 检查提示：右侧睾丸肿瘤术后，右髂窝肿大淋巴结影，FDG 代谢异常增高，结合病史，肿瘤转移所致不除外；术区条形高密度影伴 FDG 代谢增高，考虑为术后改变。遂再次入院，2021 年 11 月 10 日全麻下行腹腔镜下右侧腹膜后淋巴结清扫术。清扫范围：左界为腹主动脉左侧缘，右界为右输尿管，上界为肾静脉下缘，下界为输尿管跨越髂血管处，包括下腔静脉右侧、表面与腹主动脉间脂肪组织及腹主动脉表面。术后病理检查提示：(右侧腹膜后淋巴结) 7 枚，均未见肿瘤转移 (0/7)。术后第三日患者恢复良好，予出院。

4. 随访

患者出院后随访至今，复查胸部、腹部、盆腔 CT 未提示肿瘤性改变，血清甲胎蛋白、绒毛膜促性腺激素、乳酸脱氢酶未见异常升高。

二、病例分析

该病例为中老年男性，因运动后阴囊疼痛肿胀就诊，触及阴囊内肿块，休息后症状缓解。影像学检查发现右侧睾丸占位，腹股沟淋巴结无明显肿大，考虑睾丸癌可能。患者合并高血压，控制良好，余既往史无特殊。睾丸癌是泌尿系统较为罕见的恶性肿瘤之一，该病例体现了诊断、鉴别诊断及肿瘤转移的早期评估治疗对于睾丸癌诊疗的重要性。

睾丸肿瘤多见于中青年男性，多表现为单侧阴囊无痛硬肿块，约 10% 的患者可表现为睾丸附睾炎症状而延误诊疗，该病例及时进行超声检查发现睾丸内肿块，并在此基础上完善了体格检查、血清肿瘤标志物检查、全身影像学检查，评估潜在的远处转移灶。

在建立临床诊断后，患者接受根治性睾丸切除术，明确诊断为"精原细胞瘤"，并进一步针对可能存在转移淋巴结进行了淋巴结清扫术，以期准确评估肿瘤分期，提高手术治疗效果，改善患者生存预后。

综上所述，睾丸精原细胞瘤患者均应接受根治性睾丸切除术，同时充分评估患者淋巴结转移灶及远处转移灶，尤其是后腹膜转移灶，根据肿瘤复发转移风险与患者充分沟通，按照个性化原则进行辅助治疗。

三、疾病介绍

睾丸癌是一种罕见的恶性肿瘤，在男性所有癌症中占比少于 1%[1]。美国癌症协会 2020 发布的统计结果显示在 15 ~ 35 岁的男性中睾丸癌是最常见的实体恶性肿瘤[2]。发生在睾丸的肿瘤通常情况下是恶性的，而睾丸恶性肿瘤中 90% ~ 95% 为睾丸生殖细胞肿瘤（GCT），5% ~ 10% 为发生于睾丸间质细胞的非生殖细胞肿瘤。睾丸生殖细胞肿瘤通常在进行睾丸切除术后根据手术病理的结果再分为精原细胞瘤和非精原细胞生殖细胞肿瘤（NSGCT）。其中，精原细胞瘤指组织学上不含精原细胞以外成分的睾丸生殖细胞肿瘤，所有含有精原细胞以外成分的睾丸生殖细胞肿瘤统称为非精原细胞生殖细胞肿瘤。

精原细胞瘤通常表现为单侧睾丸的无痛性质韧结节或包块，可由患者自检发现。也有一部分患者同时伴有下腹部及会阴阴囊的坠胀感。少数患者可由急性的睾丸疼痛起病。当晚期精原细胞瘤患者伴有淋巴结转移或者远处转移时，可能会合并有转移部位淋巴结肿大、压迫下肢静脉引起的下肢肿胀、消化系统或中枢神经症状等。

体格检查尤其是睾丸触诊是协助临床医生诊断阴囊肿物必不可少的经典手段。精原细胞瘤常局限于白膜之内，可触诊到睾丸表面卵圆形质韧的无痛性肿块，少部分患者可能累及附睾或精索。腹部触诊可帮助排查是否有内脏受累或淋巴结转移，晚期患者有时会出现锁骨上淋巴结肿大。胸部检查如发现男性乳房发育，则提示我们绒毛膜癌细胞或滋养细胞等产生人绒毛膜促性腺激素（hCG）的非精原细胞成分存在的可能，因为单纯精原细胞瘤基本不伴有性激素水平的变化。

当体检明确睾丸肿物后，应进一步完善阴囊 B 超，并测定肿瘤标志物和激素水平，以协助与睾丸扭转、睾丸囊肿、附睾 / 睾丸炎进行鉴别诊断。AFP、LDH 等血清肿瘤标志物和性激素水平在精原细胞瘤中通常不升高，但 80% ~ 85% 的非精原细胞生殖细胞肿瘤患者存在血清 AFP 和 β-hCG 水平升高的现象，且与是否存在转移无关。这些实验室检查可以帮助我们在睾丸切除术前对肿瘤组织学类型进行预估，并且对于确定预后至关重要。双侧阴囊超声可以高度准确地区分睾丸内和外在病变，并可以检测到直径小至 1 ~ 2mm 的睾丸内病变。精原细胞瘤的 B 超表现为边界明显没有囊性区域的低回声实性病变，而非精原细胞性生殖细胞肿瘤（NSGCT）的 B 超表现为边界模糊，内部回声不均，可伴有钙化、囊性区域的占位[3 ~ 4]。

腹部和盆腔的 CT 增强及 MRI 常用以术前评估淋巴结转移及远处转移情况，通常采用横截面短轴大于 10mm 作为淋巴结肿大的临界值。有研究证明 MRI 并不能提高诊断的准确性，故而建议造影剂过敏或肾功能异常而无法完成 CT 增强的患者行 MRI 检查，重复检查的必要性不大。而 PET-CT 更常用于评估治疗后肿块残留的情况。

当辅助检查提示睾丸占位存在恶性可能时，通常选择患侧睾丸切除术作为初始治疗[5]。如果 CT 或 MRI 结果提示存在腹膜后淋巴结肿大，则可考虑同时完成腹膜后淋巴结清扫（RPLND）。部分回顾性研究提示 RPLND 可帮助临床医生获得更准确的病理学分期信息，清除累及腹膜后淋巴结的病变，以减少腹膜后复发率[6]。目前也有两项已注册的 II 期临床试验 SEMS（NCT 02537548）和 PRIMETEST（NCT 02797626）探讨早期转移性精原细胞瘤行 RPLND 后的无复发生存率。

根据睾丸切除术和 RPLND 的病理结果及术前血清标志物水平，及时对精原细胞瘤患者进行疾病分级分期（病例 37 表 1 至病例 37 表 3）是指导后续治疗的关键。

病例 37 表 1　2017 年第八版美国癌症联合会
（AJCC）/ 国际抗癌联盟（UICC）pTNM 分期评估表

pT	
pT_X	原发灶无法评估
pT_0	没有原发病灶证据
pT_{is}	原位生殖细胞瘤
pT_1	肿瘤局限于睾丸内，不伴有淋巴 / 血管侵犯
pT_{1a}	肿瘤最大径 < 3cm
pT_{1b}	肿瘤最大径 ≥ 3cm
pT_2	肿瘤局限于睾丸伴有淋巴 / 血管侵犯 或肿瘤侵犯门部软组织、附睾、穿透白膜表面的内脏间皮层，伴或不伴有淋巴 / 血管侵犯
pT_3	肿瘤直接侵犯精索，伴或不伴有淋巴 / 血管侵犯
pT_4	肿瘤侵犯阴囊，伴或不伴有淋巴 / 血管侵犯
pN	
pN_X	区域淋巴结情况无法评估
pN_0	无区域淋巴结转移
pN_1	≤ 5 个淋巴结转移灶且最大径均 ≤ 2cm
pN_2	单个淋巴结转移灶最大径 > 2cm 但 ≤ 5cm，或 ≤ 5 个淋巴结转移灶最大径均 ≤ 5cm，或有淋巴结外侵犯证据
pN_3	存在最大径 > 5cm 的淋巴结转移灶

续表

M		
M_0	无远处转移	
M_1	远处转移	
M_{1a}	非腹膜后的淋巴结转移 或肺转移	
M_{1b}	非肺的其他脏器转移	

病例 37 表 2　2017 年第八版美国癌症联合会
（AJCC）/ 国际抗癌联盟（UICC）血清标志物分层表

血清标志物分层

S	
S_X	不可进行或未进行血清标志物检查
S_0	血清标志物水平正常
S_1	LDH ＜ 1.5 倍正常上限且 hCG ＜ 5000mIU/mL 并且 AFP ＜ 1000ng/ml
S_2	LDH 1.5 ～ 10 倍正常上限 或 hCG 在 5000 ～ 50 000mIU/ml 或 AFP 在 1000 ～ 10 000ng/ml
S_3	LDH ＞ 10 倍正常上限 或 hCG ＞ 50 000mIU/ml 或 AFP ＞ 10 000ng/ml

病例 37 表 3　2017 年第八版美国癌症联合会
（AJCC）/ 国际抗癌联盟（UICC）预后分级评估表

T	N	M	S	分级
pT_{is}	N_0	M_0	S_0	0
$pT_1 \sim T_4$	N_0	M_0	S_X	Ⅰ
pT_1	N_0	M_0	S_0	Ⅰ A
pT_2	N_0	M_0	S_0	Ⅰ B
pT_3	N_0	M_0	S_0	Ⅰ B
pT_4	N_0	M_0	S_0	Ⅰ B
任意 pT/T_X	N_0	M_0	$S_{1 \sim 3}$	Ⅰ S
任意 pT/T_X	$N_{1 \sim 3}$	M_0	S_X	Ⅱ
任意 pT/T_X	N_1	M_0	S_0	Ⅱ A
任意 pT/T_X	N_1	M_0	S_1	Ⅱ A

续表

T	N	M	S	分级
任意 pT/T$_X$	N$_2$	M$_0$	S$_0$	ⅡB
任意 pT/T$_X$	N$_2$	M$_0$	S$_1$	ⅡB
任意 pT/T$_X$	N$_3$	M$_0$	S$_0$	ⅡC
任意 pT/T$_X$	N$_3$	M$_0$	S$_1$	ⅡC
任意 pT/T$_X$	任意 N	M$_1$	S$_X$	Ⅲ
任意 pT/T$_X$	任意 N	M$_{1a}$	S$_0$	ⅢA
任意 pT/T$_X$	任意 N	M$_{1a}$	S$_1$	ⅢA
任意 pT/T$_X$	N$_{1\sim3}$	M$_0$	S$_2$	ⅢB
任意 pT/T$_X$	任意 N	M$_{1a}$	S$_2$	ⅢB
任意 pT/T$_X$	N$_{1\sim3}$	M$_0$	S$_3$	ⅢC
任意 pT/T$_X$	任意 N	M$_{1a}$	S$_3$	ⅢC
任意 pT/T$_X$	任意 N	M$_{1b}$	任意 S	ⅢC

对于Ⅰ期精原细胞瘤患者，睾丸切除术通常是根治性的。术后辅助治疗方案可选 1～2 周期的卡铂单药化疗，或总计量 20～30Gy 的放射治疗[5,7]。辅助治疗可能降低复发风险，但并不延长生存，且 80%～85% 的Ⅰ期患者在接受睾丸切除术后不复发。故而对此类患者更建议仅进行主动监测，即术后定期复查 CT/MRI 和血清学指标。注意ⅠS 期的纯精原细胞瘤患者非常少，血清学指标的提升往往提示肿瘤转移，对该类患者建议密切随访血清学指标和可疑转移部位的影像学检查。

而对于Ⅱ期精原细胞瘤患者则建议常规进行术后辅助治疗。有生育需求的患者建议在治疗开始前完成精液冷冻保存。ⅡA 患者首选放疗或 3 周期的 BEP 方案（博来霉素、依托泊苷和顺铂），或者 4 周期 EP 方案（依托泊苷和顺铂）辅助化疗。ⅡB 以上的患者则以静脉化疗为主[8~10]。

对于晚期精原细胞瘤患者，我们根据国际生殖细胞癌协作组（IGCCCG）的指南进行危险性分层（病例 37 表 4）。低风险的晚期精原细胞瘤患者首选 3 个周期的 BEP 或 4 个周期的 EP 方案化疗[11~13]。其中由于博来霉素经肾脏清除且对肺功能影响较大，故肺功能、肾功能不全的高龄患者优先考虑行 EP 方案化疗。晚期中等风险的患者建议完成 4 个周期的 BEP 方案化疗[14]，对于存在博来霉素禁忌的患者则可考虑 4 周期

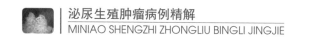
VIP 方案（依托泊苷、异环磷酰胺和顺铂）化疗[15]。

病例 37 表 4　国际生殖细胞癌协作组（IGCCCG）倡导的晚期精原细胞瘤危险性分层

精原细胞瘤
低风险：需满足以下所有条件
任意部位原发灶
除外淋巴结和肺转移外没有其他部位转移
血清 AFP 水平正常
中等风险：需满足以下所有条件
任意部位原发灶
转移至除淋巴结或肺以外部位
血清 AFP 水平正常

　　大多数精原细胞瘤患者的复发出现在初次治疗后的 1 ~ 2 年内。2 年后复发并不常见，5 年后复发则很少见。故而对 I 期精原细胞瘤患者建议在 2 年内进行 6 ~ 12 个月 1 次、第 3 ~ 5 年每年一次的腹部 / 盆腔增强 CT 或包含腹膜后及盆腔淋巴结的 MRI 检查作为影像学随访。II 期及更晚期的精原细胞瘤患者建议在第 1 ~ 3 年内每 3 ~ 6 个月、第 4 ~ 5 年每 6 ~ 12 个月复查腹部 / 盆腔增强 CT 或 MRI。虽然血清肿瘤标志物通常晚于影像学出现异常，随访意义不高，但仍可以考虑在同期进行复查。常规随访建议选择胸部平片，对于有胸部症状或纵隔残余病灶的患者则建议行胸部增强 CT。复查结果良好，无临床表现的患者在 5 年后即可终止影像学随访。

　　综上所述，精原细胞瘤是一种罕见的睾丸生殖细胞恶性肿瘤。其对于放疗及铂类化疗均非常敏感，无论是 I 期治疗后复发的 II 期患者还是初始治疗时即处于 II 期的患者，即使存在疾病转移，治愈率都较高。合理采用睾丸切除术、腹膜后淋巴结清扫，结合术后化疗或放疗，定期主动监测，大多数患者病情可以得到较好的控制。治疗时应注意尽量减少相关并发症。

四、专家点评

　　睾丸癌是一种罕见的恶性肿瘤，其中绝大多数为睾丸生殖细胞肿瘤。睾丸癌的临床诊断与风险评估有赖于体格检查、血清肿瘤标志物检查与影像学检查多种方式协同评估，最终确诊需要进行穿刺或者手术得到的病理标本。本病例展示了一例较为典型的睾丸精原细胞瘤患者的诊疗过程，通过展示患者全面检查、原发灶确诊、转移灶评估的诊疗过程，详细介绍了睾丸癌的病理分型、发病机制、分期分级和预后评估。睾丸肿瘤根治切除的难度不高，注意经腹股沟管径路，然后先在内环水平阻断睾丸血流，随后完成睾丸切除的步骤。对于 Ⅰ 期的精原细胞瘤主要采用辅助放疗或单周期化疗。对 PET 提示的可疑淋巴结转移，可采用后腹膜淋巴清扫。后腹膜淋巴结清扫的要求比较高、按标准的清扫模板，可以采用开放、腹腔镜或机器人辅助的手术。本病例列出了睾丸精原细胞瘤的诊治过程，有助于读者了解和熟悉睾丸癌的疾病特点和诊疗方式。

（点评专家：姜昊文　复旦大学附属华山医院）

（病例提供：胡　云　徐晨阳　复旦大学附属华山医院）

参考文献

[1]SEER Cancer Statistics Factsheets：Testicular Cancer.National Cancer Institute. Bethesda，MD.2019.Available at：https：//seer.cancer.gov/statfacts/html/testis.html[J]. Accessed September 5，2019.

[2]Siegel RL，Miller KD，Jemal A.Cancer statistics，2020[J].CA Cancer J Clin，2020，70（1）：7–30.

[3]Benson CB.The role of ultrasound in diagnosis and staging of testicular cancer[J]. Semin Urol，1988，6（3）：189–202.

[4]Marth D，Scheidegger J，Studer UE.Ultrasonography of testicular tumors[J]. Urol Int，1990，45（4）：237–240.

[5]Jones RH，Vasey PA. Part I.Testicular cancer——management of early disease[J].Lancet Oncol，2003，4（12）：730–737.

[6]Hu B，Daneshmand S.Retroperitoneal lymph node dissection as primary treatment for metastatic seminoma[J].Adv Urol，2018，2018：7978958.

[7]Mead GM，Fossa SD，Oliver RT，et al.Randomized trials in 2466 patients with stage Ⅰ seminoma：patterns of relapse and follow–up[J].J Natl Cancer Inst，2011，103（3）：241–249.

[8]Patterson H，Norman AR，Mitra SS，et al.Combination carboplatin and radiotherapy in the management of stage Ⅱ testicular seminoma：comparison with radiotherapy treatment alone[J].Radiother Oncol，2001，59（1）：5–11.

[9]Detti B，Livi L，Scoccianti S，et al.Management of Stage Ⅱ testicular

seminoma over a period of 40 years[J].Urol Oncol，2009，27（5）：534-538.

[10]Classen J，Schmidberger H，Meisner C，et al.Radiotherapy for stages ⅡA/B testicular seminoma：final report of a prospective multicenter clinical trial[J].J Clin Oncol，2003，21（6）：1101-1106.

[11]De Wit R，Roberts JT，Wilkinson PM，et al.Equivalence of three or four cycles of bleomycin，etoposide，and cisplatin chemotherapy and of a 3- or 5-day schedule in good-prognosis germ cell cancer：a randomized study of the european organization for research and treatment of cancer genitourinary tract cancer cooperative group and the medical research council[J].J Clin Oncol，2001，19（6）：1629-1640.

[12]Kondagunta GV，Bacik J，Bajorin D，et al.Etoposide and cisplatin chemotherapy for metastatic good-risk germ cell tumors[J].J Clin Oncol,2005,23（36）：9290-9294.

[13]Cary C，Jacob JM，Albany C，et al.Long-Term survival of Good-Risk germ cell tumor patients after postchemotherapy retroperitoneal lymph node dissection：a comparison of BEP×3vs.EP×4 and treating institution[J]. Clin Genitourin Cancer，2018，16（2）：e307-e313.

[14]Calabrò F，Albers P，Bokemeyer C，et al.The contemporary role of chemotherapy for advanced testis cancer：a systematic review of the literature[J].Eur Urol，2012，61（6）：1212-1221.

[15]Ishioka J，Kageyama Y，Inoue M，et al.Result of treatment for advanced germ cell tumor in the last decade[J].Nihon Hinyokika Gakkai Zasshi，2010，101（3）：539-546.

病例 38　阴囊湿疹样癌（阴囊 Paget 病）

一、病例摘要

1. 基本信息

患者为 72 岁男性，主因"右侧阴囊部皮肤湿疹样病变 3 年余"就诊。患者于3 年前无明显诱因出现右侧阴囊部皮肤湿疹样病变（病例 38 图 1），伴瘙痒，无尿频尿急尿痛。当时至当地医院皮肤科就诊，诊断为阴囊皮肤湿疹，予以外用药膏涂抹治疗，病情稍有改善。此后反复出现皮肤湿疹症状，近期出现右侧阴囊皮肤湿疹面积增大，病变大小约 6cm×5cm，伴皮肤进行性渗液糜烂，并出现菜花样新生物，至我院皮肤科就诊，行皮肤病灶活检术，活检病理提示为"阴囊湿疹样癌（Paget 病）"（病例 38 图 2），建议转至我科就诊，门诊拟诊"阴囊湿疹样癌（Paget 病）"，收治入院行进一步诊疗。

回顾系统病史，患者高血压病史 20 年余，目前服用硝苯地平降压，血压控制理想；8 年前曾有脑卒中史，无明显后遗症。否认吸烟、饮酒个人史。

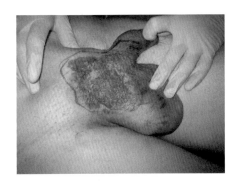

病例 38 图 1　阴囊 Paget 病的典型外观

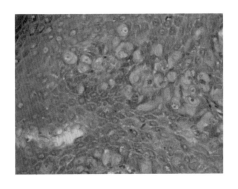

病例 38 图 2　阴囊 Paget 病的典型病理学特征（400 倍镜下视野）

2. 临床诊断

（1）阴囊湿疹样癌（Paget 病）。

（2）高血压。

（3）脑卒中史。

3. 诊疗经过

患者于 2017 年 11 月 16 日收入我院泌尿外科病房。完善血常规、肝肾功能及心肺功能等全身麻醉评估，同时行双侧腹股沟淋巴结超声检查，未发现淋巴结转移情况。与患者及家属充分沟通并签署手术知情同意书后，于2017年11月17日全麻下行阴囊Paget病病灶切除术。切除范围距皮损边缘至少2cm，深度达深筋膜。术中冰冻病理提示切缘未见肿瘤累及。手术过程顺利。术后首日开放半流质饮食，伤口皮肤愈合良好，术后24小时取出引流皮条，术后第三日出院。术后病理提示病灶符合阴囊湿疹样癌（Paget病）改变，肿瘤细胞浸润至皮肤附件区，各切缘未见肿瘤累及。

患者出院后恢复情况良好，术后1年发现原病灶部位周围再次出现湿疹样病变，伴轻微渗出，至我科门诊复查，见右侧阴囊原病灶部位出现大小约2cm×1.5cm湿疹样病变，考虑残余肿瘤病灶复发可能。遂于2018年12月11日予以手术行复发病灶切除术。术中切除标本送冰冻病理，结果提示切缘未见肿瘤累及。手术过程顺利。术后首日开放半流质饮食。术后24小时取出引流皮条，术后第三日出院。术后病理提示病灶符合阴囊湿疹样癌（Paget病）改变，肿瘤细胞浸润至皮肤真皮层，各切缘未见肿瘤累及。

4. 随访

患者分别于术后3个月、6个月及1年至门诊复查，随访至今未见明显肿瘤复发征象。

二、病例分析

该例为老年男性患者，3年前无明显诱因出现右侧阴囊部皮肤湿疹样病变，伴瘙痒症状，当时至当地医院皮肤科就诊，由于阴囊Paget病是发生在老年患者的一种罕见的疾病，当地医院皮肤科诊治经验不足，因而误诊为阴囊皮肤湿疹，予以外用药膏涂抹治疗，导致患者病情被延误。由于病情进展，出现病灶面积增大伴皮肤进行性渗液糜烂，并出现菜花样新生物，遂至我院皮肤科进一步诊治。经我院皮肤科皮肤活检确诊为"阴囊湿疹样癌（Paget病）"。遂进一步转至我科行手术切除治疗。术中冰冻病理提示各切缘阴性，患者术后伤口恢复情况良好。术后病理提示病灶肿瘤细胞浸润至皮肤附件区，浸润深度较大，虽经完整切除病灶，且手术切缘均阴性，然而患者复发风险较高。患者术后规律随访，术后1年发现原病灶部位周围再次出现湿疹样病变，伴轻微渗出，考虑病变复发，再次行病灶完整切除术，术后病理提示病灶符合阴囊湿疹样癌（Paget病）改变，肿瘤细胞浸润至皮肤真皮层，各切缘未见肿瘤累及。第二次手术发现肿瘤细胞浸润深度较前明显好转，该患者目前随访至今，未见肿瘤复发迹象，同时未出现手术并发症，保证有较好的生活质量。

综上所述，该例患者由于初始症状易与皮肤湿疹、皮炎或股癣等混淆，因而导致初诊诊断有误，导致延误病情诊治时间过长，虽经初次手术完整切除肿瘤病灶，但患者仍然出现病灶复发情况，再次手术切除达到了令人满意的肿瘤控制效果，且伤口恢复情况良好，保证了患者的生活质量。

根据坎贝尔泌尿外科学对阴茎阴囊 Paget 病的表述，该病是一种罕见疾病，以阴茎阴囊皮肤局部的红斑湿疹样病变为重要表现，同时常常会伴瘙痒及渗出样改变。疾病诊断的金标准是病理显微镜下可见大圆形、空泡状的 Paget 细胞。肿瘤源自顶泌汗腺，表皮内生长缓慢，通过真皮淋巴系统侵犯区域淋巴结。治疗上，通常需要采用病灶局部广泛切除，术中冰冻病例评估手术切缘情况；伴淋巴结转移时需要行淋巴结清扫；围术期是否需要进行放化疗目前尚无统一意见。针对阴囊湿疹样癌的疑难及肿瘤晚期病例，需要联合泌尿外科、皮肤科、肿瘤内科、病理科等专家进行多学科专家会诊，为患者制订详细精确的个体化治疗方案，以期能够改善患者预后情况，提高患者生活质量。

三、疾病介绍

Paget 病又称湿疹样癌，由 James Paget 于 1874 年首次描述，它是一种罕见的皮肤肿瘤，约占所有皮肤恶性病变的 1%[1]。虽然目前该疾病的确切发病机制尚不清楚，然而目前的相关研究证据表明，多潜能上皮干细胞的恶性转化可能与该肿瘤发生密切相关。Crocker 于 1889 年详细描述了首例阴囊 Paget 病。阴茎阴囊 Paget 病主要好发于50 ~ 80 岁的中老年患者，易发生于富有大汗腺的区域，其最常发生的部位是乳房，而其他如阴囊、阴茎、外阴、肛周、腹股沟、阴阜、腋窝和脐窝等部位也可发生[2]。其中阴囊区域是中老年男性患者 Paget 病的最好发部位[3]。按发病部位 Paget 病可分为乳房 Paget 病和乳房外 Paget 病。

因此阴囊 Paget 病是发生在老年患者的一种罕见的、低度恶性的、极易误诊、复发率高的皮肤恶性肿瘤。临床上易误诊为湿疹、皮炎或股癣[4]。由于阴囊 Paget 病临床较为罕见，既往临床研究主要由病例报告或小规模临床回顾性研究为主[5~8]，缺乏较大规模的病例研究报道[9~11]。大多数患者预后良好，因为这部分患者的肿瘤细胞扩散仅限于表皮。然而一旦肿瘤细胞浸润至真皮或皮下组织，患者发生转移及致死的风险可能会显著增加[12]。阴囊 Paget 病在活检确诊之前，患者往往有长期皮肤外用药物治疗病史。阴囊 Paget 病早期病变阶段，其临床症状可能与银屑病、湿疹和皮炎等常见皮肤病的临床症状相混淆。随着时间的推移，皮肤病灶可能会发生糜烂、破溃甚至浸润性生长，并伴有腹股沟局部淋巴结肿大，表明病灶可能由原位癌进展为浸润性阴囊 Paget 病[13]。因此，临床上强烈推荐对阴囊区域有长期进展性红斑或湿疹病灶的患者早期进行皮肤活检。治疗方案的选择包括扩大局部切除术及皮肤缺损修复重建术、局部药物治疗、免疫治疗或放疗。然而由于该病总体发病率不高，目前缺乏相关临床随机对照研究来指导制订治疗方案。

目前阴囊 Paget 病病因不明，有学者提出了三种学说：①一种尚不清楚的癌基因突变引起；②根据 Paget 病多发生于汗腺区域及 Paget 细胞和汗腺细胞在组织化学和超微结构方面的类似性，推断为汗腺腺癌表皮内转移；③认为 Paget 病是一种特殊类型的皮肤原位癌沿导管蔓延至乳腺或沿汗腺导管延至乳腺外。

目前阴囊 Paget 病理分期主要采用 Ray 分期，依据临床表现和病理结果分为 4 期：A 期：病变局限于阴囊者为 A_1 期；病变累及阴囊内器官如睾丸、精索及阴茎，但无转移为 A_2 期；B 期：有腹股沟或髂血管周围淋巴结转移并可切除；C 期：有髂腹股沟淋巴转移无法切除；D 期：有髂腹股沟以远转移者。主要为阴囊局部乳头状增生与溃疡交替出现。发病初期可有非特异性的临床表现如局部红肿、湿疹、水泡状皮疹或鳞屑状红斑，边界清晰，皮损处瘙痒，进行性渗液、糜烂、结痂。随着病程的发展，皮损逐渐增大，逐渐出现溃烂、渗液、结痂，甚至出现菜花样新生物。多累及阴茎根部与会阴，外观呈湿疹样或慢性炎性改变。应及早手术。由于病变部位、形状、大小等变化多样，对于手术切除尚无固定术式。原则是将病灶根治性切除。切除范围距皮损边缘至少 2cm，深度达深筋膜。阴囊局部扩大切除术为首选，包括切除病变阴囊皮肤全层，切缘宜距病灶 2cm 以上。本病对放疗、化疗均不敏感。但对于年龄大、病程较长而无法手术切除者，可试行姑息性放射治疗，有时亦可获得较好的疗效。

组织病理学检查在阴囊 Paget 病的诊断中起着至关重要的作用。相关研究结果发现在复发性阴囊 Paget 病患者中，Paget 细胞浸润至皮肤附件中的比例明显增高。该结果也进一步证实皮肤附件受累是复发性阴囊 Paget 病患者的一个共同特征，可能有助于恶性肿瘤细胞向更深的皮下组织浸润进而导致病情出现反复[14, 15]。因此，恶性肿瘤细胞向皮下组织附件浸润被认为是肿瘤复发的一个潜在危险因素。此外，通过分析阴囊 Paget 病患者的病理组织，免疫组织化学染色结果表明，具有代表性的免疫组化标记物呈现出不同的表达水平。具体而言，波形蛋白、淋巴细胞共同抗原和人黑色素瘤黑色 45 在大多数组织中表达呈阴性，而 PAS 染色和 CK7 显示出相对较高的表达水平。因此，上述标志物可用于鉴别阴囊 Paget 病的临床病理组织标记物。其中 CK7 是一种对阴囊 Paget 病具有高度敏感性的标记物，可以明显标记出表皮、汗腺和毛囊皮脂腺结构内的 Paget 细胞。据报道，原发性浸润性阴囊 Paget 病的组织病理性特征是 CK7 阳性而 CK20 阴性，而同时具有继发性内脏恶性肿瘤（如结直肠癌或泌尿生殖系统肿瘤）的阴囊 Paget 病通常表现为 CK7+/CK20+ 表型[16~18]。已有文献报道在阴囊 Paget 病中检测到与 CK20 相关的局灶性免疫反应[19]。此外，既往研究结果表明，研究人员在收集的阴囊 Paget 病病例的 Paget 细胞中能够检测到前列腺特异性抗原（prostate specific antigen，PSA）表达[20, 21]。据文献报道，约有 4.3% 患者在被诊断为阴囊 Paget 病时，可以同时合并患有其他器官肿瘤[22, 23]。

综上所述，阴囊 Paget 病早期表现容易与皮肤湿疹、银屑病、皮炎等常见皮肤病混淆，采用多种局部对症治疗病情未愈，往往导致延误诊断。因此对于进展性、反复难愈的皮肤湿疹样病变，建议早期进行皮肤活检。此外研究发现在阴囊 Paget 病复发患者中，皮肤症状持续时间和局部皮肤渗出比例较低，可能与患者本人的重视程度有关，但是复发患者肿瘤分期通常较晚，且皮肤附件侵犯比例高，考虑可能与肿瘤进展或初次手术范围不足相关。

四、专家点评

阴囊 Paget 病是发生在老年患者的一种罕见的、极易误诊且复发率高的皮肤恶性肿瘤，本病例精解分析从具体病例介绍、诊治经过及随访等方面进行详细讲解，并总结归纳该疾病的发病机制、临床表现、疾病分期、治疗原则及病理特点等，有助于帮助泌尿外科研究生以及低年资住院医师了解阴囊 Paget 病相关临床知识，避免漏诊、误诊等情况发生。

（点评专家：姜昊文　复旦大学附属华山医院）

（病例提供：胡吉梦　复旦大学附属华山医院）

参考文献

[1]Lam C，Funaro D.Extramammary Paget's disease：summary of current knowledge[J].Dermatol Clin，2010，28（4）：807-826.

[2]Kanitakis J.Mammary and extramammary Paget's disease[J].J Eur Acad Dermatol Venereol，2007，21（5）：581-590.

[3]Moretto P, Nair VJ, Hallani SE, et al.Management of penoscrotal extramammary paget disease : case series and review of the literature[J].Curr Oncol, 2013, 20（4）: 311-320.

[4]Kazakov DV, Spagnolo DV, Kacerovska D, et al.Lesions of anogenital mammary-like glands : an update[J].Adv Anat Pathol, 2011, 18（1）: 1-28.

[5]Shiomi T, Yoshida Y, Shomori K, et al.Extramammary Paget's disease : evaluation of the histopathological patterns of Paget cell proliferation in the epidermis[J]. J Dermatol, 2011, 38（11）: 1054-1057.

[6]Ueda A, Matsumoto T, Komuro Y.Lymphangiogenesis is a predictor of nodal metastasis in extramammary Paget's disease[J].Histopathology, 2011, 58（6）: 870-874.

[7]Shaco-Levy R, Bean SM, Vollmer RT, et al.Paget disease of the vulva : a histologic study of 56 cases correlating pathologic features and disease course[J].Int J Gynecol Pathol, 2010, 29（1）: 69-78.

[8]Zhang N, Gong K, Zhang X, et al.Extramammary Paget's disease of scrotum-report of 25 cases and literature review[J].Urol Oncol, 2010, 28（1）: 28-33.

[9]Kang Z, Zhang Q, Zhang Q, et al.Clinical and pathological characteristics of extramammary Paget's disease : report of 246 Chinese male patients[J].Int J Clin Exp Pathol, 2015, 8（10）: 13233-13240.

[10]Shiomi T, Noguchi T, Nakayama H, et al.Clinicopathological study of invasive extramammary Paget's disease : subgroup comparison according to invasion depth[J].J Eur Acad Dermatol Venereol, 2013, 27（5）: 589-592.

[11]Dai B, Kong YY, Chang K, et al.Primary invasive carcinoma associated with penoscrotal extramammary Paget's disease : a clinicopathological analysis of 56 cases[J].BJU Int, 2015, 115（1）: 153-160.

[12]Wang L, Feng C, Zhou M, et al.Tumor wide horizontal invasion predicts local recurrence for scrotal extramammary Paget's disease[J].Sci Rep, 2017, 7 : 44933.

[13]Shu B, Shen XX, Chen P, et al.Primary invasive extramammary Paget disease on penoscrotum : a clinicopathological analysis of 41 cases[J].Hum Pathol,

2016，47（1）：70-77.

[14]Belousova IE，Kazakov DV，Michal M，et al.Vulvar toker cells：the long-awaited missing link：a proposal for an origin-based histogenetic classification of extramammary Paget disease[J].Am J Dermatopathol，2006，28（1）：84-86.

[15]Shiomi T，Yoshida Y，Yamamoto O，et al.Extramammary Paget's disease：evaluation of the adnexal status of 53 cases[J].Pol J Pathol，2015，66（2）：121-124.

[16]Yan D，Dai H，Jin M，et al.Clinicopathologic characteristics of extramammary Paget's disease of the scrotum associated with sweat gland adenocarcinoma-a clinical retrospective study[J].J Chin Med Assoc，2011，4（4）：179-182.

[17]Bagby CM，MacLennan GT.Extramammary Paget's disease of the penis and scrotum[J].J Urol，2009，182（6）：2908-2909.

[18]Grelck KW，Nowak MA，Doval M.Signet ring cell perianal Paget disease：loss of MUC2 expression and loss of signet ring cell morphology associated with invasive disease[J].Am J Dermatopathol，2011，33（6）：616-620.

[19]McCluggage WG.Recent developments in vulvovaginal pathology[J].Histopathology，2009，54（2）：156-173.

[20]Inoguchi N，Matsumura Y，Kanazawa N，et al.Expression of prostate-specific antigen and androgen receptor in extramammary Paget's disease and carcinoma[J].Clin Exp Dermatol，2007，32（1）：91-94.

[21]Hammer A，Hager H，Steiniche T.Prostate-specific antigen-positive extramammary Paget's disease-association with prostate cancer[J].APMIS，2008，116（1）：81-88.

[22]Funaro D，Krasny M，Lam C，et al.Extramammary Paget disease：epidemiology and association to cancer in quebec based population[J].J Low Genit Tract Dis，2013，17（2）：167-174.

[23]Karam A，Dorigo O.Increased risk and pattern of secondary malignancies in patients with invasive extramammary Paget disease[J].Br J Dermatol，2014，170（3）：661-671.

病例 39　后腹膜脂肪肉瘤的综合治疗

一、病例摘要

1. 基本信息

患者为 47 岁女性，主因"体检发现左肾肿物 3 个月余，逐渐增大 1 个月"就诊。在初次至本院就诊前 3 个月患者因体检发现左肾肿物（报告未见），不伴血尿、腰酸腰胀、尿频尿急尿痛，无发热寒战盗汗等不适，患者遂至当地医院就诊，当时左侧腰部触诊未及肿块，当地医院建议随访观察。2 个月后患者复查 CT 平扫提示左肾包膜下占位（67mm×53mm），考虑肿瘤性病变继发出血可能。右肾多发囊肿。左肾占位较前增大，遂完善 MRI 增强提示左肾筋膜下占位伴周围渗出改变，考虑肾筋膜来源肿瘤，恶性可能。右肾多发囊肿。患者遂至我院就诊，补充 B 超提示左肾实质占位，MT 可能。右肾未见明显异常。双输尿管未见明显扩张。门诊拟"左侧肾占位性病变、恶性肿瘤伴出血可能"收治入院行进一步诊疗。

回顾系统病史，患者因子宫平滑肌瘤行平滑肌瘤剥离摘除术。否认结核、肝炎感染病史，否认吸烟、饮酒个人史。

2. 临床诊断

（1）左侧腹膜后高分化型脂肪肉瘤。

（2）子宫平滑肌瘤术后。

3. 诊疗经过

患者于 2018 年 11 月 16 日收入我院泌尿外科病房。完善术前评估，术前测血常规：血红蛋白 111g/L，肿瘤标志物：糖类抗原 125 55.03U/ml，糖类抗原 15～314.46U/ml，甲胎蛋白 2.38μg/L，癌胚抗原 0.81μg/L，鳞癌相关抗原＜1.0ng/ml。肾功能：尿素氮 5.3mmol/L，肌酐 57μmol/L。术前与患者沟通时，患者表达了较强的保留肾脏意愿。遂拟于 2018 年 11 月 29 日行左侧腹腔镜下肾部分切除术，术中发现肿瘤位于左肾背侧，直径约 10cm，鉴于该肿瘤包膜完整有良性可能，且该肿瘤与肾周及肾脏明确粘连无法单独切除肿瘤，如需完整切除肿瘤需连同肾脏一并切除。故告知家属可先取部分肿瘤组织送冰冻，如结果良性暂停手术，待正式病理报告回报后再行进一步治疗措施；如病理结果为恶性则行肾根治性切除术，家属表示同意。术中切下部分肿瘤组织，术中冰冻病理结果提示：（左肾）良性梭形细胞肿瘤。故暂停手术，仅行左侧腹腔镜探查术＋肿瘤部分切除活检。术后石蜡病理：（左肾）送检组织以纤维、胶原为主，结合组织形态及酶标，未见明显恶性肿瘤成分，建议临床完整切除后确诊。免疫组化结果：SMA（－），VIM（＋），CD117（－），HMB45（－），PAX-8（－），CD34（血管＋），CK（－），S100（－）。建议患者术后密切随访观察。

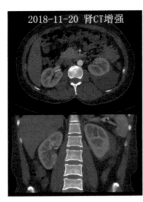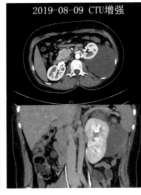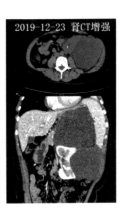

病例 39 图 1　术前 CT 监测

2019 年 7 月患者随访 B 超时发现肿瘤增大，2019 年 10 月出现左侧腰部胀痛，左腹触诊可及拳头大小肿块，质中，轻压痛。遂于 2019 年 10 月 24 日在外院行左肾穿刺活检，病理示：纤维及血管组织内见不典型多边形细胞，结合免疫组化及分子病理检查，示伴有 MDM2 基因突变的脂肪肉瘤，需结合临床及影像学判断是分化良好的脂肪肉瘤（ALT/WDLS）抑或是去分化脂肪肉瘤（DDLPS），免疫组化示瘤细胞：CD34 脱片，CDK4（－），HMB45（－），Ki-67（5%＋），P16 脱片，S-100（脱片），分子病理：结论：MDM2 基因状态：（＋），有扩增。患者再次至本院就诊，2019 年 12 月 23 日复查上腹部 CT 增强（病例 39 图 1）提示：左侧腹膜后间隙巨大占位，间叶组织来源恶性肿瘤可能大，脾脏、胰腺、左肾明显受压移位，腹部血管亦受压；右肾多发囊肿。当时主诊医师考虑肿瘤恶性可能大，与患者充分沟通手术风险后，于 2019 年 12 月 24 日在本院行左侧后腹膜肿瘤切除术＋左侧肾根治切除术＋脾切除术。术中腹腔镜探查腹腔见左侧腹膜后巨大肿块，最大径约 30cm，占据左侧上腹部。操作空间小，遂决定转开放。取左侧肋缘下切口，长约 30cm，进入腹腔，探查见肿瘤背外侧与腹壁肌肉瘢痕粘连，考虑为既往腹腔镜手术所致；肿瘤上极外侧紧贴膈肌，与膈肌脚明显粘连；肿瘤内上方与脾脏、脾血管及胰体尾部毗邻；肿瘤内侧紧靠腹主动脉；左侧肾脏未探及，考虑被肿瘤侵犯包裹。自下极、外侧、外上方、背侧逐步游离肿瘤周围组织，找见输尿管并结扎离断；切除部分粘连膈肌；沿肿瘤包膜外分离胰腺及脾血管，脾脏局部与肿瘤粘连，切除部分脾脏组织；于肿瘤内侧游离肾动静脉，分别结扎（近端两道、远端一道）后离断。完整切除左侧腹膜后肿块。术中脾脏损伤和膈肌损伤分别请普外科及胸外科台上会诊，行脾切除术并留置胸腔闭式引流管。术中出血共1400ml，输红细胞悬液800ml。切除肿块呈分叶状，大小约25cm×15cm，剖面类脂肪。手术病理：(左侧腹膜后)分化型脂肪肉瘤，伴广泛胶原化，肿瘤累及肾被膜，肾脏皮质萎缩，输尿管切缘未见肿瘤累及。脾脏示轻度淤血性改变。分子病理结果：MDM2 FISH（阳性，呈簇状分布），免疫组化结果：CK（－），VIM（＋），Ki-67（5%＋），SMA（－），CD34（部分＋），Desmin（－），CD163（散在＋），S100（弱＋），CDK4（＋），MDM2（＋），HMB45（－），SOX10（－），H3K27me3（＋），NF（－），Neun（－），NSE（－），CD117（－），DOG-1（－）。

术后患者密切随访至今。

4. 随访

第二次手术后，患者于2020年7月30日、2020年11月2日及2021年3月8日分别复查CTU增强，均未见肿瘤局部复发和转移征象（病例39图2）。

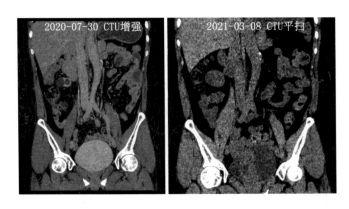

病例39图2　第二次手术后CT随访

二、病例分析

该病例为中老年女性，因无症状的体检的发现左侧肾区占位就诊，起初由于影像学检查结果不典型，术中活检病理诊断不明确，患者保肾意愿强烈，遂建议患者密切主动监测。在长达近1年的主动监测过程中，随着CT随访结果提示肿瘤逐渐增大，由于肿瘤的体积效应，患者开始出现腹痛、腹块等阳性症状和体征，同时影像学结果也提示出现了脾脏、胰腺、左肾和腹部血管的明显受压移位。患者在初次手术后1年行肿瘤穿刺活检，并由病理提示为伴有 MDM2 基因突变的脂肪肉瘤。随后行根治性的左侧后腹膜肿瘤切除术＋左侧肾根治切除术＋脾切除术，手术病理同样提示为分化型脂肪肉瘤，伴广泛胶原化。

患者在术后接受了为期 1 年的免疫治疗和为期 5 个月的靶向治疗（因出现较为严重的手足综合征而在术后第五个月停用靶向治疗药物）。随访至术后 14 个月，CTU 复查均未发现明显的肿瘤局部复发转移迹象。患者术后肾功能稳定，营养状况可，生活质量较好。

腹膜后脂肪肉瘤是一类较为罕见的恶性肿瘤，在该例中，由于初始诊断的不明确和较好的患者依从性，我们可以较为连续的观察到肿瘤从起初发现到迅速进展增大的一系列变化过程。最初时仅表现为左侧肾区密度较为均匀的占位性病变，在初次腹腔镜手术探查中，送检组织以纤维、胶原为主，并未得到明确的脂肪肉瘤病理诊断，这给本病例的确诊带来了更大的难度。同时也提示主诊医师与另一种罕见的间叶来源肿瘤——孤立性纤维瘤进行鉴别的必要性。30% 的孤立性纤维瘤可起源于腹膜腔、腹膜后软组织或盆腔，起源于肾脏的孤立性纤维瘤可表现为边界清楚的不均匀增强的可伴有坏死区的大肿块，也与本例的影像学表现相符 [1]。孤立性纤维瘤因很少发生转移，仅不足 1% 的可能性出现间变 [2] 而通常被视为是惰性的，也很少会有明显的临床表现，经常在肿瘤产生明显的体积效应时才被发觉。由于其惰性的表现且有效辅助治疗的缺失，腹膜后纤维瘤标准的治疗方式是切缘阴性的手术完全切除，在该患者中由于初次手术时肿瘤尚未明显压迫肾脏，完全切除和患方保留肾脏的需求冲突，故在当时选择了主动监测和影像学随访。

肿瘤穿刺活检在该例患者的确诊中起到了非常关键的作用，目前较为成熟的经皮空心针活检技术并不会增加肿瘤针道播散的概率，而一次有意义的活检其获益远超可能发生的并发症带来的风险。在该例患者中，肿瘤穿刺活检将可能的诊断缩小到伴有 MDM2 基因突变的脂肪肉瘤这一范畴内，高分化还是未分化脂肪肉瘤的分类更主要影响的是预后。这样的病理依据已经给了外科医生足够的信心去为患者选择包括临近器官切除的肿瘤完全切除手术，也让患者最终下定决心终止主动监测，积极治疗。最后在泌尿外科、普外科和胸外科多学科团队的通力协作下，完成了这例左侧后腹膜肿瘤切除术＋左侧肾根治切除术＋脾切除术，并达到了肉眼切缘阴性（R_1 切除）的标准。值得一提的是，部分研究表明实际上被切除器官组织病理学侵犯的比例并不高，仅为 25%[3]，而该例患者的术后病理提示肿瘤累及肾被膜。

术后病理提示该例患者的肿瘤分化程度较高，且已达成手术完全切除，术后辅助放疗对于该患者几乎没有获益却可能引起难以接受的并发症，故而我们并未对其施行术后辅助放疗。结合该例患者的肿瘤分期（依据 2017 年第八版中针对腹膜后软组织肉瘤单独的 T 期分类）为 $T_4N_0M_0$，再考虑到腹膜后脂肪肉瘤总体 41%～50% 的 5 年局部复发率[4]，我们建议患者进行持续的影像学监测。目前，在术后 14 个月的随访过程中并未观察到局部复发和转移。

三、疾病介绍

腹膜后脂肪肉瘤是一类较为罕见的间叶来源的恶性肿瘤，是腹膜后软组织肿瘤中较为常见的一种类型。通俗的说，这是一类发生于腹膜后的，可推测其组织来源也即肿瘤最近似的正常组织为脂肪和肌肉的软组织肿瘤。

人群中腹膜后软组织肉瘤的年平均发病率在现有的研究中显示约为每百万人中 2.7 例[5]，可以想见腹膜后脂肪肉瘤的发病率将更低。该病患者通常为中老年人，性别往往并不是发病的危险因素。

从组织学上来说，脂肪肉瘤可分为三种主要的形态学亚型：高分化型／去分化型脂肪肉瘤、黏液样／圆细胞脂肪肉瘤及多形性脂肪肉瘤[6]。其中高分化型的脂肪肉瘤由增生的成熟脂肪细胞组成，虽然有局部复发的倾向，但转移潜能较低，组织学分级较低。而圆细胞或多形性脂肪肉瘤则在生物行为学上表现出更加高的转移和复发潜能，组织学分级也较高。对于原发于腹膜后的脂肪肉瘤，黏液样／圆细胞脂肪肉瘤及多形性脂肪肉瘤较为少见，最常见的是高分化型脂肪肉瘤，其次为去分化型脂肪肉瘤。

高分化脂肪肉瘤的细胞遗传学特征为额外的包含 12 号染色体长臂扩增序列的环状染色体。12 号染色体的该扩增区域包含多个重要的基因，其中已有证据证明双微体 2（MDM2）、细胞周期蛋白依赖性激酶 4（CDK4）、高迁移率族蛋白 AT-hook 2（HMGA2）与高分化脂肪肉瘤的致癌过程有关。此外，过氧化物酶体增生物激活受体 -γ（PPAR-γ）、成纤维细胞生长因子受体通路也参与其中。同样的，MDM2 和 CDK4 等在去分化型脂肪肉瘤中也可出现突变，但与高分化脂肪肉瘤不同的是，去分化型脂肪肉瘤表现出更复杂的染色体畸变和重排更加明显的基因组，最终表现为脂肪生成的丧失或下调[7]。也有研究发现核糖核苷酸还原酶小亚基 M2（RRM2）蛋白在高分化／去分化腹膜后脂肪肉瘤组织中过表达，下调 RRM2 可抑制其进展[8]。黏液样脂肪肉瘤和圆细胞脂肪肉瘤中均有相同的染色体相互易位 t（12；16）（q13；p11），该基因易位可用来识别此类型的脂肪肉瘤。多形性脂肪肉瘤在遗传学上则类似于肉瘤的多形性亚型。

　　腹膜后脂肪肉瘤临床上主要表现为逐渐增大的无痛性肿块。随着定期体检的普及，越来越多的患者因影像学上偶尔发现的腹膜后肿块就医，并不伴有明显的临床症状。脂肪肉瘤沿着组织平面生长，很少穿过主要的筋膜平面，当肿块体积较大时，可由于压迫邻近的组织结构而产生譬如疼痛、下肢水肿、腹水等临床表现。

　　目前，腹膜后脂肪肉瘤的分期分级，可以参考 2017 年第八版美国癌症联合会（AJCC）/ 国际抗癌联盟（UICC）联合制定的 TNM 分期系统和预后分期组别（病例 39 表 1 至病例 39 表 3）[9]。

病例 39 表 1　2017 年第八版美国癌症联合会
（AJCC）/ 国际抗癌联盟（UICC）TNM 分期评估表

T		
T_x	原发灶无法评估	
T_0	没有原发病灶证据	
T_1	原发灶最大径 $\leqslant 5cm$	
T_2	原发灶最大径 $> 5cm \leqslant 10cm$	
T_3	原发灶最大径 $> 10cm \leqslant 15cm$	
T_4	原发灶最大径 $> 15cm$	
N		
N_0	无区域淋巴结转移或未知的淋巴结情况	
N_1	区域淋巴结转移	
M		
M_0	无远处转移	
M_1	远处转移	

病例 39 表 2　2017 年第八版美国癌症联合会
（AJCC）/ 国际抗癌联盟（UICC）分化等级评估表

G		
G_x	等级无法评估	
G_1	总分化、有丝分裂计数和坏死评分为 2 或 3	
G_2	总分化、有丝分裂计数和坏死评分为 4 或 5	
G_3	总分化、有丝分裂计数和坏死评分为 6、7 或 8	

病例 39 表 3　2017 年第八版美国癌症联合会
（AJCC）/ 国际抗癌联盟（UICC）预后分期评估表

T	N	M	G	预后分级
T_1	N_0	M_0	G_1, G_X	Ⅰ A
T_2, T_3, T_4	N_0	M_0	G_1, G_X	Ⅰ B
T_1	N_0	M_0	G_2, G_3	Ⅱ
T_2	N_0	M_0	G_2, G_3	Ⅲ A
T_3, T_4	N_0	M_0	G_2, G_3	Ⅲ B
任意 T	N_1	M_0	任意 G	Ⅲ B
任意 T	任意 N	M_1	任意 G	Ⅳ

　　之前提到，患者常因影像学检查时偶尔发现的腹膜后肿块就医，为与其他软组织肿瘤相鉴别，并且明确肿瘤的位置和大小，包括超声、CT 和 MRI 在内的辅助检查是必要的。影像学检查也可提示我们肿瘤与周围组织的关系，协助临床分期，应用于术前评估[10]。但确诊腹膜后脂肪肉瘤和进行较为准确的组织学分型仍依赖于病理和免疫组织化学的分析结论。核医学检查可能提示肿瘤的分化程度，肾动态闪烁显像通常用于帮助医生评估肾功能，有趣的是，去分化脂肪肉瘤和分化良好的脂肪肉瘤表现出不同程度的 ^{99m}Tc-DTPA 摄取，仅前者表现出中等摄取，且与成像肿瘤的 Ki-67 表达有关[11]。

　　在鉴别诊断上，腹膜后脂肪肉瘤需要与其他原发性腹膜后肿瘤，包括其他间充质来源的良性和恶性肿瘤、副交感神经瘤、性腺外生殖细胞肿瘤进行鉴别，必要时也需要与继发性病变、肿瘤转移和发生于腹膜后间隙的淋巴瘤进行鉴别[12]。病理诊断对于是否进行手术还是选择其他干预手段具有重要的意义。必要时可以进行经皮穿刺活检以协助术前病例诊断，有研究报道，结合超声或 CT 的对肿瘤实体区域的靶向穿刺活检可以显著提高诊断的敏感性，并协助早期识别去分化脂肪肉瘤[13]。

　　腹膜后脂肪肉瘤的治疗目前仍然以手术完全切除为主，达成镜下切缘阴性的切除（R_0）是手术的主要目标，在术前需充分评估完全切除的可能性。为了达到 R_0 或者 R_1 切除的目标，有时不可避免的需要切除临近的器官，包括肠道、肾脏、脾脏、胰腺等。不可切除的原因多为血管的广泛受累或者存在多处的转移。减瘤性的不完全切除手术无法改善不可切除腹膜后脂肪肉瘤患者的生存，故不做推荐。当术中发现肿瘤存在肉眼可见的残留而无法完全切除时，可追加 10 ~ 15Gy 的术中放疗。

　　放射治疗对于不同组织学类型的腹膜后脂肪肉瘤敏感度不同，推荐进行放疗的时机也不相同。术前放疗可用于肿瘤较大的高分化脂肪肉瘤的患者和对化疗不敏感的去分化脂肪肉瘤患者，降低手术时腹膜内肿瘤播散的风险，协助不可切除肿瘤的降期。但对于影像学评估可以直接手术达成完整切除的高分化 / 去分化脂肪肉瘤术前放疗可能并不是必须的。此外，鉴于术后辅助放疗的风险远大于获益，这类脂肪肉瘤术后并不建议放疗。黏液样脂肪肉瘤对于放射线特别敏感，新辅助放疗可以提高完整切除的可行性，一般推荐进行术前放疗。多形性脂肪肉瘤由于较高的局部复发概率，通常需要术后放疗。

化学治疗在腹膜后脂肪肉瘤的治疗中的应用尚无定论，目前并没有公认有效的新辅助或辅助化疗方案，在部分研究中，蒽环类药物＋异环磷酰胺的方案可能可以延长生存期，但在两项大型的欧洲试验的汇总分析表明，该方案并没有获益[14]。

靶向治疗和免疫治疗在腹膜后脂肪肉瘤中的应用仍处于探索阶段。CDK4 扩增存在于超过 90% 的高分化 / 去分化脂肪肉瘤中，使用 CDK4/6 抑制剂 Palbociclib 有适度的活性[15]，可考虑纳入后期的治疗中。另一种常用于治疗乳腺癌的 CDK4/6 抑制剂 abemaciclib，目前也有临床前研究证实其在细胞培养和小鼠模型中对包括脂肪肉瘤等多种实体瘤具有活性，目前也有相关的 I 、 II 期临床试验正在进行[16]。Ribociclib 与 mTOR 抑制剂依维莫司联合也处于 II 期临床试验中。MDM2 扩增在高分化 / 去分化脂肪肉瘤中广泛存在，在现有的 I 期临床试验中 MDM2 抑制剂对于该分类的脂肪肉瘤表现出可控的毒性反应和一定的药物活性[17, 18]。络氨酸激酶抑制剂通常在脂肪肉瘤的治疗中没有活性，一般需避免使用。此外，有研究在高分化 / 去分化腹膜后脂肪肉瘤中观测到存在肿瘤内适应性免疫反应[19]，而随着肿瘤进展，肿瘤浸润淋巴细胞的比例下降，程序性细胞死亡配体 –1（PD–L1）表达增加[20]，提示我们免疫治疗在腹膜后脂肪肉瘤中可能是有效的。现下也有包括 SARC03254 在内的对帕博利珠单抗、纳武单抗、伊匹单抗在脂肪肉瘤新辅助治疗中作用的随机对照试验。初步的结果中，纳武单抗和伊匹单抗对转移性的脂肪肉瘤表现出了一定的活性[21]。

总体而言，腹膜后脂肪肉瘤的预后较差。有研究统计了在 1974—2001 年在法国波尔多的一个单中心进行手术的 61 例脂肪肉瘤患者，其中 21 例高分化脂肪肉瘤中观察到了 7 例出现去分化复发，35 例去分化脂肪肉瘤观察到了肿瘤的转移。且去分化脂肪肉瘤患者的五年生存率显著低于高分化脂肪肉瘤患者（55% VS 82%）[22]。另一项针对亚洲人群的研究显示，1990—2005 年 21 名接受手术的原发性腹膜后脂肪肉瘤患者中 13 例肿瘤分化良好（61.9%），4 例（19.0%）为黏液样 / 圆细胞，3 例（14.3%）去分化，1 例（4.8%）为多形性，其中 11 名（52%）患者出现肿瘤复发，中位无病生存期为 19 个月，总体的 3 年和 5 年生存率分别为 87% 和 49%[23]。这些数据都提示我们，腹膜后脂肪肉瘤容易局部复发，随着肿瘤组织学分化水平的降低，转移的可能性升高，5年生存率降低。

综上所述，腹膜后脂肪肉瘤是一种罕见的恶性肿瘤，好发于中老年人，多数患者因影像学检查偶然发现的腹膜后占位就诊。由于初始的临床表现不明显，当患者出现腹痛等压迫症状时往往提示肿瘤体积较大，分期较晚。腹膜后脂肪肉瘤的确诊需要病理和免疫组化分析证据，并进行组织学分型，以评估是否可行手术和是否需要综合治疗。肿瘤完全切除是腹膜后脂肪肉瘤最重要的治疗手段，但由于肿瘤容易局部复发的特性有时需辅以综合治疗。放疗和化疗作为传统的肿瘤辅助治疗需要主诊医师更具病情谨慎选择，靶向治疗和免疫治疗仍在探索阶段，但其未来值得期待。

四、专家点评

腹膜后脂肪肉瘤是一种非常罕见的间叶来源恶性肿瘤，由于临床表现不典型容易误诊和漏诊。该疾病的确诊高度依赖于病理和免疫组织化学结果而非影像学检查。本病例精解示例真实地描述了一名患者"一波三折"的确诊过程，及后续接受手术治疗及定期随访的现状。随后也对该疾病的组织分型、发病机制、鉴别诊断、临床表现、分期分期等进行了较为全面的总结归纳，并对该疾病的手术、免疫治疗及靶向治疗等综合治疗方式新进展进行了展开介绍。帮助读者对该疾病建立一个较为生动而全面的认知。

（点评专家：姜昊文 复旦大学附属华山医院）

（病例提供：胡 云 邹鲁佳 复旦大学附属华山医院）

参考文献

[1]Shanbhogue AK，Prasad SR，Takahashi N，et al.Somatic and visceral solitary fibrous tumors in the abdomen and pelvis：cross-sectional imaging spectrum[J].RadioGraphics，2011，31（2）：393-408.

[2]Mosquera JM，Fletcher CDM.Expanding the spectrum of malignant progression in solitary fibrous tumors：a study of 8 cases with a discrete anaplastic component—is this dedifferentiated SFT？[J].American Journal of Surgical Pathology，2009，33（9）：1314-1321.

[3]Fairweather M，Wang J，Jo VY，et al.Surgical management of primary retroperitoneal sarcomas：rationale for selective organ resection[J].Annals of Surgical Oncology，2018，25（1）：98-106.

[4]Heslin MJ，Lewis JJ，Nadler E，et al.Prognostic factors associated with long-term survival for retroperitoneal sarcoma：implications for management[J].Journal of Clinical Oncology，1997，15（8）：2832-2839.

[5]Porter GA，Baxter NN，Pisters PWT.Retroperitoneal sarcoma：a population-based analysis of epidemiology，surgery，and radiotherapy[J].Cancer，2006，106（7）：1610-1616.

[6]Conyers R，Young S，Thomas DM.Liposarcoma：molecular genetics and therapeutics[J].Sarcoma，2011，2011：1-13.

[7]Tyler R，Wanigasooreya K，Taniere P，et al.A review of retroperitoneal liposarcoma genomics[J].Cancer Treatment Reviews，2020，86：102013.

[8]Zhang GS，Yan L，Cui C，et al.Downregulation of RRM2 attenuates retroperitoneal liposarcoma progression via the Akt/mTOR/4EBP1 pathway：clinical，biological，and therapeutic significance[J].Onco Targets and Therapy，2020，13：6523-6537.

[9]Pollock RE，Maki RG，Baldini EH，et al.Soft tissue sarcoma of the retroperitoneum.In：AJCC cancer staging manual，8th ed.Amin，MB（Eds），AJCC，Chicago，2017，531.

[10]Zhang WD，Liu D-R，Que R-S，et al.Management of retroperitoneal liposarcoma：a case report and review of the literature[J].Oncology Letters，2015，10（1）：405-409.

[11]Wang Y，Li M，Dai S，et al.The role of Tc-99m DTPA renal dynamic scintigraphy in retroperitoneal liposarcoma[J].BioMed Research International，2020，（2）：1-5.

[12]Improta L，Tzanis D，Bouhadoba T，et al.Overview of primary adult retroperitoneal tumours[J].European Journal of Surgical Oncology，2020，46（9）：1573-1579.

[13]Tirotta F，Morosi C，Hodson J，et al.Improved biopsy accuracy in retroperitoneal dedifferentiated liposarcoma[J].Annals of Surgical Oncology，2020，27

（11）：4574-4581.

[14]Le Cesne A，Ouali M，Leahy MG，et al.Doxorubicin-based adjuvant chemotherapy in soft tissue sarcoma：pooled analysis of two STBSG-EORTC phase Ⅲ clinical trials[J].Annals of Oncology，2014，25（12）：2425-2432.

[15]Shanbogue AK，Prasad SR，Takahashi N，et al.Somatic and visceral solitary fibrous tumors in the abdomen and pelvis：cross-sectional imaging spectrum[J]. RadioGraphics，2011，31（2）：393-408.

[16]Schettini F，De Santo I，Rea CG，et al.CDK 4/6 Inhibitors as single agent in advanced solid tumors[J].Front Oncol，2018，8：608.

[17]Gluck WL，Gounder MM，Frank R，et al.Phase 1 study of the MDM2 inhibitor AMG 232 in patients with advanced P53 wild-type solid tumors or multiple myeloma[J].Investigational New Drugs，2020，38（3）：831-843.

[18]Bauer TM，Gounder MM，Weise AM，et al.A phase 1 study of MDM2 inhibitor DS-3032b in patients with well/de-differentiated liposarcoma（WD/DD LPS），solid tumors（ST）and lymphomas（L）[J].J Clin Oncol，2018，36（15）：11514.

[19]Tseng WW，Malu S，Zhang M，et al.Analysis of the intratumoral adaptive immune response in well differentiated and dedifferentiated retroperitoneal liposarcoma[J].Sarcoma，2015，2015：1-9.

[20]Yan L，Wang Z，Cui C，et al.Comprehensive immune characterization and T-cell receptor repertoire heterogeneity of retroperitoneal liposarcoma[J].Cancer Science，2019，110（10）：3038-3048.

[21]Haddox CL，Riedel RF.Recent advances in the understanding and management of liposarcoma[J].Faculty Reviews，2021，10：1.

[22]Fabre-Guillevin E，Coindre J-M，Somerhausen NDSA，et al.Retroperitoneal liposarcomas：follow-up analysis of dedifferentiation after clinicopathologic reexamination of 86 liposarcomas and malignant fibrous histiocytomas[J].Cancer，2006，106（12）：2725-2733.

[23]Lee SY，Goh BKP，Teo MCC，et al.Retroperitoneal liposarcomas：the experience of a tertiary Asian center[J].World Journal of Surgical Oncology，2011，9（1）：12.